心内科疾病诊治精要

高成志　等主编

吉林科学技术出版社

图书在版编目（CIP）数据

心内科疾病诊治精要 / 高成志等主编. -- 长春：吉林科学技术出版社，2023.5
ISBN 978-7-5744-0309-3

Ⅰ.①心… Ⅱ.①高… Ⅲ.①心脏血管疾病－诊疗 Ⅳ.①R54

中国国家版本馆 CIP 数据核字(2023)第 063499 号

心内科疾病诊治精要

主　　编　高成志等
出 版 人　宛　霞
责任编辑　张　凌
封面设计　史晟睿
制　　版　张灏一
幅面尺寸　185mm×260mm
开　　本　16
字　　数　300 千字
印　　张　12.5
印　　数　1-1500 册
版　　次　2023年5月第1版
印　　次　2023年10月第1次印刷

出　　版　吉林科学技术出版社
发　　行　吉林科学技术出版社
地　　址　长春市福祉大路5788号
邮　　编　130118
发行部电话/传真　0431-81629529 81629530 81629531
81629532 81629533 81629534
储运部电话　0431-86059116
编辑部电话　0431-81629518
印　　刷　廊坊市印艺阁数字科技有限公司

书　　号　ISBN 978-7-5744-0309-3
定　　价　98.00元

前言

本书内容丰富、涵盖面广、简明扼要、文图并茂。主要介绍了心脏内科的基础知识与基本技术，包括心脏的解剖特征与功能，心脏内科的常见症状、体格检查、常用诊断方法、常用治疗方法、心脏内科疾病的预防；详细阐述了心脏内科常见病、多发病的诊疗措施。

内容由浅入深、循序渐进。力图反映心血管领域近年来的新概念、新技术、新进展、新动向。同时又兼顾心血管系统的完整性、系统性。本书适用于心脏内科临床医师及广大医学院校临床研究生及实习医师的应用。

在本书的编写过程中虽对编写内容经多次讨论、反复修改才最后定稿，但由于各临床领域基础理论及实际问题涉及范围非常广泛，内容日新月异，加上编写水平有限及编写时间紧迫，书中不足之处在所难免，恳请读者提出宝贵意见。

编者

2023 年 2 月

目 录

第一章 心功能不全……1
第一节 急性心力衰竭……1
第二节 慢性心功能不全……7
第二章 晕厥……25
第三章 心搏骤停和心脏性猝死……33
第四章 心脏瓣膜病……52
第一节 总论……52
第二节 二尖瓣狭窄……52
第三节 二尖瓣关闭不全……57
第四节 二尖瓣脱垂综合征……61
第五节 主动脉瓣狭窄……63
第六节 主动脉瓣关闭不全……67
第七节 三尖瓣病变……71
第八节 肺动脉瓣疾病……74
第九节 多瓣膜病……76
第十节 人工心脏瓣膜的术后管理和功能评价……77
第五章 先天性心脏血管病……81
第一节 总论……81
第二节 无分流的先天性心脏血管病……85
第三节 有左至右分流的先天性心脏血管病……95
第四节 有右至左分流的先天性心脏血管病……113
第六章 肺源性心脏病……127
第一节 急性肺源性心脏病……127
第二节 慢性肺源性心脏病……130
第七章 心肌炎……136
第一节 病毒性心肌炎……136
第二节 立克次体性心肌炎……140
第三节 细菌性心肌炎……141
第四节 美洲锥虫病……141
第八章 心肌病……144
第一节 扩张型心肌病……144
第二节 肥厚型心肌病……150
第三节 限制型心肌病……155
第四节 致心律失常型右心室心肌病……157

第五节　心肌致密化不全……159
第六节　获得性心肌病……162
第七节　继发性心肌病……163
第九章　心包炎……165
第一节　急性心包炎……165
第二节　慢性缩窄性心包炎……173
第十章　主动脉疾病……178
第一节　主动脉炎……178
第二节　主动脉瘤……183
第三节　主动脉夹层分离……186
参考文献……193

第一章　心功能不全

第一节　急性心力衰竭

急性心力衰竭(acute heart failure)临床上以急性左心衰竭最为常见，急性右心衰竭则较少见。急性左心衰竭指急性发作或加重的左心功能异常所致的心肌收缩力降低、心脏负荷加重，造成心输出量骤降、肺循环压力突然升高、周围循环阻力增加，引起肺循环充血而出现急性肺淤血、肺水肿并可伴组织器官灌注不足和(或)心源性休克的临床综合征。急性右心衰竭指某些原因使右心室心肌收缩力急剧下降或右心室前后负荷突然加重，从而引起右心输出量急剧减低的临床综合征。急性心力衰竭可以突然起病或在原有慢性心力衰竭基础上急性加重。

一、病因

(一)急性左心衰竭的常见病因

1. 慢性心力衰竭急性加重

见本章第二节“慢性心功能不全”中的病因。

2. 急性弥漫性心肌损害

引起心肌收缩无力，如急性心肌梗死、急性重症心肌炎、药物所致的心肌损伤与坏死、围生期心肌病。

3. 急性血流动力学障碍

(1)急性的心脏容量负荷加重：如外伤、急性心肌梗死或感染性心内膜炎引起的瓣膜损害、腱索断裂，左心室乳头肌功能不全，室间隔穿孔，主动脉窦瘤破入心腔，人工瓣膜急性损害以及过快或过多静脉输血或输入含钠液体。

(2)急性起病或加重的机械性阻塞引起心脏排血受阻，如重度主动脉瓣或二尖瓣狭窄；心室流出道梗阻、心房内血栓或黏液瘤嵌顿。

(3)高血压危象。

(4)主动脉夹层。

(5)急性起病的心室舒张受限制，如急性大量心包积液或积血、心脏压塞，快速的异位心律等。

(6)严重的心律失常，如心室颤动(简称室颤)和其他严重的室性心律失常、显著的心动过缓等，使心脏暂停排血或排血量显著减少。

(二)急性右心衰竭的病因

急性右心衰竭多见于右心室梗死、急性大块肺栓塞和右侧心瓣膜病。

二、临床表现

急性心力衰竭表现为迅速发生或在慢性心力衰竭基础上急性加重的心力衰竭症状和体征。病情严重程度可不同，从劳累性呼吸困难逐渐加重到急性肺水肿和心源性休克。

(一)急性肺水肿

为急性左心衰竭最常见的表现。典型发作为突然、严重气急；每分钟呼吸可达 30～40 次，端坐呼吸，阵阵咳嗽，面色灰白，口唇青紫，大汗，常咳出泡沫样痰，严重者可从口腔和鼻腔内涌出大量粉红色泡沫液。发作时心率、脉搏增快，血压可升高、正常或低于正常。两肺可闻及广泛的水泡音和(或)哮鸣音。心尖部可听到奔马律，但常被肺部水泡音掩盖。X 线片可见典型蝴蝶形大片阴影由肺门向周围扩展。

急性肺水肿早期肺间质水肿阶段时可无上述典型的临床和 X 线表现，而仅表现为气促、阵阵咳嗽、心率增快、心尖部奔马律和肺部哮鸣音，X 线片显示上肺静脉充盈、肺门血管模糊不清、肺纹理增粗和肺小叶间隔增厚。间质肺水肿如不能及时诊断并采取治疗措施，可以发展成肺泡性肺水肿。

(二)休克

由心输出量突然且显著减少引起的休克，称为心源性休克。临床上除休克外，多伴有心功能不全。

(三)晕厥

心输出量明显减少引起脑部缺血而发生的意识丧失，称为心源性晕厥。如晕厥不及时恢复可出现四肢抽搐、呼吸暂停、发绀等表现，称为阿-斯综合征。主要见于急性心脏排血受阻或严重心律失常。

三、诊断和鉴别诊断

根据患者病史、症状和体征、相关检查结果(包括心电图、胸部 X 线检查，有条件可做心脏超声检查)可做出初步诊断。B 型利钠肽(B-type natriuretic peptide，BNP)和(或)N 末端 BNP 原(N-terminal pro-brain natriuretic peptide，NT-proBNP)测定可进一步确定诊断。如 BNP＜100ng/L 或 NT-prOBNP＜300ng/L，心力衰竭可能性很小，其阴性预测值为 90%；如 BNP＞400ng/L 或 NT-proBNP＞1500ng/ L，心力衰竭可能性很大，其阳性预测值为 90%。

急性左心衰竭应与可引起明显呼吸困难的疾病，如支气管哮喘和哮喘持续状态、急性大块肺栓塞、肺炎、严重的慢性阻塞性肺病(COPD)尤其伴感染等相鉴别，还应与其他原因所致的非心源性肺水肿(如急性呼吸窘迫综合征)以及非心源性休克等疾病相鉴别。

四、治疗

(一)心源性晕厥发作的治疗

彻底治疗在于去除病因，如手术解除流出道梗阻、切除血栓或肿瘤、控制心律失常发作等。

(二)急性肺水肿的治疗

1. 置患者坐位或半卧位

两腿下垂，减少下肢静脉回流。

2. 给氧

指端血氧饱和度＜90%者需给氧。面罩给氧较鼻导管给氧效果好。临床症状严重并且氧分压显著降低者应给予双相间歇气道正压通气(BiPAP)或持续气道正压呼吸(CPAP)。

3. 出入水量管理

肺淤血、体循环淤血及水肿明显者应严格限制饮水量和静脉输液速度，对无明显低血容量患者的每天摄入液体量一般宜在1500mL以内。保持每天水出入量负平衡约500mL，以减少水钠潴留、缓解症状。3～5天后，如淤血、水肿明显消退，应减少水负平衡，逐渐过渡到出入水量平衡。在水负平衡下应注意预防低血容量、低钾血症和低钠血症等。

4. 镇静

用于急性肺水肿，吗啡3～5mg，静脉注射，也可皮下或肌内注射，可迅速扩张体静脉、减少静脉回心血量，降低周围动脉阻力、减轻左心室后负荷，增加心输出量，还能减轻烦躁不安和呼吸困难。慎用大剂量，因可促使内源性组胺释放，使外周血管扩张导致血压下降。伴CO_2潴留者则不宜应用，可产生呼吸抑制而加重CO_2潴留。伴明显和持续低血压、休克、意识障碍、COPD等患者禁忌使用。老年患者慎用或减量。也可应用哌替啶50～100mg肌内注射。

5. 支气管解痉剂

一般应用氨茶碱0.125～0.25g以葡萄糖水稀释后静脉推注(10分钟)，4～6小时后可重复一次；或以0.25～0.5mg/(kg·h)静脉滴注。也可应用二羟丙茶碱0.25～0.5g静脉滴注，速度为25～50mg/h。此类药物不宜用于冠心病，如急性心肌梗死或不稳定型心绞痛或伴心动过速的患者。

6. 血管扩张药物

扩血管药物可减轻心脏负荷，但是否应用取决于收缩压水平。收缩压＞110mmHg的急性心力衰竭患者通常可以安全使用；收缩压在90～110mmHg的患者应谨慎使用；而收缩压＜90mmHg的患者则禁忌使用。临床常用硝酸酯类、硝普钠、重组人BNP(rhBNP)、乌拉地尔、酚妥拉明，用药期间应密切监测血压，及时调整剂量。有显著二尖瓣或主动脉瓣狭窄者慎用血管扩张药物。

(1)硝酸酯类药物：特别适用于伴有急性冠状动脉综合征的患者。硝酸甘油静脉滴注起始剂量5～10μg/min，每5～10分钟递增5～10μg/min，最大剂量100～200μg/min；也可每10～15分钟喷雾一次(400μg)，或舌下含服每次0.3～0.6mg。硝酸异山梨酯静脉滴注剂量5～10mg/h，也可舌下含服每次2.5mg。

(2)硝普钠：主要适用于严重高血压伴重度肺淤血、急性二尖瓣反流伴急性心力衰竭者。急性心肌缺血的患者不宜使用，因增加冠脉缺血。静脉滴注宜从小剂量10μg/min开始，可逐渐增加至50～250μg/min，疗程不要超过72小时，长期用药可引起氰化物和硫氰酸盐中毒。停药应逐渐减量，以避免血压反跳。

(3)多巴酚丁胺：100～250μg/min静脉滴注，需监测血压。常见不良反应有心律失常，心动过速，偶尔因加重心肌缺血而出现胸痛。正在应用β受体阻断药的患者不推荐应用多巴酚丁胺和多巴胺。

(4)重组人脑利钠肽(rhBNP)：结构与人体内产生的BNP完全相同，是一种兼具多重作用的治疗药物。主要药理作用是扩张静脉和动脉(包括冠状动脉)，从而降低前、后负荷，故将其归类为血管扩张剂。该药促进钠排泄，有一定的利尿作用；抑制RAAS和交感神经系统，阻滞急性心力衰竭演变中的恶性循环。应用时先给予负荷剂量1.5μg/kg，静脉缓慢推注，继以 0.0075～0.015μg/(kg·min)静脉滴注；也可不用负荷剂量而直接静脉滴注。疗程一般 3 天，不超过 7 天。

(5)乌拉地尔：具有外周和中枢双重扩血管作用，可有效降低血管阻力，降低后负荷，增加心输出量，但不影响心率，从而减少心肌耗氧量。伴严重高血压者可缓慢静脉注射 12.5～25.0mg，通常静脉滴注 100～400μg/min，可逐渐加量，并根据血压和临床状况予以调整。

(6)酚妥拉明：酚妥拉明静脉滴注 0.1～1mg/min，能迅速降压和减轻后负荷，但可致心动过速，且降低前负荷的作用较弱。

7. 静脉注射利尿药

首选呋塞米，先静脉注射 20～40mg，继以静脉滴注 5～40mg/h，其总剂量在起初 6 小时不超过 100mg，起初 24 小时不超过 240mg。也可应用托拉塞米 20mg 静脉注射。袢利尿药效果不佳、加大剂量仍未见良好反应的急性心力衰竭患者，可加用噻嗪类和(或)醛固酮受体阻断药。应用时需注意以下问题：①对血压偏低的患者(收缩压＜90mmHg)，尤其是急性心肌梗死或主动脉瓣狭窄引起的肺水肿应慎用，以免引起低血压或休克；②严重低钾血症或酸中毒患者不宜应用，且对利尿药反应甚差；③大剂量和较长时间的应用可发生低血容量和低钾血症、低钠血症；④应用过程中应监测尿量，并根据尿量和症状的改善状况调整剂量。

8. 正性肌力药物

适用于低心输出量综合征，如伴症状性低血压或心排量(CO)降低伴有循环淤血的患者，可保证重要脏器的血流供应，缓解组织低灌注所致的症状。血压较低伴心输出量降低或低灌注时应尽早使用，对血管扩张药物及利尿药不耐受或反应不佳的患者尤其有效，血压正常又无器官和组织灌注不足的急性心力衰竭患者不宜使用。当器官灌注恢复和(或)循环淤血减轻时则应尽快停用。

(1)洋地黄类：一般应用毛花苷 C 0.2～0.4mg，经稀释后缓慢静脉注射，2～4 小时后可再用 0.2mg，伴快速心室率的房颤患者酌情适当增加剂量。

(2)多巴胺：250～500μg/min 静脉滴注。该药应用个体差异大，一般从小剂量开始，逐渐增加剂量，短期应用。

(3)多巴酚丁胺：100～250μg/min 静脉滴注，需监测血压。常见不良反应有心律失常，心动过速，偶尔因加重心肌缺血而出现胸痛。正在应用β受体阻断药的患者不推荐应用多巴酚丁胺和多巴胺。

(4)磷酸二酯酶抑制剂：米力农，首剂 25～50μg/kg 静脉注射(大于 10 分钟)，继以 0.25～0.50μg/(kg·min)静脉注射，氨力农首剂 0.5～0.75mg/kg 静脉注射(大于 10 分钟)，继以 5～10μg/(kg·min)静脉滴注。常见不良反应有低血压和心律失常。

(5)左西孟旦(levosimendan)：是一种钙增敏剂，通过结合于心肌细胞上的肌钙蛋白 C 促进心肌收缩，还通过介导 ATP 敏感的钾通道而发挥血管舒张作用和轻度抑制磷酸二酯酶的效应。其正性肌力作用独立于β肾上腺素能刺激，可用于正接受β受体阻断药治疗的患者，不会增加冠心病患者病死率。用法：首剂 12～24μg/kg 静脉注射(大于 10 分钟)，继以 0.1μg/(kg·min)静脉滴注，可酌情减半或加倍。对于收缩压＜100mmHg 的患者，不需要负荷剂量，可直接用维持剂量，以防发生低血压。

正性肌力药物虽可较快改善急性心力衰竭患者的血流动力学和临床状态，但也有可能诱发一些不良的病理生理反应，甚至导致心肌损伤和靶器官损害，应用时需全面权衡。

(三)急性右心衰竭的治疗

1. 右心室梗死伴急性右心衰竭

(1)扩容治疗：如存在心源性休克，在监测肺毛细血管楔压的基础上予以大量补液，可应用羟乙基淀粉、低分子右旋糖酐或生理盐水 20mL/min 静脉滴注，直至肺毛细血管楔压(pulmonary capillary wedge pressure，PCWP)上升至 15～18mmHg，血压回升和低灌注症状改善。24 小时的输液量在 3500～5000mL。对充分扩容而血压仍低者，可给予多巴酚丁胺或多巴胺。如在补液过程中出现左心衰竭，应立即停止补液。若此时动脉血压不低，可小心给予血管扩张药。

(2)禁用利尿药、吗啡和血管扩张剂，以避免进一步降低右心室充盈压。

(3)如右心室梗死同时合并大面积左心室梗死，则不宜盲目扩容，以免诱发急性肺水肿。如存在严重左心室功能障碍和 PCWP 升高，不宜使用硝普钠，考虑主动脉内球囊反搏(IABP)治疗。

2. 右侧心瓣膜病所致急性右心衰竭

右心衰竭的治疗主要应用利尿药，以减轻水肿；但要防止过度利尿造成心输出量减少。

(四)急性心力衰竭的其他治疗

药物治疗后病情仍不能控制时酌情考虑采用下述治疗。

1. 主动脉内球囊反搏术（IABP）

是一种有效改善心肌灌注同时又降低心肌耗氧量和增加 CO 的治疗手段。适用于：①急性心肌梗死或严重心肌缺血并发心源性休克，且不能由药物治疗纠正；②伴血流动力学障碍的严重冠心病(如急性心肌梗死伴机械并发症)；③心肌缺血伴顽固性肺水肿。禁忌证包括：严重的外周血管疾病、主动脉瘤、主动脉瓣关闭不全、活动性出血或其他抗凝禁忌证及严重血小板缺乏。

2. 气管插管和人工机械通气

应用指征为心肺复苏时、严重呼吸衰竭经常规治疗不能改善者，尤其是出现明显呼吸性和代谢性酸中毒并影响到意识状态的患者。

3. 血液净化治疗

包括血液滤过(超滤)、血液透析、连续血液净化和血液灌流等。对急性心力衰竭有益，但并非常规应用手段。出现下列情况之一可考虑采用：①高容量负荷如肺水肿或严重的外周组织水肿，且对袢利尿药和噻嗪类利尿药抵抗；②低钠血症(血钠＜110mmol/L)且有相应的临床症状如神志障碍、肌张力减退、腱反射减弱或消失、呕吐以及肺水肿等；上述两种情况应用单纯血液滤过即可；③肾功能进行性减退，血肌酐＞50μmol/L 或符合急性血液透析指征的其他情况。

4. 心室机械辅助装置

此类装置有体外模式人工肺氧合器(ECMO)、心室辅助泵(如可植入式电动左心辅助泵、全人工心脏)。在积极纠治基础心脏病的前提下，短期辅助心脏功能，可作为心脏移植或心肺移植的过渡。

5. 外科手术

冠心病心肌梗死并发心源性休克，经冠状动脉造影证实为严重左主干或多支血管病变，并在确认冠状动脉支架术和溶栓治疗无效的情况下，经积极的抗急性心力衰竭药物治疗，并在机械通气、IABP等辅助下，甚至在体外循环支持下给予急诊手术。急诊手术对心肌梗死后大的室间隔穿孔合并心源性休克的患者，是使之存活的唯一方法。急性主动脉夹层患者(尤其Ⅰ型)因高血压危象和主动脉瓣反流可出现急性心力衰竭。超声心动图一旦明确严重主动脉瓣反流，应立即手术。其他疾病如主动脉窦瘤破裂、心脏内肿瘤(如左心房黏液瘤)以及心脏内巨大血栓形成(在左心房或肺动脉)等均会造成瓣膜反流或流出道梗阻，可引起急性心力衰竭，需要立即手术。

(五)急性心力衰竭并发症的处理

1. 肾衰竭

检测肾功能损伤标志物可早期识别急性心力衰竭患者合并的肾衰竭。

(1)血清肌酐(Scr)：最为常用，男性≥115～133μmol/L、女性≥107～124μmol/L即为轻度升高，中、重度肾衰竭患者＞190～226μmol/L。

(2)肾小球滤过率(eGFR)：较Scr更敏感，在肾功能减退早期(代偿期)eGFR下降而Scr正常；当eGFR降至正常的50%以下时，Scr才开始增高。因此，Scr明显高于正常时往往肾功能已严重损害。目前国内外均建议采用eGFR评价肾功能，适合中国人群的改良计算公式为：eGFR[mL/(min·1.73m^2)]=175×Scr(mg/dl)$^{-1.154}$×年龄$^{-0.203}$×(0.79女性)。

中至重度肾衰竭患者对利尿药反应降低，在加大剂量并加用多巴胺仍不能有效消除水肿时，宜作血液滤过。

严重的肾衰竭应作血液透析，尤其对伴低钠血症、酸中毒和难治性水肿者。

2. 肺部疾病

合并存在的各种肺部疾病均可加重急性心力衰竭或使之难治。如为COPD伴呼吸功能不全，在急性加重期首选无创机械通气，安全有效；对急性心源性肺水肿也很有效。

3. 心律失常

常见快速性心律失常有房颤(新发房颤伴快速心室率或慢性房颤的急性心率加快)、单纯窦性心动过速、频发室性期前收缩、持续和非持续性室速。无论是原发心律失常诱发急性心力衰竭，还是急性心力衰竭引起快速性心律失常，其后果都是加重血流动力学障碍和恶化心律失常。

窦性心动过速、非阵发性交界性心动过速的处理以减慢心室率为主，重在基础疾病和心力衰竭的治疗。新发的快速房颤可加重血流动力学障碍，一旦出现低血压、肺水肿、心肌缺血，应立即电复律；如病情尚可或无电复律条件或电复律后房颤复发，则选用胺碘酮静脉复律或维持窦性心律；慢性房颤治疗以控制室率为主，首选地高辛或毛花苷C静脉注射，如洋地黄控制心率不满意，也可静脉缓慢注射(10～20分钟)胺碘酮150～300mg，其目的是减慢心率，而不是复律。急性心力衰竭中房颤一般不选用β受体阻断药减慢心率，但对二尖瓣狭窄所致的快速房颤，其他药物无效时可考虑应用。

急性心力衰竭患者频发或连发室性期前收缩很常见，一般不选用抗心律失常药物，如有低钾血症，应补钾、补镁，应及时纠正。如并发持续性室速，无论单形或多形性，血流动力学大多不稳定，并易恶化成室颤，首选电复律纠正，但电复律后室速易复发，可加用胺碘酮静脉注射负荷量 150mg(10 分钟)后静脉滴注 1mg/min×6h，继以 0.5mg/min×18h。室颤者电除颤后需应用胺碘酮预防复发。利多卡因在心力衰竭中可以应用，但静脉剂量不宜过大，75～150mg(3～5 分钟)静脉注射，继以静脉滴注 2～4mg/min，一般维持 24～30 小时。心力衰竭中的室速不能应用普罗帕酮。

伴缓慢性心律失常患者，如血流动力学状态不受影响则不需要特殊处理，造成血流动力学障碍加重或恶化时，如三度房室传导阻滞、二度Ⅱ型房室传导阻滞以及心室率＜50 次/分的窦性心动过缓且药物治疗无效时，建议植入临时心脏起搏器。

(六)病情稳定后的后续处理

急性心力衰竭经治疗稳定后的 1～3 个月仍存在较高的心力衰竭再次恶化和死亡的风险，称为心力衰竭的易损期(vulnerable phase)，宜 1～2 周内密切随访。BNP/NT-proBNP 测定可用于评估病情的变化，与基础水平相比，出院时水平未下降或降幅低于 30%，即便症状有所缓解，仍可能提示预后不良，需继续积极治疗。

第二节　慢性心功能不全

慢性心功能不全出现症状时称慢性心力衰竭，是多种病因所致心脏疾病的终末阶段，是心脏结构或功能疾病损伤心室充盈和(或)射血能力而造成组织淤血和(或)缺血的一种复杂的临床综合征。

一、病因

成人慢性心力衰竭的病因主要是冠心病、高血压、瓣膜病和扩张型心肌病。其他较常见的病因有心肌炎和先天性心脏病。较少见的病因有心包疾病、甲状腺功能亢进与减退、贫血、维生素 B_1 缺乏、动静脉瘘、心房黏液瘤和其他心脏肿瘤、结缔组织疾病、高原病及少见的内分泌病等。

上述病因，可通过下列机制损害心脏功能，引起心力衰竭。

1. 原发性心肌收缩力受损

如心肌缺血和梗死、心肌炎症、变性或坏死(如风湿性或病毒性心肌炎、白喉性心肌坏死)、心肌病等，可使心肌收缩力减弱而导致心力衰竭。

2. 压力负荷（后负荷）过重

体循环及肺高压，左、右心室流出道狭窄，主动脉或肺动脉瓣狭窄等，均能使心室收缩时阻力增高、后负荷加重，引起继发性心肌舒缩功能减弱而导致心力衰竭。

3. 容量负荷（前负荷）过重

瓣膜关闭不全、心内或大血管间左至右分流等，使心室舒张期容量增加，前负荷加重，也可引起继发性心肌收缩力减弱和心力衰竭。

4. 高动力性循环状态

主要发生于贫血、体循环动静脉瘘、甲状腺功能亢进、脚气性心脏病等。由于周围血管阻力降低，心输出量增多，也能引起心室容量负荷加重，导致心力衰竭。

5. 心室前负荷不足

二尖瓣狭窄，心脏压塞和限制型心肌病等，引起心室充盈受限，体、肺循环淤血。

二、诱因

心力衰竭加重或急性发作常有以下诱发因素：

(1)感染：最常见为呼吸道感染，其他有风湿热、泌尿道感染、感染性心内膜炎等。

(2)过度体力活动和情绪激动。

(3)钠盐摄入过多。

(4)心律失常特别是快速性心律失常，如伴有快速心室率的房颤、房扑。

(5)妊娠和分娩。

(6)输液：特别是含钠盐的液体、输血过快和(或)过多。

(7)药物作用：①抑制心肌收缩力的药物，如β受体阻断药应用不当，某些抗心律失常药物(如奎尼丁、普鲁卡因胺、维拉帕米等)，抗肿瘤药物等；②引起水钠潴留，如肾上腺皮质激素等。

(8)其他：出血和贫血、肺栓塞、室壁瘤等。

三、病理解剖

慢性心力衰竭的病理解剖学改变包括：心脏本身的代偿性病理改变，如心肌肥厚和心腔扩大等；长期静脉压增高引起的器官淤血性病理改变；心房、心室附壁血栓、静脉血栓形成。心腔内附壁血栓常见于左、右心耳和左心室心尖部。左侧心脏附壁血栓脱落，可引起体循环动脉栓塞，如脑、肾、四肢、脾和肠系膜的梗死。右侧心腔附壁血栓脱落引起肺栓塞的较少见。静脉血栓多见于下肢静脉，可引起肺栓塞和不同程度的肺梗死。

四、病理生理

(一)代偿机制

在心力衰竭的发生和发展过程中，可出现一系列代偿过程，其中以神经体液调节最为显著，早期可能改善心力衰竭的血流动力学，但长期过度代偿反而有害。

1. Frank-Starling 机制

心功能不全时心脏的前负荷增加，心室舒张末期容积增加。心腔扩大拉长了心肌纤维，在一定的范围内可使心肌收缩加强，增加心搏量，起到代偿作用。临床上常用心室舒张末期压(即充盈压)来表示心室前负荷，用心室功能曲线(图 1-1)来表示前负荷与心搏量的关系。对左心室而言，舒张末期压在 15～18mmHg 时，心搏量达峰值。前负荷不足或过度，均可导致心搏量减少。心功能不全时，心功能曲线向右下移位，心搏量随前负荷的增加明显减小。

2. 心肌肥厚

当心脏后负荷增高时，心肌肥厚是主要代偿机制。心肌肥厚时心肌细胞数并不增加，以心肌纤维增多为主。细胞核及作为供给能源的线粒体也增大和增多，但程度和速度均逊于心肌纤维的增多，心肌整体能源不足，继续发展终至心肌细胞坏死。

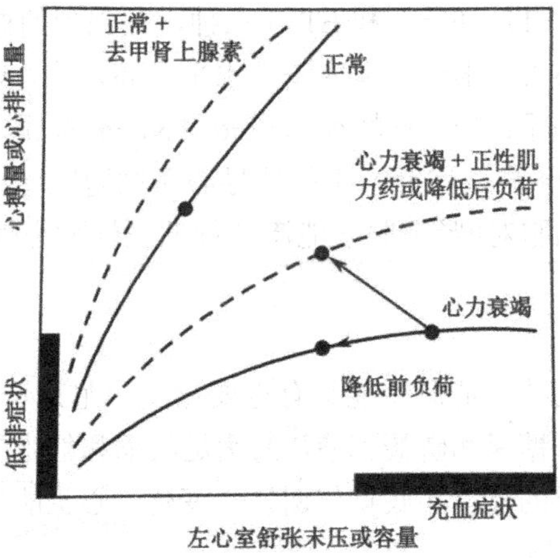

图 1-1　左心室收缩功能曲线

3. 神经激素系统激活

(1)交感神经-肾上腺系统激活：心搏量的降低或低血压通过动脉压力感受器引起的减压反射激活交感神经-肾上腺系统，使儿茶酚胺分泌增多，产生下列改变：①心肌β_1受体受体兴奋，心率增快，心肌收缩力增强，在一定限度内可使心搏出量增加；②α_1受体兴奋，外周血管收缩，静脉收缩使回心血量增多，选择性小动脉收缩则起到维持血压并保证重要脏器血供的作用；③肾交感神经活性增高导致肾灌注压下降，刺激肾素释放，激活肾素-血管紧张素-醛固酮系统(RAAS)。血浆去甲肾上腺素(NE)水平增高程度反映交感神经-肾上腺素系统激活程度。这些改变短期内可部分代偿心力衰竭血流动力学异常，但长期持续的增高可加重心肌缺血，引起心律失常，也可引起β受体功能及密度的改变。人类心脏含β_1、β_2和β_3受体。正常时，以β_1作用为主(正常心室肌β_1与β_2受体分布比例为77%：23%)，但心力衰竭后可引起选择性β_1受体的下调而相对保留β_2受体，β_3受体的基因表达和蛋白水平也上调。β_3受体介导的负性肌力作用可能是对交感神经系统自身引起的正性肌力作用的负反馈。心力衰竭早期β_3受体代偿性增加可能避免进一步细胞损害，但当心力衰竭发展到一定阶段，这种代偿性变化可能就变得不再适宜，持久的负性肌力作用加剧了心力衰竭的发展。

(2)血管紧张素-醛固酮系统(RAAS)激活：心力衰竭时肾血流灌注降低及肾小球旁器中β_1交感受体的刺激是RAAS激活的主要机制。RAAS被激活后，血管紧张素转化酶(ACE)活性增强，致血管紧张素Ⅰ转变为血管紧张素Ⅱ(ATⅡ)增多，导致循环阻力增加，并激活醛固酮系统，引起钠水潴留，使左心室充盈压增高，加重心力衰竭。ATⅡ和醛固酮促使心肌增厚、血管平滑肌增生、血管内皮细胞凋亡等发生一系列变化。

(3)其他体液因子和细胞因子的改变。①血管加压素：由下丘脑分泌，心搏量下降或低血压严重影响组织灌注时，通过神经反射作用，血管加压素分泌增多。发挥缩血管、抗利尿、增加血容量的作用。但过强的作用可导致稀释性低钠血症；②利钠肽类：主要包括心房利钠肽、脑利钠肽和C型利钠肽。压力负荷增加和机械牵拉机制激活分泌，生理作用是扩张血管，增加利钠，对抗AngⅡ、内皮素等引起的水钠潴留，对心功能不全起到一定的代偿；

③内皮素：有内皮素-1(ET-1)、ET-2 和 ET-3 三种，是强烈的血管收缩剂，并参与心肌细胞的病理肥大、纤维化。心力衰竭时循环内皮素水平升高，并与患者肺血管阻力、肺动脉压和预后相关；④炎性细胞因子：如肿瘤坏死因子-α(TNF-α)能诱发心力衰竭，在体外能减少细胞内 Ca^{2+}。炎性细胞因子-白细胞介素 1 能诱导心肌细胞肥厚和 NO 合酶表达，使 NO 水平升高，NO 能减弱心肌细胞对β肾上腺素能激动剂的正性变力性效应，促进心肌细胞肥大与凋亡。

4. 心肌能量代谢变化

正常的心脏能量代谢对维持心脏功能具有重要意义。尤其心肌收缩是主动耗能的过程，但心肌不能储存大量脂肪、糖原和磷酸肌酸，为满足收缩和舒张的能量需要，心脏必须不断地生成 ATP。肥厚衰竭心肌的能量和底物代谢发生变化，心肌能量生成和利用障碍，促使左心室收缩功能进行性恶化。

(二)心脏重构

心脏重构指心力衰竭时心肌及其间质为适应增加的心脏负荷，细胞结构、功能、数量以及遗传表型等方面发生了适应性、增生性的变化，导致心脏的大小、形状和功能发生改变。心脏重构是引起心力衰竭进行性进展的病理生理基础，主要包括结构重构和电重构。结构重构表现为心肌细胞肥大，胶原沉积和由于组织坏死和(或)凋亡而发生的心肌细胞减少，常表现为心肌肥厚、心室腔增大和心室形态的变化。电重构表现为离子通道的改变、缝隙连接分布的改变和连接蛋白分布的不均一性等，导致静息膜电位和动作电位时程改变，引起心肌电活动的不均一性，致心律失常。

(三)舒张功能改变

心室充盈量减少、弹性回缩力降低和心室僵硬度增加都可以引起心室舒张功能降低。心脏舒张功能不全可分为两大类，一种是主动舒张功能障碍，当能量供应不足时，主动舒张功能即受影响，如冠心病有明显心肌缺血时，在出现收缩功能障碍前即可出现舒张功能障碍。另一种舒张功能不全是由于心室肌的顺应性减退及充盈障碍，主要见于心室肥厚时，当左心室舒张末压过高时，肺循环出现高压和淤血，即舒张性心功能不全，此时心肌收缩功能尚可，心输出量无明显降低。

五、临床表现

通常将 LVEF＜40%的心力衰竭定义为收缩性心力衰竭(heart failure with reduced ejection fraction，HFrEF)，LVEF 在 40%～49%的为中间型心力衰竭(heart failure with mid-range ejection fraction，HFmrEF)，LVEF＞50%为射血分数保留的心力衰竭(heart failure with pre-served ejection fraction，HFpEF)。

各类心力衰竭的临床表现类同，但有心力衰竭临床表现的并非仅左室功能的异常。临床上习惯于按心力衰竭开始发生于哪一侧心脏和充血主要表现的部位，将其分为左侧心力衰竭、右侧心力衰竭和全心衰竭。心力衰竭开始或主要发生在左侧心脏并以肺充血为主要表现的称为左侧心力衰竭；开始或主要发生在右侧心脏并以肝、肾等器官和周围静脉淤血为主要表现的，称为右侧心力衰竭。两者同时并存的称全心衰竭。

(一)左侧心力衰竭

左心室衰竭多见于高血压性心脏病、冠心病、主动脉瓣病变和二尖瓣关闭不全。急性肾小球肾炎和风湿性心脏炎是儿童和少年患者左心室衰竭的常见病因。二尖瓣狭窄时，左心房压力明显增高，也有肺充血表现，但非左心室衰竭引起，因而称为左心房衰竭。

1. 症状

(1)呼吸困难：是左侧心力衰竭最主要的症状。肺充血时肺组织水肿，气道阻力增加，肺泡弹性降低，吸入少量气体就使肺泡壁张力增高到引起反射性启动呼气的水平，这就造成呼吸困难，特点是浅而快。根据肺充血的程度不同，呼吸困难有下列不同表现形式。

1)劳力性呼吸困难：肺轻微充血时仅在剧烈活动或体力劳动后出现呼吸急促，如登楼、上坡或平地快走等活动时出现。随肺充血程度加重，逐渐发展到更轻的活动或体力劳动后，甚至休息时，也发生呼吸困难。

2)端坐呼吸：一种由于平卧时出现呼吸困难而必须采取的高枕、半卧甚至坐位以解除或减轻呼吸困难的状态；最严重的即使端坐床边，两腿下垂，上身向前，双手紧握床边，仍不能缓解。

3)阵发性夜间呼吸困难：是左心室衰竭早期的典型表现。呼吸困难可连续数夜，每夜发作或间断发作，多在夜间熟睡1～2小时后，患者因气闷、气急而惊醒，被迫坐起，可伴阵咳、哮鸣性呼吸音或泡沫样痰。发作较轻者采取坐位后十余分钟至一小时内呼吸困难自动消退，患者又能平卧入睡，次日白天可无异常感觉。严重者可持续发作，阵阵咳嗽，咳粉红色泡沫样痰，甚至发展成为急性肺水肿。

(2)倦怠、乏力、运动耐量下降：为心输出量低下、骨骼肌血供不足的表现。

(3)陈-施呼吸：见于严重心力衰竭。呼吸有节律地由暂停逐渐增快、加深，再逐渐减慢、变浅，直到再停，约半至一分钟后呼吸再起，如此周而复始。发生机制是心力衰竭时脑部缺血和缺氧，呼吸中枢敏感性降低所致。脑缺氧严重的患者还可伴有嗜睡、烦躁、神志错乱等精神症状。陈-施呼吸提示预后不良。

2. 体征

(1)原有心脏病的体征。

(2)左心室增大：心尖搏动向左下移位，心率增快，心尖区有舒张期奔马律，肺动脉瓣区第二心音亢进，其中舒张期奔马律最有诊断价值，在患者心率增快或左侧卧位并作深呼气时更易听到。左心室扩大还可致相对性二尖瓣关闭不全，产生心尖区收缩期杂音。

(3)交替脉：脉搏强弱交替。轻度交替脉仅能在测血压时发现。

(4)肺部啰音：两侧肺底细湿啰音是左侧心力衰竭的重要体征之一。阵发性呼吸困难或急性肺水肿时可有粗大湿啰音，满布两肺，并可伴有哮鸣音。

(5)胸腔积液：左侧心力衰竭患者中约25%有胸腔积液。胸腔积液可局限于肺叶间，或呈单侧或双侧胸腔积液。

(二)右侧心力衰竭

从临床和病理生理角度大致分为三类：①右心室压力负荷和(或)容量负荷过度，如肺动脉高压、三尖瓣反流、复杂先天性心脏病等；②右心室心肌病变，如右心室心肌梗死、右心室心肌病等；③心包疾病和体循环回流受阻，如缩窄性心包炎、三尖瓣狭窄等。

1. 症状

主要由慢性持续淤血引起各脏器功能改变所致，如长期消化道淤血引起食欲缺乏、恶心、呕吐等；肾脏淤血引起尿量减少、夜尿多；肝淤血引起上腹饱胀，甚至剧烈腹痛，长期肝淤血可引起黄疸。

2. 体征

(1)原有心脏病的体征。

(2)心脏增大：以右心室增大为主者可伴有心前区抬举性搏动。心率增快，部分患者可在胸骨左缘相当于右心室表面处听到舒张早期奔马律。右心室明显扩大可致功能性三尖瓣关闭不全，产生三尖瓣区收缩期杂音，吸气时杂音增强。

(3)静脉充盈：颈外静脉充盈为右侧心力衰竭的早期表现。半卧位或坐位时在锁骨上方见到颈外静脉充盈，或颈外静脉充盈最高点距离胸骨角水平 10cm 以上，都表示静脉压增高，常在右侧较明显。严重右侧心力衰竭静脉压显著升高时，手背静脉和其他表浅静脉也充盈，合并三尖瓣关闭不全时，并可见静脉搏动。

(4)肝大和压痛：出现较早，大多发生于皮下水肿之前。肝大剑突下较肋缘下明显，质地较软，具有充实饱满感，边缘有时扪不清，叩诊剑突下有浊音区，且有压痛。压迫肝脏(或剑突下浊音区)时可见颈静脉充盈加剧(肝颈静脉反流现象)。随心力衰竭的好转或恶化，肝大的程度可在短时期内变化。右心衰竭突然加重时，肝脏急性淤血，引起肝脏急剧增大，肝小叶中央细胞坏死，可伴有右上腹与剑突下剧痛和明显压痛、黄疸。长期慢性右侧心力衰竭引起心源性肝硬化时，肝扪诊质地较硬，压痛可不明显，常伴黄疸、腹水。

(5)下垂性水肿：早期水肿常不明显，多在颈静脉充盈和肝大较明显后才出现。先有皮下组织水分积聚，体重增加，到一定程度后才引起凹陷性水肿。水肿最早出现在身体的下垂部位，起床活动者以脚、踝内侧和胫前较明显，仰卧者骶部水肿；侧卧者卧侧肢体水肿显著。病情严重者可发展到全身水肿。

(6)胸腔积液和腹水：胸膜静脉回流至上腔静脉、支气管静脉和肺静脉，右侧心力衰竭时静脉压增高，可有双侧或单侧胸腔积液。双侧胸腔积液时，右侧量常较多，单侧胸腔积液也以右侧为多见，其原因不明。胸腔积液含蛋白量较高(2～3g/100mL)，细胞数正常。大量腹水多见于三尖瓣关闭不全、三尖瓣下移和缩窄性心包炎，也可见于晚期心力衰竭。

(7)心包积液：右侧心力衰竭或全心衰竭时可有心包积液，一般不引起心脏压塞。

(8)发绀：长期右侧心力衰竭患者大多有发绀，可表现为面部毛细血管扩张、青紫和色素沉着。发绀是血供不足时组织摄取血氧相对增多，静脉血氧低下所致。

(9)晚期患者可有明显营养不良、消瘦甚至恶病质。

六、辅助检查

(一)心电图检查

心力衰竭并无特异性的心电图表现，但常见心室肥大、心肌劳损、心室内传导阻滞、期前收缩等。

(二)X 线检查

左侧心力衰竭肺静脉充盈期在 X 线检查时仅见肺上叶静脉扩张、下叶静脉较细，肺门血管阴影清晰。在肺间质水肿期可见肺门血管影增粗、模糊不清，肺血管分支扩张增粗或肺叶间淋巴管扩张。在肺泡水肿阶段，开始可见密度增高的粟粒状阴影，继而发展为云雾状阴影。急性肺水肿时可见自肺门伸向肺野中部及周围的扇形云雾状阴影。此外，左侧心力衰竭有时还可见到局限性肺叶间、单侧或双侧胸腔积液；慢性左侧心力衰竭患者还可有叶间胸膜增厚，心影可增大。

(三)超声心动图检查

可测量心腔大小、心脏功能、心脏瓣膜的结构和功能以及心包的情况。正常 LVEF＞50%。左心室收缩功能不全时，LVEF 下降，左心室舒张功能不全时，E 峰下降，A 峰升高，E/A 比值下降、E/AC1.2。

(四)静脉压测定

肘静脉压超过 14cm 水柱或压迫肝脏 0.5～1 分钟后上升 1～2cmH_2O 以上的，提示有右侧心力衰竭(我国 1425 例正常成年人测定正常范围 3～14cmH_2O，平均 9.9cmH_2O)。

(五)化验检查

①右心衰竭患者血清胆红素和丙氨酸氨基转移酶(ALT)可增高，少数人甚至高达 1000U 以上。一旦心力衰竭改善，肝大和黄疸消退，血清转氨酶也在 1～2 周内恢复正常；②血肌酐和尿素氮也可增高，可有轻度氮质血症；③可有轻度蛋白尿，尿中有少量透明或颗粒管型和少量红细胞。

(六)生物学标记物检查

BNP/NT-proBNP 的测定(见本章第一节)。

七、心功能的判定和分级

(一)NYHA 心功能分级

美国纽约心脏病学会据患者自觉症状的分级(表 1-1)。是临床判断心功能的重要指标。需要注意的是心力衰竭患者的 LVEF 与心功能分级症状并非完全一致。

2005 年 ACC/AHA 心力衰竭指南将心力衰竭分为 4 个阶段(表 1-2)。

NYHA 分级是对阶段 C 与 D 的患者症状严重性的分级。针对阶段 A 和阶段 B 应早期采取措施，可减少或延迟心力衰竭的发生。心力衰竭一旦发生，病情发展可通过治疗减缓，但一般不会自动逆转。

表 1-1　纽约心功能分级

分级	症状
Ⅰ(轻度)	体力活动不受限，一般体力活动不引起明显的气促、疲乏、心悸或心绞痛
Ⅱ(轻度)	轻度体力活动和受限，休息时无症状，日常活动量可引起明显的气促、疲乏、心悸或心绞痛
Ⅲ(中度)	体力活动明显受限，休息时可无症状，轻于日常活动即引起明显的气促、疲乏、心悸或心绞痛
Ⅳ(重度)	不能进行任何体力活动，休息时也有症状。任何体力活动会引起不适。如不需要静脉给药，可在室内或床边活动者为Ⅳa 级，不能下床并需静脉给药支持者为Ⅳb 级

表1-2 心力衰竭的阶段划分

阶段	定义
A（前心力衰竭阶段）	患者为心力衰竭高危人群，尚无心脏结构或功能异常，也无心力衰竭症状和（或）体征
B（前临床心力衰竭阶段）	患者从无心力衰竭症状和（或）体征，但已发展成结构性心脏疾病
C（临床心力衰竭阶段）	患者已有基础的结构性心脏疾病，以往或目前有心力衰竭症状和（或）体征
D（难治性终末期心力衰竭阶段）	患者有进行性结构性心脏疾病，虽积极的内科治疗，休息时仍有症状，且需要特殊干预

（二）6 分钟步行试验

在平坦的地面划出一段长 30m（100 英尺）的直线距离，患者在其间往返走动，步履缓急由患者根据自己的体力决定，患者可根据体力暂时休息或终止试验，6 分钟后试验结束。活动距离＜150m 为重度心力衰竭，150～450m 为中重度心力衰竭，＞450m 为轻度心力衰竭。该活动距离与预后相关，6 分钟步行距离＜300m，提示预后不良。虽然患者在 6 分钟内步行的距离可能受到医师诱导或主观能动性的影响，影响预后判定的因素也需要进一步明确，但此方法简便、易行，可为临床提供参考，有助于对心功能的估计和利尿剂的应用。

（三）液体潴留及其严重程度判断

短时间内体重增加是液体潴留的可靠指标，故体重测量是有效的判断方法。

八、诊断和鉴别诊断

（一）诊断

心力衰竭的诊断包括心力衰竭的症状，心力衰竭的体征，和心脏结构与功能异常的客观证据。左侧心力衰竭的诊断依据为原有心脏病的证据和肺循环充血的表现。右侧心力衰竭的诊断依据为原有心脏病的证据和体循环淤血的表现，且患者大多有左侧心力衰竭的病史。血浆生物学标记物 BNP/NT-proBNP 的测定有重要作用。

（二）鉴别诊断

1. 左心室的鉴别诊断

呼吸困难是左侧心力衰竭的早期症状，应与呼吸系统疾病，如阻塞性肺气肿、肺功能不全、肥胖或身体虚弱等鉴别。肺底湿啰音应与慢性支气管炎、支气管扩张或肺炎鉴别。

2. 右心室的鉴别诊断

下肢水肿应与静脉曲张、静脉炎、肾脏疾病或肝脏疾病、淋巴水肿和药物所致等鉴别，这些疾病通常不伴颈静脉充盈。下肢水肿还可发生在久坐或月经前后、妊娠后期；妇女原因不明性下肢水肿也不少见。另外，肝大应与血吸虫病、肝炎等鉴别。少数情况下，颈静脉充盈可由肺气肿或纵隔肿瘤压迫上腔静脉引起。胸腔积液可由胸膜结核、肿瘤和肺梗死引起；腹水也可由肝硬化、低蛋白血症、腹膜结核、肿瘤引起。

3.HFpEF 的诊断和鉴别诊断

HFpEF 的症状和体征等和 HFrEF 相比也没有差异，而心脏结构和功能则存在差异。这些差异主要表现超声心动图上左心室收缩功能正常或轻度异常(LVEF＞50%)，通常不伴有左室腔的明显增大(左心室舒张末期容积指数＜97mL/m²)。HFpEF 的诊断需排除心脏瓣膜病、缩窄性心包炎和其他非心脏疾病，如甲状腺功能亢进性心脏病等。

九、并发症

血流迟缓和长期卧床可导致下肢静脉血栓形成，继而发生肺栓塞和肺梗死，此时可有胸痛、咯血、黄疸、心力衰竭加重甚至休克等表现。左、右心腔内附壁血栓可分别引起体、肺动脉栓塞；体动脉栓塞可致脑、肾、脾、肠系膜梗死及上、下肢坏死。有卵圆孔未闭者，体循环静脉血栓脱落形成的栓子可能在到达右心房后穿过未闭的卵圆孔到达左心房，再经左心室进入体循环，形成所谓反常栓塞。长期卧床患者特别是有肺水肿者极易并发呼吸道感染，特别是支气管肺炎。

十、防治

目前慢性心力衰竭的治疗是以拮抗神经内分泌系统过度激活为主的综合性治疗策略，治疗目标不仅要改善症状、提高生活质量，更要针对心肌重构的机制，延缓心肌重构的进展，从而降低心力衰竭的病死率和住院率。

(一)心力衰竭一般治疗

1. 去除或缓解基本病因

所有患者都应对心力衰竭的基本病因和危险因素进行评价并积极治疗。原发性瓣膜病伴NYHAⅡ级及以上心力衰竭，主动脉疾病伴晕厥、心绞痛的患者均应予以手术修补或瓣膜置换。缺血性心肌病心力衰竭伴心绞痛、但证实有存活心肌的患者，冠状动脉血管重建术有望改善心功能。其他包括有效控制高血压、甲状腺功能亢进的治疗、室壁瘤的手术矫正等。

2. 消除心力衰竭的诱因

如控制感染、治疗心律失常特别是心房颤动伴快速心室率；纠正贫血、电解质紊乱、注意是否并发肺梗死等。

3. 改善生活方式

降低新的心脏损害危险性，如戒烟、戒酒，肥胖患者应减轻体重，低盐、低脂饮食，重度心力衰竭患者应限制入水量并每日称体重以早期发现液体潴留。

4. 吸氧和运动的指导

无必要经常吸氧，适当运动训练提高运动耐力。

5. 观察病情

密切观察病情演变及定期随访。

6. 避免应用某些药物

如非甾体抗炎药物吲哚美辛、Ⅰ类抗心律失常药及大多数的钙拮抗药。

(二)收缩性心力衰竭的药物治疗

1. 利尿药

(1)利尿药种类：利尿药减轻水肿改善症状的疗效肯定，但对心力衰竭远期转归的影响(如生存率等)不明。

1)袢利尿药(表 1-3)：作用于髓袢升支粗段，抑制该处 $C1^-$ 和 Na^+ 的重吸收，利尿作用强，其中以呋塞米最常用，其次为托拉塞米。袢利尿药的利尿效应与单剂剂量密切相关，在未达到其最高极限前，剂量越增大，利尿作用越强。肾小球滤过率很低时，给予大剂量（如呋塞米 500～1000mg）仍有促进利尿的效果。静脉注射的效果优于口服。

表 1-3　袢利尿药不同制剂的剂量与作用期

制剂名	剂量		作用期	
	静注（单剂）	口服（每日）	静注	口服（小时）
呋塞米（furosemide）	20～40	20～40	15 分钟～7 小时	1～8
托拉塞米（torasemide）	20	10～20	10 分钟～6 小时	1～16
布美他尼（bumetanide）	0.5	1	5 分钟～4 小时	0.5～6

2）噻嗪类利尿药（表 1-4）：常用制剂氢氯噻嗪 12.5～50mg/d，作用期 1～12 小时。

作用于远曲小管近端和髓袢升支远端，抑制该处 Na^+ 重吸收。利尿作用强度中等。肾小球滤过率低于 30mL/min 时，利尿作用明显受限，因而不适合治疗严重心力衰竭（肾血流量明显减少）或伴慢性肾功能不全的患者。其中美托拉宗与氢氯噻嗪等制剂不同，利尿作用在肾功能减退时也不减弱，利尿期长，一次剂量可维持利尿作用 12～24 小时，与呋塞米联用，利尿效果佳，对伴肾功能不全的患者有效。

表 1-4　噻嗪类利尿药不同制剂的剂量与作用期

制剂名	剂量（mg/d）	作用期（小时）
氢氯噻嗪（hydrochlorothiazide）	12.5～50	6～12 小时
氢氟噻嗪（hydroflumethiazide）	25～50	4～6 小时
氯噻酮（chlorthalidone）	12.5～50	24～72 小时
美托拉宗（metolazone）	1～10	18～25 小时
氯噻嗪（chlorothiazide）	250～1000	—
环戊噻嗪（cyclopenthiazide）	0.25	—

3）保钾利尿药（表 1-5）：作用于远曲小管远端 Na^+-K^+ 交换段，对抗醛固酮促进 Na^+-K^+ 交换的作用，或直接抑制 Na^+-K^+ 交换，利尿作用弱，大多与上述两类利尿药联合应用，以加强利尿效果并预防低钾血症。不宜与氯化钾联用，肾功能不全者慎用。在与 ACEI 或 ARB 合用时应随访血钾，以免引起高钾血症。

表 1-5　保钾利尿药不同制剂的剂量与作用期

制剂名	剂量（mg/d）	作用期
螺内酯（spirolactone）	25～75	3～5 天
阿米洛利（amiloride）	2.5～7.5	4～5 天
氨苯蝶啶（triamterene）	20～100	8～12 小时

4）加压素 V_2 受体拮抗剂：作用于肾脏集合管，抑制自由水的重吸收，从而排出过多的水。托伐普坦是目前常用药物，可选择性、竞争性阻断精氨酸加压素 V_2 受体，适用于利尿

剂抵抗，尤其是伴低钠血症的心力衰竭患者。通常7.5～15mg/d，口服，一般应用少于30天。

(2)合理应用利尿药。①适应证：有液体潴留证据或原先有过液体潴留者均应给予利尿药。合理使用利尿药可有效改善心力衰竭症状，但即使患者应用利尿药后心力衰竭症状得到控制，也应当尽早与ACEI和β受体阻断药联合并维持应用；②剂量和维持：通常从小剂量开始，如呋塞米20mg/d，氢氯噻嗪25mg/d，逐渐增加剂量直至尿量增加，体重每日减轻0.5～1.0kg。一旦病情控制(肺部啰音消失、水肿消退、体重稳定)，即可以最小有效量长期维持。在长期维持期间，仍应根据液体潴留情况调整剂量；③制剂的选择：仅有轻度液体潴留而肾功能正常的患者，可选用噻嗪类，尤其适用于伴有高血压的患者。氢氯噻嗪100mg/d已达最大效应(剂量-效应曲线已达平台期)，再增量也无效。有明显液体潴留者，特别当合并肾功能受损时宜选用袢利尿药，如呋塞米。呋塞米的剂量与效应呈线性关系，增加剂量的范围较大；④利尿药抵抗及处理：随着心力衰竭的进展，肾脏灌注压下降，eGFR下降，而中心静脉压增高使肾静脉压也随之升高，肾脏灌注压差降低，尿量进行性减少，加之肠管水肿或小肠低灌注，药物吸收延迟，因而当心力衰竭进展恶化时，常需加大利尿药剂量，大剂量也无反应时即出现利尿药抵抗。此时可用下法：a.静脉给予利尿药如呋塞米持续静滴(1～5mg/h)；b.2种或2种以上利尿药联合应用；c.应用增加肾血流的药物，如短期应用小剂量的多巴胺或多巴酚丁胺[2～5μg/(kg·min)]。

(3)利尿药治疗的不良反应。①电解质丢失：利尿药可引起低钾、低镁血症而诱发心律失常。合并使用ACEI，并给予保钾利尿药特别是醛固酮受体阻断药螺内酯常能预防钾、镁的丢失，较补充钾盐、镁盐更为有效，且易耐受。出现低钠血症时应注意区别缺钠性低钠血症和稀释性低钠血症，因两者治疗原则不同。部分心力衰竭患者食欲较差，钠摄入减少，长期限盐及使用大剂量利尿药，导致血钠水平真正降低，即缺钠性低钠血症。此种患者的尿钠浓度常小于25mmol/L，尿渗透压小于100mOsm/kg，患者通常伴有恶心和嗜睡，明确诊断后，应给予高渗盐水静脉输注，根据血钠水平决定补钠浓度和剂量。稀释性低钠血症又称难治性水肿，见于心力衰竭进行性恶化患者，此时钠、水都潴留，但水潴留多于钠潴留，故属高容量性低钠血症。尿少而比重偏低，治疗应严格限制入水量，并按利尿药抵抗处理，V_2受体拮抗剂常有好的效果；②神经内分泌激活：使用利尿药可激活内源性内分泌系统，特别是RAS系统。因而，利尿药应与ACEI以及β受体阻断药联合应用；③低血压和氮质血症：大量利尿可引起低血压和损害肾功能，但低血压和氮质血症也可能是心力衰竭恶化的表现。心力衰竭患者如无液体潴留，低血压和氮质血症可能与容量减少有关，如血压和肾功能变化显著或产生症状，则应减少利尿药用量。如果患者有持续性液体潴留，低血压和氮质血症则有可能是心力衰竭恶化和外周有效灌注量降低的反映，应继续维持所用的利尿药，并短期使用能增加器官灌注的药物如多巴胺或多巴酚丁胺；④其他不良反应：长期服用噻嗪类利尿药可并发高尿酸血症、高脂血症和糖耐量降低。大剂量袢利尿药可引起耳聋，大多可逆，少数不能恢复。螺内酯长期服用可致男子女性型乳房、阳痿、性欲减退和女子月经失调。

2. 正性肌力药物

(1)洋地黄类：洋地黄作为传统的正性肌力药，应用于心力衰竭的治疗已有200余年。其中，地高辛是唯一经过安慰剂对照临床试验评估、也是唯一被美国FDA确认能有效治疗慢性心力衰竭的洋地黄制剂。虽然长期应用不能提高心力衰竭患者的生存率，但可改善症状，增加活动能力。

1）作用机制：洋地黄制剂可抑制心肌细胞膜 Na^+/K^+-ATP 酶，促使 Ca^{2+} 与 Na^+ 交换，增强心肌收缩力。治疗剂量的洋地黄还可降低交感张力、减慢心率并抑制心脏传导系统（尤其是房室交界区），减慢房颤的心室率。

2）合理应用：洋地黄的适应证是伴有室上性快速心律失常（尤其是心房颤动）的中、重度收缩性心力衰竭，包括扩张型心肌病、二尖瓣病变、主动脉瓣病变、陈旧性心肌梗死以及高血压性心脏病所致慢性心力衰竭。在利尿药与 ACEI 联合治疗的基础上加用地高辛可进一步降低心力衰竭恶化率。不推荐地高辛用于无症状的左心室收缩功能障碍（NYHA 心功能Ⅰ级）的治疗，在右心衰竭（慢性肺源性心脏病）或急性心肌梗死所致的心力衰竭中效果有限，可能增加死亡概率。

地高辛禁用于窦房阻滞、二度或高度房室传导阻滞无永久起搏器保护的患者。与能抑制窦房结或房室结功能的药物（如胺碘酮、β受体阻断药）合用时须谨慎。

3）给药方法：地高辛剂量个体差异大。目前多采用自开始即用固定的维持量给药法，地高辛 0.125～0.25mg/d；对于 70 岁以上、低体重或肾功能受损者，尤其是女性，地高辛宜用小剂量（0.125mg）每日 1 次或隔日 1 次，因为地高辛只有在低水平时（血清浓度 0.5～1.0ng/mL）对心力衰竭患者有治疗作用，血清浓度＞1.0ng/mL 时非心力衰竭的病死率随浓度增加而升高（DIG 研究）。维持量的应用及维持时间长短，须结合心功能改善表现、药物血清浓度和有无洋地黄中毒反应来调整。

临床上，静息时心室率 60～70 次/分，日常活动后不超过 90 次/分常表示维持量适当。心房颤动或心房扑动伴心室率超过 100 次/分时，大多表示洋地黄量不足。

许多因素影响洋地黄的疗效。早产儿、新生儿和老年人对洋地黄的耐受性差，重度或弥漫性心肌病患者，黏液性水肿患者的耐受量也低，给药时剂量宜偏小。低钾血症、低镁血症、高钙血症易致洋地黄中毒，洋地黄治疗的同时不给予钙盐。肾功能受损可影响地高辛清除，直流电复律可诱发洋地黄毒性反应而引起严重室性心律失常，治疗时均应注意。甲状腺功能亢进时洋地黄的代谢和清除均加速。奎尼丁、胺碘酮、钙通道阻断药等可增高血清洋地黄浓度，用药时均应加以考虑。

4）洋地黄毒性反应：常见的洋地黄中毒表现有：①胃肠道反应：如食欲缺乏、恶心、呕吐等；②心律失常：在服用洋地黄过程中心律突然转变，是诊断洋地黄中毒的重要依据，如心率突然显著减慢或加速，由不规律转为规律等。对洋地黄中毒具有诊断价值的特征性心律失常有：多形室性期前收缩呈二联律，尤其是发生在心房颤动基础上；心房颤动伴完全性房室传导阻滞；心房颤动频发房室交接处逸搏或短阵交接处性心律；非阵发性交界性心动过速；房性心动过速伴房室传导阻滞；③中枢神经及视觉症状，如视力模糊、黄视或绿视、头痛、失眠、忧郁、眩晕等十分少见。

一般认为，血清地高辛浓度＞2.5ng/mL 提示地高辛中毒。

5）洋地黄中毒处理：一旦诊断，应立即停药。轻度毒性反应如胃肠道、神经系统和视觉症状，一度房室传导阻滞、窦性心动过缓和偶发室性期前收缩等心律失常表现，停药后均可自行缓解。地高辛中毒症状大多在 24 小时内消失。应仔细寻找并去除诱因，如低钾血症等。

对快速性心律失常者，如血钾浓度低则可用静脉补钾，如血钾正常可使用苯妥英钠或利多卡因。电复律一般禁用，因易致心室颤动。阿托品静脉注射常用于治疗洋地黄中毒引起的二度或二度以上的窦房或房室阻滞，如心室率慢则宜给予临时心室起搏。洋地黄特异性抗体地高辛 Fab 抗体片段对洋地黄中毒所致各种心律失常有特效，作用迅速可靠，偶有加重心力衰竭的副作用。

(2)其他正性肌力药：包括多巴胺、多巴酚丁胺、米力农和左西孟旦，对慢性心力衰竭患者均不宜长期应用(见本章第一节“急性心力衰竭”)。

3. 血管紧张素转换酶抑制剂（ACEI）

ACEI 通过抑制血管紧张素转化酶(ACE)的活性而减少血管紧张素Ⅱ(AngⅡ)的生成，减少缓激肽、Ang1～7、Ang1～9 的降解。ACEI 还有增强 ACE2 活性的作用，促进 AngⅠ转化为 Ang1～9、AngⅡ转化为 Ang1～7。Ang1～7 通过 Mas 受体有降低血压、保护内皮、抗心肌缺血、抗心肌肥厚、抑制心肌纤维化、改善心肌重构的作用，Ang1～9 作用于 AT_2 受体具有抑制心肌纤维化、改善心肌重构的作用。

(1)临床应用。①适应证：a.所有左心室收缩功能不全所致的心力衰竭(LVEF＜40%)，除非有禁忌证或不能耐受治疗。无症状性心功能不全(NYHA 心功能Ⅰ级)亦应使用，可预防和延缓发生心力衰竭；b.适用于慢性心力衰竭(轻、中、重度)的长期治疗，不能用于抢救急性心力衰竭或难治性心力衰竭正在静脉用药者，只有长期治疗才有可能降低病死率。需注意疗效常在数周或数月后才出现，即使症状未改善，仍可降低疾病进展的危险性；②禁忌证或须慎用 ACEI 的情况：以往使用曾出现过威胁生命的不良反应(例如血管性水肿或无尿性肾衰竭)。妊娠哺乳患者禁用 ACEI。如果血压较低(收缩压低于 80mmHg)、血清肌酐升高(高于 3mg/dl)，双侧肾动脉狭窄或血钾升高(大于 5.5mmol/L)时应当谨慎使用 ACEI；③应用方法：治疗前应注意利尿药已维持在最合适剂量。因液体潴留可减弱 ACEI 的疗效，而容量不足又可加重药物的不良反应。ACEI 应用的基本原则是从小剂量开始，如能耐受则逐渐增加剂量，直达最大耐受量或靶剂量并长期维持应用(表 1-6)。一般每隔 3～7 天剂量倍增 1 次。剂量调整的快慢取决于患者的临床状况。有低血压史、低钠血症、糖尿病、氮质血症及服用保钾利尿药者，递增速度宜慢。开始治疗后 1～2 周内应监测肾功能和血钾，以后定期复查。

表 1-6 常用 ACEI 的参考剂量

药物	起始剂量	目标剂量
卡托普利	6.25mg，3 次/天	50mg，3 次/天
依那普利	2.5mg，1 次/天	10mg，2 次/天
培哚普利	2mg，1 次/天	4～8mg，1 次/天
雷米普利	1.25～2.5mg，1 次/天	10mg，1 次/天
贝那普利	2.5mg，1 次/天	5～10mg，2 次/天
福辛普利	10mg，1 次/天	40mg，1 次/天
西拉普利	0.5mg，1 次/天	1～2.5mg，1 次/天
赖诺普利	2.5mg，1 次/天	20～40mg，1 次/天

注 参考我国《慢性心力衰竭诊断治疗指南》(2007)

(2)不良反应：ACEI 的不良反应有两方面：与血管紧张素抑制有关的不良反应，包括：低血压、肾功能恶化、钾潴留；与缓激肽激活有关的不良反应：如咳嗽和血管神经水肿。其他不良反应如皮疹、味觉异常等亦可发生。

1)低血压：较常见，通常于用药数天或加量时出现，常无症状或仅出现头晕。伴 RAS 高度激活的心力衰竭患者容易出现低血压，临床上可从显著的低钠血症(＜130mmol/L)来确定这类患者。一旦出现低血压，首先停用其他扩血管剂。如无明显液体潴留，可减少利尿药或增加食盐摄入。

2)肾功能恶化：在肾灌流降低的情况下，肾小球滤过率的维持主要依赖于血管紧张素介导的出球小动脉的收缩，使用 ACEI 扩张出球小动脉可导致肾小球滤过率降低，需要 RAAS 系统支持的患者(如 NYHAⅣ级或低钠血症患者)易发生氮质血症。重度心力衰竭患者使用 ACEI 后 15%～30%出现肌酐显著升高＞0.5mg/dl；而轻、中度心力衰竭患者的发生率为 5%～15%。

3)钾潴留：心力衰竭患者使用 ACEI 可能出现高钾血症，严重时可以引起心脏传导障碍。高钾血症一般见于肾功能恶化的患者或同时口服钾盐或保钾利尿药者，特别是糖尿病患者。

4)咳嗽：ACEI 引起咳嗽的发生率为 5%～15%，亚洲人的发生率较高，这也是 ACEI 停药最常见的原因。其特点是无痰，伴有喉部发痒的感觉，通常见于治疗的第一个月，停药后 1～2 周消失，再次用药则数日内即复发。咳嗽不严重一般可继续应用，如咳嗽持续且患者不能耐受应换用 ARB。

5)血管神经性水肿：使用 ACEI 发生血管神经性水肿的概率不到 1%，黑人发生率较高。由于可能是致命性的，一旦临床上疑为血管神经性水肿，患者应终生避免应用所有的 ACEI。

4. 血管紧张素受体阻断药（ARB）（表 1-7）

与 ACEI 不同，ARB 可阻断 ATⅡ和 AT_1 受体结合，发挥有利的效应。ARB 对缓激肽的代谢无影响，因此不能通过提高血清缓激肽浓度发挥可能对心力衰竭有利的作用，但也不会产生可能与之有关的咳嗽不良反应。

表 1-7　目前可提供的 ARB 参考剂量

药物	日剂量(mg)
证明对死亡率/发病率有效	
坎地沙坦	4～32
缬沙坦	40～320
奥美沙坦	10～40
氯沙坦	25～100
厄贝沙坦	150～300
替米沙坦	40～80

注　参考我国《慢性心力衰竭诊断治疗指南》(2007)

因为 ACEI 改善心力衰竭患者预后证据充分，对以往没有使用过 ACEI 的患者，不宜首先使用 ARB 治疗，耐受 ACEI 的患者不宜换用 ARB 代替。但因其他原因已使用 ARB 且心力衰竭控制良好者不必改用 ACEI。ARB 适用于因为血管性水肿或顽固性咳嗽而不能耐受 ACEI 的患者。与 ACEI 一样，ARB 也可以引起低血压、肾功能恶化和高钾血症。不推荐联合应用 ARB 和 ACEI 治疗心力衰竭。

5. β受体阻断药

β受体阻断药对心力衰竭治疗有效，包括选择性β受体阻断药(例如美托洛尔和比索洛尔)和全面阻滞肾上腺素能α_1、β_1和β_2受体的β受体阻断药(例如卡维地洛)。

(1)适应证：所有慢性收缩性心力衰竭，NYHA 心功能Ⅱ、Ⅲ级患者，LVEF＜40%且病情稳定者均可使用，除非有禁忌证或不能耐受。应尽早开始并在利尿药的基础上加用，尽可能合用 ACEI 或 ARB。NYHA 心功能Ⅳ级患者，如病情稳定，无体液潴留，体重恒定，且不需要静脉用药者，可考虑在严密监护下，由专科医师指导使用。

β受体阻断药有强大的负性肌力作用，治疗初期对心功能有抑制作用，但长期治疗(≥3个月)则改善心功能，使 LVEF 增加。因此不能应用于急性失代偿性心力衰竭、难治性心力衰竭需静脉使用正性肌力药和因大量液体潴留需强力利尿者。

(2)禁忌证：支气管痉挛性疾病、血压过低、症状性心动过缓(心率＜60 次/分)、二度及以上房室传导阻滞(除非已安装起搏器)。

(3)临床应用注意点：①β受体阻断药应用须从小剂量开始，如琥珀酸美托洛尔缓释片12.5mg 每天 1 次，比索洛尔 1.25mg 每天 1 次，第三代β受体阻断药卡维地洛 3.125mg 开始，每天 2 次。如果患者能耐受，可每隔 2～4 周增加剂量，达到最大耐受量或目标剂量后继续治疗(表 1-8)；②在剂量递增期间应当注意患者重要生命体征和症状的变化。应测量体重并及时调整利尿药剂量。如患者出现体液潴留而症状很轻或无症状，可增加利尿药剂量并继续使用β受体阻断药。出现低灌注或是需要静脉使用正性肌力药物，应尽量维持使用β受体阻断药并密切观察病情变化，不得已情况下才考虑减量或停药。正性肌力药应使用不依赖于β受体的正性肌力药物(例如磷酸二酯酶抑制剂、左西孟旦)，一旦病情稳定，应尽早恢复使用β受体阻断药；③可根据患者的耐受性、用药后心率下降的情况并参考临床试验所用的目标剂量确定患者的剂量。一旦达到了合适剂量，应当长期使用。由于β受体阻断药个体差异很大，治疗应个体化；④开始使用β受体阻断药时可能出现以下不良反应：a.体液潴留和心力衰竭恶化：心力衰竭患者在开始使用前应确保患者没有体液超负荷，体液潴留和心力衰竭恶化一般不需要停止治疗，通过强化常规治疗就可以取得较好效果；b.乏力：大多不需要治疗，必要时可采取减少β受体阻断药或伴随的利尿药剂量，但如伴有外周低灌注，则应当停药；c.心动过缓和传导阻滞：低剂量时不易发生，但在增量过程中，危险性亦逐渐增加，如心率＜55 次/分或出现二度及以上房室传导阻滞应减量或停用；d.低血压：β受体阻断药，特别是同时阻滞α受体的药物，如卡维地洛，可引起低血压，通常无症状，有时出现眩晕、头晕目眩或视力模糊。卡维地洛扩血管作用常常出现在首次使用或增加剂量的 24～48 小时，而重复使用该剂量时，该副作用逐渐减退。有容量不足的患者可以减少利尿药剂量而缓解低血压症状。

表 1-8 受体阻断药治疗心力衰竭的剂量递增方案

药物	起始剂量	目标剂量	递增间期
琥珀酸美托拉尔	12.5～25mg，qd	200mg，qd	2～4 周
比索洛尔	1.25mg，qd	10mg，qd	2～4 周
酒石酸美托洛尔平片	6.25mg，tid	50mg，tid	2～4 周
卡维地洛	3.125mg，bid	25mg，bid	2～4 周

6. 醛固酮拮抗药

心力衰竭时，心室醛固酮生成及活化增加，且与心力衰竭的严重程度成正比。醛固酮除引起低镁、低钾外，还可致自主神经功能失调，即交感神经激活而副交感神经活性降低，更重要的是促进心室重构，特别是心肌纤维化，从而促进心力衰竭的发展。醛固酮拮抗药阻断醛固酮的效应。

心力衰竭患者短期应用 ACEI 时，可降低血醛固酮水平，但长期应用，血醛固酮水平却不能保持稳定、持续的降低，即所谓“醛固酮逃逸现象”（ALD escape）。因此如能在 ACEI 基础上加用醛固酮拮抗药，能进一步抑制醛固酮的有害作用，可望有更大的益处。

近期或当前在休息状态下仍有心力衰竭症状的患者（NYHA 心功能Ⅱ～Ⅳ级），使用地高辛、利尿药、ACEI 和β受体阻断药后不能缓解，可加用小剂量的螺内酯。治疗前，患者血钾应小于 5.0mmol/L，血清肌酐小于 2.5mg/dl，并在治疗期间密切监测这两项指标，减少或停止使用补钾药物。如血钾水平超过 5.4mmol/L，应当降低螺内酯用量。如果出现严重高钾血症或疼痛性乳腺增生症，应停药。新型的醛固酮拮抗药依普利酮（eplerenone）可减少男性乳腺增生的副作用，能降低收缩性心力衰竭患者和 NYHA Ⅱ级患者的死亡风险和住院风险，对轻度心力衰竭也能有益。

7. 窦房结 lf 通道抑制剂

伊伐布雷定为选择性窦房结 lf 通道抑制剂，可以减慢窦性节律，在已优化 ACEI 和β受体阻断药治疗基础上，对窦性心率大于 70 次/分的收缩性心力衰竭患者有益，能使心血管死亡或心力衰竭住院数量显著减少，改善心力衰竭患者的预后。

8. LCZ696

LCZ696 是一个由沙库巴曲和缬沙坦两种成分构成、具有脑啡肽酶抑制和 AT_1 受体阻断作用的药物。脑啡肽酶负责利钠肽类物质（ANP、BNP、CNP）、胰高血糖素、脑啡肽和缓激肽等物质的降解。LCZ696 应用后，BNP 降解减少，血浆中 BNP 水平升高，从而发挥一系列扩张血管、利尿和抗纤维化等作用。对于慢性收缩性心力衰竭，能较 ACEI（依那普利）更好改善心力衰竭预后。

（三）HFpEF 的治疗

1. 寻找和治疗基本病因

治疗冠心病、高血压和主动脉狭窄，如有效控制血压，减轻心肌肥厚、主动脉瓣换瓣术治疗、冠状动脉血管重建术、冠脉搭桥术改善心肌缺血等。

2. 降低肺静脉压

限制钠摄入量、使用利尿药和硝酸盐以减少静脉回流，但需从小剂量开始，避免左心室充盈量和心输出量的明显降低。

3. β受体阻断药

可通过减慢心率、延长舒张期改善舒张功能。它降低高血压、减轻心肌肥厚的作用也对舒张功能的改善有重要作用，特别适用于高血压、冠心病合并房性或室性心律失常时。

4. 钙通道阻断药

可降低血压，改善左心室舒张早期充盈，减轻心肌肥厚，尽管有一定程度的负性肌力作用，维拉帕米和地尔硫草可通过减慢心率而改善心肌的舒张功能。

5. RAAS 拮抗药

包括 ACEI、ARB 和醛固酮拮抗药。RAAS 拮抗药不但可降低血压，且对心肌局部的 RAAS 也有直接作用，但缺少改善预后的证据。

6. 洋地黄

洋地黄可增加细胞内钙负荷，对左心室舒张功能有弊无利，除心房颤动的患者外，一般不用于 HFpEF 的治疗。如患者并发心房颤动，应尽可能在短期内转复窦性节律，必要时可使用直流电复律。

7. 抗心律失常药物

心律失常，尤其是快速性心律失常对舒张性心力衰竭患者的血流动力学常产生很大影响， 故预防心律失常的发生对舒张性心力衰竭的患者有重要意义。临床常用的药物以Ⅱ类、Ⅲ类和Ⅳ类最为常用，可根据不同患者特点选用。

(四)慢性收缩性心力衰竭合并室性心律失常的治疗

心力衰竭患者可伴有频发、复杂性心律失常，并可能与猝死危险有关，但几乎所有抗心律失常药物的临床试验都显示虽然药物可有效减少室性异位心律但并不降低猝死危险。相反，由于这类药物的负性肌力及致心律失常作用可能使死亡率增高。除β受体阻断药外迄今尚未证实抗心律失常药物治疗可显著降低病死率、改善心力衰竭预后。因此对无症状、非持续性室性心律失常不主张积极抗心律失常治疗。对有记录证实为持续性室性心动过速、心室颤动、曾经猝死复苏的患者，以及伴明显血流动力障碍的短阵室性心动过速患者，Ⅲ类抗心律失常药物胺碘酮可抑制心律失常，且不增加心力衰竭患者的死亡危险性，通常剂量为 0.2g 每日 3 次，口服 5～7 天；然后 0.2g 每日 2 次，口服 5～7 天；随后用 0.2g 每日 1 次维持。如治疗有效可试用 0.2g 每日 1 次，每周 5 天，直至减量为 0.2g 隔日 1 次。但胺碘酮对预防心力衰竭猝死或延长生存方面尚无确切的证据。应注意寻找和去除各种可能引起心律失常的原因，如心力衰竭未控制、心肌缺血、低钾、低镁血症；药物的致心律失常作用，特别是各种正性肌力药物。

(五)难治性心力衰竭的治疗

症状持续且对各种治疗反应差的充血性心力衰竭称为难治性或顽固性心力衰竭。其治疗包括既往诊断和治疗的重新评估，使用静脉药物治疗及非药物治疗。

1. 既往诊断和治疗的重新估价

包括心力衰竭的病因和诱因，尤其是可治疗的病因和使心力衰竭持续的心外因素，如冠心病、心瓣膜病、感染性心内膜炎以及甲状腺功能亢进或减退、各类贫血等。

2. 静脉血管扩张剂和正性肌力药物

顽固性心力衰竭患者一般需静脉使用正性肌力药物(多巴胺、多巴酚丁胺、米力农或左西孟旦)和血管扩张剂(硝酸甘油或硝普钠)以改善心脏功能、利尿并稳定临床状况。一旦病情稳定，应当采用口服药物改善症状。只有在多次治疗病情仍然不稳定的情况下才考虑连续静脉治疗。需要强调的是，即使是严重心力衰竭的患者，也不主张长期静脉用药。

3. 血液净化治疗

明显水钠潴留利尿药效果差者应及早血液净化治疗。

4. 心脏移植

是目前治疗顽固性心力衰竭唯一成熟的外科方法。心脏移植适应证主要是心脏功能严重受损的患者，最大运动氧耗量小于 15mL/min(或小于预计正常值的 50%)或长期依赖于静脉正性肌力药物的患者。目前存在的主要问题是移植心脏的来源，排斥反应，需长期服用免疫抑制剂与巨大的经济负担。

5. 体外循环支持装置

可用于严重心脏事件后患者(例如心脏部分切除术后休克、心肌缺血)或准备进行心脏移植的患者。左心室辅助设备提供了血流动力学支持，植入体内使患者可以走动并出院。

6. 干细胞移植

干细胞作为细胞治疗或组织器官替代治疗的种子细胞被寄予厚望，但真正用于临床，尚有许多科学问题亟待解决。

第二章 晕厥

晕厥是由一过性全脑血流低灌注导致的短暂性意识丧失(transient loss ofconsciousness，T-LOC)，特征为发生迅速、持续时间短暂并且能够自行完全恢复。T-LOC 是一种临床综合征，可以由脑血流低灌注以外的其他多种疾病引起，例如外伤导致的脑震荡，及癫痫发作、代谢异常(如低血糖症，低血氧症，通气过度伴低碳酸血症)，以及中毒、椎基底动脉短暂性脑缺血发作等。这些疾病并非通过减少脑血流灌注导致 LOC，因此从定义上不列入晕厥的范畴。

一、流行病学

晕厥是临床常见的症状，可发生于任何年龄与性别的人群。在普通人群中，约 1/3 一生中至少发作过 1 次晕厥。晕厥发病年龄呈特征性的双峰分布，第 1 个高峰出现于 10～30 岁，女性发病为主，第 2 个高峰出现于 65 岁后，无明显性别差异，且发病率随年龄增长而增加。

二、病因和发病机制

晕厥的发病机制是短暂性脑缺血。任何原因导致血压下降或心脏停搏引起急剧脑血流低灌注时即可发生晕厥。若引起脑血流低灌注的因素通过代偿机制得以迅速纠正，则意识随之恢复。

(一)反射性晕厥

又称神经介导的晕厥。当血管收缩反应降低导致的低血压为主要机制时，为血管抑制型；当心动过缓或心脏收缩能力减弱为主要机制时，为心脏抑制型；两种机制均存在时则为混合型。

(二)直立性低血压与直立不耐受综合征

此类晕厥与原发性或继发性自主神经衰竭有关。ANF 时交感神经反射通路传出活性慢性受损，因此血管收缩减弱，直立时血压下降，出现晕厥或近似晕厥。直立性低血压为直立时收缩压异常减低。在病理生理上，反射性晕厥与 ANF 并无重释，但二者的临床表现常有相同之处，有时会造成鉴别诊断困难。直立不耐受综合征包括直立位时血液循环异常导致的一系列症状和体征，除晕厥以外其他症状尚包括：头晕，先兆晕厥；虚弱、疲劳、心慌、出汗、视觉和听力异常等。

(三)心脏性晕厥

心脏性晕厥包括心律失常性晕厥和器质性心血管疾病性晕厥，是导致晕厥的病因中危险性最高、预后较差的一类。

1. 心律失常性晕厥

心律失常是心脏性晕厥最常见原因。心律失常类型包括病态窦房结综合征、房性快速心律失常突然终止时出现长间歇(快-慢综合征)、房室传导阻滞的严重类型(莫氏Ⅱ型、高度以及完全房室传导阻滞)、阵发性室性心动过速等。值得注意的是，高度或三度房室传导阻滞的患者容易出现尖端扭转性室性心动过速，后者也是传导阻滞引起晕厥的常见原因而并非只源于单纯心脏停搏。如果心律失常引起的血流动力学异常持续存在，意识不能恢复，则发展为心脏性猝死。

2. 器质性心血管疾病性晕厥

最常见的为主动脉瓣狭窄、左室流出道梗阻、急性大面积心肌缺血及左房黏液瘤等。器质性心血管疾病除了短时间心输出量锐减外，常合并反射机制异常导致的血管扩张、反射异常和(或)原发性心律失常，此时晕厥发生机制更为复杂。在以上三类病因中，反射性晕厥是最常见的病因，也是年轻人中最常见的晕厥原因；其次为心脏性晕厥，但住院老年患者中心脏病晕厥发病率最高。直立性低血压所致的晕厥多见于老年人，<40 岁的患者少见。老年患者通常病情复杂，致晕厥原因也往往并不单纯，且相关病史也不及年轻人群可靠，需要特别注意。

三、临床表现

晕厥发作前可有前驱症状，例如恶心、头晕、面色苍白、冷汗、疲劳感、视物模糊、心悸、耳鸣等，或难以描述的不适感。发作时表现为完全的意识丧失，呼之不应，持续时间短暂，一般不超过 20 秒，部分持续时间较长可达数分钟，伴括约肌松弛时可出现尿失禁，大便失禁与罕见舌咬伤，呼吸一般不受影响；若循环停止超过 35～40 秒，可能出现呼吸困难、发绀、瞳孔散大。根据晕厥持续时间的长短，可伴有事后意识模糊，乏力、面色充血潮红、出汗、持续面色苍白、恶心、少尿等自主神经症状。还可出现对事发前数秒的逆行性遗忘、疲劳嗜睡、各种精神症状(如兴奋、欣快、恐惧、视听幻觉等)。

四、评估与诊断

初发晕厥患者会到多个科室就诊，包括急诊科、心脏内科和神经内科等，因此多个学科都应掌握晕厥的诊治原则。尤其是急诊科医生，需要在短时间内对晕厥进行评估，区分低危和高危患者后分别进行分诊处理(离院回家或进一步收治住院诊治)。有条件的医院应成立晕厥专科门诊，以下临床特征有助于明确发生晕厥的病因：

(一)反射性晕厥

(1)血管迷走性晕厥：晕厥由情绪紧张和长时间站立诱发，并有典型表现如伴有出汗、面色苍白、恶心及呕吐等先驱症状。多无明显摔伤，既往多有发作史(除非首次)。

(2)情境性晕厥：晕厥发生于特定触发因素之后。

(3)颈动脉窦过敏综合征：晕厥伴随转头动作、颈动脉窦受压(如局部肿瘤、剃须、衣领过紧等)。

(二)直立性低血压导致的晕厥

(1)发生在起立动作后，多有先兆，但持续时间可较短；

(2)晕厥时记录到血压降低；

(3)发生在开始应用或调整引起血压降低的药物剂量之后；

(4)存在自主神经疾病或帕金森病；

(5)或有隐匿性出血(肠道出血、异位妊娠等)。

(三)心脏性晕厥

1. 心律失常性晕厥

心电图有如下表现之一：①清醒状态下持续性窦性心动过缓<40 次/分，或反复窦房传

导阻滞或窦性停搏>3 秒；②莫氏二度Ⅱ型或三度房室传导阻滞；③交替性左束支和右束支传导阻滞；④室性心动过速或快速型阵发性室上性心动过速；⑤多形性室性心动过速、长 QT 或短 QT 间期综合征、Brugada 综合征等。

2. 器质性心血管疾病性晕厥

晕厥发生在伴有心房黏液瘤、重度主动脉瓣狭窄、肺动脉高压、肺栓塞或急性主动脉夹层、急性心肌缺血或心肌梗死等时。

临床上，通常以下情况考虑心源性晕厥：①年老时初发；②无任何先兆或先以心悸症状开始并迅速意识丧失者；③平卧或坐位时发生；④晕厥时发生较严重的摔伤(说明发生迅速)；⑤有心力衰竭或明显结构/器质性心脏病病史。

五、鉴别诊断

本章将晕厥严格定义，但实际上患者因意识丧失就诊时接诊医生都要面临鉴别诊断问题。需要鉴别的包括癫痫、跌倒、外伤导致的脑震荡、过度换气、中毒、短暂脑缺血发作(TIA)、短暂心理性晕厥以及昏迷等。通过对发作时症状的询问、发作后肢体活动情况以及既往病史并结合相关的辅助检查(见后)等多能做出正确的鉴别诊断，如癫痫发作时多有肌张力增高，而椎动脉系引起的 TIA 多有神经系统定位体征而少有意识丧失等。

通过以下 4 个问题的答案有助于建立晕厥的诊断：

(1)疾病发作时是否有完全的 LOC?

(2)是否迅速发作，持续时间短暂？

(3)是否自行恢复意识，且恢复至完全正常，无后遗症？

(4)是否伴有肌张力消失？

如果回答都为“是”，则诊断晕厥基本成立；如果至少有一项“否”，则诊断晕厥需谨慎，建议鉴别与排除其他导致 LOC 的疾病。实际上，依靠详细的病史采集(包括有无先兆、有无久立或体位改变、周围环境及晕厥后肢体活动情况等)，多数情况下能够大概判断晕厥的原因。

六、危险分层

当初步评估后尚无法明确晕厥原因时，应立即对患者的主要心血管事件及 SCD(Science Citation Database)的危险进行评估，对短期内高危的患者，建议立即住院和详细评估(表 2-1)。

七、辅助检查

除了常规的血液生化等检查，以下检查有助于明确晕厥的病因：

(一)颈动脉窦按摩

对年龄大于 40 岁，不明原因的晕厥患者建议进行 CSM 检查，当按摩颈动脉窦导致心脏停搏时间>3 秒和（或）收缩压下降>50mmHg 时，诊断为颈动脉窦高敏感；当伴有晕厥时，则诊断为颈动脉窦性晕厥(CSS)。整个过程要持续监测心率和血压，CSS 相对少见。颈动脉有斑块的患者禁行 CSM，以免引起脑栓塞。

(二)直立位评价

由仰卧位变为直立位时胸部血液流向下肢，导致回心血量降低。当缺乏代偿机制时，血压下降可导致晕厥。目前有卧立位试验和直立倾斜试验两种检查方法。

表 2-1 短期内高危需要立即住院和详细评估的指标

评估指标
严重的器质性心脏病或冠心病(心力衰竭，LVEF 降低或陈旧性心肌梗死)
提示心律失常性晕厥的临床或心电图特征，包括：
-劳力或卧位时发生晕厥
-晕厥之前感觉心悸
-有 SCD 家族史
-非持续性 VT
-双束支阻滞(LBBB 或 RBBB 合并左前分支或左后分支阻滞)或其他室内传导阻滞伴 QRS 时限＞120ms
-在没有应用负性变时性药物和体育训练的情况下，出现的窦性心动过缓(＜50 次/分)或窦-房阻滞
-预激综合征
-QT 间期延长或缩短
-伴 V_1～V_3 导联 ST 段抬高的 RBBB(Brugada 综合征)
-右胸导联 T 波倒置，epsilon 波和心室晚电位提示 ARVC
-严重贫血
-电解质紊乱

1. 卧立位试验

用于诊断不同类型的直立不耐受综合征。对可疑直立性低血压者，在平卧位时和站立 3 分钟后用常规血压计分别测上臂血压，如果需要，也可应用持续性无创血压监测。

诊断标准：阳性：出现症状性血压下降，与基线值相比收缩压下降＞20mmHg，或舒张压下降＞10mmHg；可疑阳性：出现无症状性血压下降，与基线值相比收缩压下降＞20mmHg，或舒张压下降＞10mmHg，或收缩压降至 90mmHg 以下。

2. 直立倾斜试验

怀疑反射性晕厥者建议进行直立倾斜试验。方法：①建立静脉通路，在倾斜开始前应至少平卧 20 分钟；②倾斜角度应在 60°～70°；③持续时间 20～45 分钟。如不能诱发，可做药物激发试验：给予舌下含服硝酸甘油，固定剂量 300～400μg；或给予异丙肾上腺素时，1～3μg/min，逐渐增加，使平均心率超过基线水平的 20%～25%。该检查需要准备必要的抢救设备。

诊断标准：①出现反射性低血压/心动过缓伴有晕厥或进行性直立性低血压(伴或不伴有症状)分别诊断为反射性晕厥和直立性低血压；②出现反射性低血压/心动过缓，未诱发出晕厥者为可疑反射性晕厥；③出现意识丧失时不伴有低血压和(或)心动过缓可考虑心理性假性晕厥。根据对血管或心脏抑制的不同，分为血管抑制型、心脏抑制型或混合型。阴性结果不能排除反射性晕厥。心脏抑制型的反应对临床心脏停搏导致的晕厥具有高度预测价值，而血管抑制型、混合型甚至阴性反应都不能排除心脏停搏导致的晕厥。

直立倾斜试验是一种安全的检查手段。主要适应证包括不明原因高危状态的(如已发生或潜在发生机体损害或从事高危职业)单次晕厥或反复晕厥而无器质性心脏病，或虽然存在器质性心脏病但排除了心源性晕厥以及确诊反射性晕厥的患者。禁忌证包括存在下述疾病伴有晕厥者：主动脉瓣狭窄或左室流出道狭窄、重度二尖瓣狭窄、已知有冠状动脉近端严重狭窄、严重脑血管病变和妊娠。异丙肾上腺素禁用于缺血性心脏病、未控制的高血压、梗阻性肥厚型心肌病和主动脉瓣狭窄患者。目前未见有硝酸甘油药物诱发试验的不良并发症报道。

(三)心电监测（无创和有创）

心电监测包括院内心电监测、动态心电监测、植入性循环记录仪和远程心电监测。建议对高危患者立即行院内心电监测，对频繁发作晕厥或先兆晕厥的患者行动态心电监测。对高危反复发作的不明原因晕厥、经过全面检查不能明确晕厥原因或是否进行特殊治疗的高危患者以及反复发作、造成创伤者，建议植入 ILR 监测心律。现有的 ILR 通过皮下注射即可植入体内，监测时间可长达 3 年。远程心电监测适用于长期随访。目前延长监测时间在晕厥的诊断策略中的地位越来越重要。

(四)心脏电生理检查

电生理检查的敏感性和特异性不高。对于诊断可疑间歇性心动过缓(如间歇性房室及束支传导阻滞)及可疑心动过速患者的晕厥有一定价值。近年来大量无创长程心电监测技术的应用更加弱化了心脏电生理检查的应用。对 LVEF 明显低下的晕厥患者不主张行心脏电生理检查，应直接选择植入式心脏复律除颤器，因此时不管是否存在晕厥都是 SCD 的高危人群。

(五)腺苷三磷酸(ATP)试验

在心电监护下一次性、快速(＜2 秒)注射 10～20mg ATP(或 6～12mg 腺苷)。诱发的房室传导阻滞伴室性停搏时间持续＞6 秒，或可诱发的房室传导阻滞持续＞10 秒为异常。ATP 试验对老年人偶发原因不明的晕厥有一定参考价值，但目前不建议 ATP 试验作为常规检查手段。

(六)超声心动图和其他影像学技术

超声心动图是诊断结构性/器质性心脏病非常重要的技术，在以左心室射血分数为基础的危险分层中具有重要作用。超声心动图可明确少见的晕厥原因(如主动脉瓣狭窄、心房黏液瘤、心脏压塞等)。某些患者(如主动脉夹层和血肿、肺栓塞、心脏肿瘤、心包和心肌疾病、冠状动脉先天畸形等)可行经食管超声心动图、CT 和 MRI 检查。

(七)运动试验

在运动过程中或之后不久出现晕厥的患者应进行运动试验。运动过程中或运动后即刻出现晕厥伴心电图异常或严重的低血压，及运动过程中出现二度Ⅱ型或三度房室传导阻滞(说明房室阻滞的部位低)可明确诊断。在一般患者中无运动试验指征。

(八)心脏导管检查

对于可疑心肌缺血或梗死的患者应行冠状动脉造影，协助除外心肌缺血导致的心律失常。

(九)精神心理评价

怀疑为心理性假性晕厥的一过性意识丧失患者应进行心理评估。

(十)神经评估

神经评估适用于短暂意识丧失可疑为癫痫的患者；考虑晕厥为ANF所致时建议进行神经系统评估，以便发现潜在疾病。

不建议对晕厥患者常规检查脑电图、颈动脉超声、头部CT或MRI。影像学检查应在神经系统评估后进行。

八、治疗

(一)一般原则

晕厥的治疗原则是延长患者生命，防止躯体损伤，预防复发。晕厥的病因对选择治疗至关重要。

晕厥病因和发病机制的评估一般应同时进行，以决定最终采取合适的治疗方案。通常晕厥经适当教育处理后并不影响私人驾驶者继续驾驶，而职业驾驶者则应相对慎重，尤其是无先兆和(或)反复发生晕厥及植入ICD者。

(二)反射性晕厥

治疗目标主要是预防复发，改善生活质量。首次发生的反射性晕厥通常不需要特殊处理。

1. 预防策略

教育是反射性晕厥非药物治疗的基石，让患者相信这是一种良性情况，避免诱因(如闷热而拥挤的环境和血容量不足等)，早期识别前驱症状，采取某些动作以终止发作(如仰卧位)；患者应避免使用引起血压降低的药物。虽然引起该类晕厥的机制很多，但预防策略均适用。

2. 治疗方法

(1)物理升压动作：已成为反射性晕厥的一线疗法。双腿(双腿交叉)或双上肢(双手紧握和上肢紧绷)或训练马步动作，做肌肉等长收缩，在反射性晕厥发作时能显著升高血压，多数情况下可使患者避免或延迟意识丧失。对于直立位诱发血管迷走神经兴奋者，可行倾斜训练(头背部倚墙，双腿离开墙体20cm左右)，并逐渐延长训练时间，可以减少晕厥复发。

(2)药物治疗：许多试图用于治疗反射性晕厥的药物疗效均欠佳，包括β受体阻断药、丙吡胺、东莨菪碱、茶碱、麻黄碱、依替福林、米多君、可乐定和5-羟色胺重吸收抑制剂等。推荐在长时间站立或从事诱发晕厥的活动前1小时服用单剂量的药物(随身备1片药策略)。氟氢化可的松与帕罗西丁长期治疗可能有效，但缺乏试验证据支持。

(3)心脏起搏：心脏起搏很少用于反射性晕厥的治疗，证明为心脏抑制型者可以应用。

(三)直立性低血压和直立性不耐受综合征

1. 非药物治疗

健康教育和生活方式的改变同样可显著改善直立性低血压的症状。对无高血压的患者，应指导摄入足够的盐和水。睡眠时床头抬高可预防夜间多尿，改善夜间血压。老年患者的重力性静脉淤滞可使用腹带或弹力袜治疗。应鼓励有先兆症状的患者进行PCM。

2. 药物治疗

在慢性ANF患者，α激动剂米多君应作为一线治疗，但仅对部分患者效果显著；或可用氟氢化可的松，促进钠潴留和扩充液体容。

（四）心脏性晕厥

1. 心律失常性晕厥

治疗主要是针对相关的心律失常和病因进行相应治疗。

（1）窦房结功能异常：当晕厥发作时心电图记录到心动过缓或伴窦房结恢复时间异常时，应植入心脏起搏器。停用加重或诱发心动过缓的药物，如果没有合适的替代药物则需行心脏起搏。

（2）房室传导系统疾病：与晕厥相关的房室传导阻滞应行心脏起搏治疗。对于合并LVEF≤35%的完全性左束支传导阻滞患者应行心脏再同步治疗；对于房室传导阻滞预计心室起搏依赖的LVEF＜50%患者，即使QRS波不宽，也建议行CRT。

（3）阵发性室上性心动过速和室性心动过速：对房室结折返性心动过速、房室折返性心动过速以及典型心房扑动相关的晕厥患者首选导管消融。药物治疗仅限于准备消融前或者消融失败的患者。对于与心房颤动或者非典型心房扑动相关的晕厥患者的治疗应个体化。对药物引起的获得性QT间期延长导致的尖端扭转性室速者，应立即终止应用可疑药物。对心脏正常或仅有心功能轻度受损的心脏病患者，室性心动过速引起的晕厥可选择导管消融和（或）药物治疗。对于心功能受损且有晕厥的患者、非可逆性原因导致的室性心动过速或室颤的患者，应接受ICD治疗。

2. 器质性心血管疾病性晕厥

对于继发于器质性心脏病的晕厥患者，治疗目标不仅是防止晕厥再发，而且要治疗基础疾病和减少SCD的风险。

严重主动脉瓣狭窄和心房黏液瘤引发的晕厥应尽早行外科手术。继发于急性心血管疾病的晕厥，如肺栓塞、心肌梗死或心脏压塞，治疗应针对原发病。肥厚型心肌病（有或无左室流出道梗阻）的晕厥，大部分患者应植入ICD以防止SCD。另外，对左室流出道梗阻患者应考虑外科手术、肥厚心肌相关血管的化学消融治疗和基于右室心尖部的起搏治疗，但尚无证据表明减少流出道梗阻可减少晕厥发生。大多数情况下，心肌梗死相关晕厥需应用药物或血运重建治疗。其他少见的晕厥原因包括二尖瓣狭窄造成的左室流入道梗阻、右室流出道梗阻和继发于肺动脉狭窄或肺动脉高压的右向左分流等，应解除梗阻或狭窄及采取降低肺动脉高压的措施等。

3. SCD高危患者出现不明原因的晕厥

有些晕厥患者，即使经过全面检查其晕厥发生机制仍不能确定，对此类患者中发生SCD高危的患者，建议植入ICD以预防SCD、降低总死亡风险。不明原因的晕厥伴SCD高危患者植入ICD的指征包括：①缺血性心肌病伴有LVEF＜35%；②非缺血性心肌病伴有LVEF＜35%；③高危肥厚型心肌病；④高危致心律失常型右室心肌病；⑤自发性Ⅰ型心电图改变的Brugada综合征患者；⑥长QT综合征有高危因素应考虑β受体阻断药和植入ICD联合治疗。

4. 心律植入装置功能异常

与植入装置有关的晕厥可能是脉冲发生器电池耗尽或出现故障、电极脱位等，应替换装置或重置电极导线位置。对有房室逆向传导的起搏器综合征患者重新设置起搏程序，个别患者需更换起搏器（如用双腔起搏替代心室单腔起搏）。与ICD有关的晕厥常常是因为ICD的有效干预太晚或高除颤阈值，此时可适当降低 ICD 诊断频率或缩短其诊断时间，对高除颤阈值者可提高除颤能量甚或更换除颤电极位置等。应用预防性抗心律失常药物或导管消融也是有效减少 ICD 放电的方法。

九、预后

晕厥的预后包括两方面：①死亡风险及致命性事件：器质性心脏病及原发性心电疾病是晕厥患者发生 SCD 与死亡的最重要危险因素；直立性低血压患者往往存在并发症，死亡风险是普通人群的 2 倍；年轻且无心脏器质性/结构性/电生理异常的反射性晕厥患者，预后较好。绝大多数患者的不良预后或死亡与基础疾病而非晕厥本身的严重程度有关；②晕厥复发与躯体损伤：约 1/3 的晕厥患者会在 3 年内复发。晕厥发生次数是预测其复发的最强预测因素。晕厥可合并严重损伤(如骨折、机动车事故等)或轻微损伤(如擦伤等)。

第三章　心搏骤停和心脏性猝死

心搏骤停(sudden cardiac arrest，SCA)系指心脏泵血功能的突然停止。偶有自行恢复，但通常会导致死亡。心脏性猝死(sudden cardiac death，SCD)系指由于心脏原因所致的突然死亡。常无任何危及生命的前期表现，突然意识丧失，在急性症状出现后1小时内死亡，属非外伤性自然死亡，特征为出乎意料的迅速死亡。具体条件包括：生前既往已知有先天性或后天获得性潜在致命心血管疾病的病史；或尸体解剖鉴定存在心血管疾病，并极可能是死亡的主要原因；或死后的检查鉴定排除明显心脏以外因素的可能，同时生前有致命性心律失常事件的发生。91%以上的SCD是心律失常所致，但某些非心电意外的情况，如心脏破裂、肺栓塞等也可于1小时内迅速死亡，但其发生机制及防治则与心律失常性猝死相异。随着植入式心脏复律除颤器的临床应用，通过其监护系统对SCD的了解进一步加深。

一、流行病学

目前全球每年约有1700万例心血管病相关死亡，其中SCD占25%。在工业化国家中成人死亡的重要原因为冠心病导致的SCD，SCD的发生率文献报道为0.36～1.28/1000人每年，但未送医院的猝死未统计在内。因此，人群中SCD的实际发生率可能更高。在不同年龄、性别及心血管病史的人群中，SCD发生率有很大差别，60～69岁有心脏病病史的男性中SCD发生率高达8/1000人每年。80%的医院外猝死发生于家中，15%发生于路上或公共场所。

无论是在发达国家还是发展中国家，SCD都是最常见的死亡原因之一。美国每年30万～40万患者死于SCD，发生率约为(1～2)/1000人每年。在我国，根据2008年的临床资料，每年因心搏骤停而致SCD的总人数估算约为54.4万人，其中80%是由恶性心律失常(室性心动过速或心室颤动)引起。

二、危险因素

1. 年龄、性别

年龄的增长是SCD的危险因素。在儿童1～13岁年龄组所有猝死的19%为心源性，青少年14～21岁年龄组SCD则占所有猝死的30%，中老年中SCD占所有猝死的80%～90%以上，这在很大程度上与冠心病发病率随年龄而增加有关，因80%以上的SCD患者罹患冠心病。男性SCD发生率较女性高(约4∶1)，在Framingham研究中55～64岁男女发生率的差异更大(几乎达7∶1)，因为在这一年龄组男性冠心病患病率较女性明显增高。

2. 高血压与左心室肥厚

高血压是冠心病的危险因素，但高血压导致SCD的主要机制是左心室肥厚。Framingham研究显示，左心室体积每增加50g/m^2，SCD的危险性增加45%。

3. 高脂血症

低密度脂蛋白胆固醇(LDL-C)的增高与冠心病的所有临床类型均相关，包括SCD。他汀类调脂药物可减少30%～40%冠心病死亡(包括SCD)和非致死性心肌梗死的发生。

4.饮食

许多流行病学资料均证实过多的饱和脂肪酸及过少的不饱和脂肪酸摄入均增加冠心病发病的危险，但未直接观察SCD的发生率。美国有研究对20551例40～84岁无心肌梗死史男性的前瞻性观察显示，每周至少吃一次鱼的人SCD的发生率是每月吃不足一次鱼的人的一半。

5.运动

冠心病患者行中等度的体力活动有助于预防心搏骤停和SCD的发生，而剧烈的运动则有可能触发SCD和急性心肌梗死。成人11%～17%的心搏骤停发生在剧烈运动过程中或运动后即刻，与发生心室颤动有关。

6.饮酒

过度饮酒，尤其醉酒可增加SCD发生的危险性，在嗜酒者中常常发现QT间期延长，后者易触发室性心动过速或心室颤动。但队列对照研究发现，适量饮酒可能减少SCD的发生。

7.心率与心率变异度

心率增快是SCD的独立危险因素，其机制尚不明，可能与迷走神经张力的降低有关。

8.吸烟

吸烟是SCD的触发因素之一，因吸烟易于增加血小板黏附，降低心室颤动阈值，升高血压，诱发冠状动脉痉挛，使碳氧血红蛋白积累和肌红蛋白利用受损而降低循环携氧能力，导致尼古丁诱导的儿茶酚胺释放。

9.精神因素

生活方式的突然改变，个人与社会因素造成的情绪激动及孤独，以及生活负担过重引起的情绪压抑与SCD密切相关。有报道地震灾区冠心病及非冠心病患者的SCD发生率升高4倍。估计40%的SCD是受到精神因素的影响而促发。

10.家族史

对有些患者家族史是重要的危险因素。已知某些单基因的疾病如长QT综合征、短QT综合征、Brugada综合征、肥厚型心肌病、致心律失常型右心室心肌病、儿茶酚胺敏感性多形性室性心动过速等易致SCD。

其他危险因素包括心室内传导阻滞、糖耐量试验异常和肥胖等。左心室功能受损是男性SCD的重要提示因子。对于严重心力衰竭患者，非持续性室性心动过速是SCD发生率增加的独立因素。

三、病因和发病机制

SCD者绝大多数有心脏结构异常。成年SCD患者中心脏结构异常主要包括冠心病、肥厚型心肌病、心脏瓣膜病、心肌炎、非粥样硬化性冠状动脉异常、浸润性病变和心内异常通道。这些心脏结构改变是室性快速心律失常的发生基础，而大多数SCD则是室性快速心律失常所致。一些暂时的功能性因素，如心电不稳定、血小板聚集、冠状动脉痉挛、心肌缺血及缺血后再灌注等使原有稳定的心脏结构异常发生不稳定情况。某些因素如自主神经系统不稳定、电解质紊乱、过度劳累、情绪压抑及服用致室性心律失常的药物等，都可触发SCD。

在世界范围内，特别是西方国家，冠状动脉粥样硬化性心脏病是导致 SCD 最常见的心脏结构异常。在美国所有的 SCD 中，冠状动脉粥样硬化及其并发症所致者高达 80%以上，心肌病(肥厚型、扩张型)占 10%～15%，其余 5%～10%的 SCD 可由各种其他病因酿成。

四、病理

冠心病是 SCD 患者最常见的基础心脏结构异常，心搏骤停存活者中 40%～86%发现有冠心病。SCD 患者中约 75%具有两支以上的冠状动脉狭窄＞75%，15%～64%具有新近冠状动脉血栓形成的证据。病理研究还表明：SCD 者常有左心室肥厚，有既往心肌梗死病变和冠状动脉侧支循环不良；冠状动脉先天性异常、冠状动脉炎、冠状动脉痉挛、冠状动脉夹层分离、心肌桥等非冠状动脉粥样硬化性病结、房室束及其分支。心脏传导系统的纤维化很常见，但并不特异，可能是许多原因(如 Lenegre 和 Lev 病，小血管病变导致的缺血性损伤，以及炎症、浸润性病变等)的结果，其在 SCD 中的地位尚未肯定。急性炎症(如心肌炎)和浸润性病变(如淀粉样变、硬皮病、血色病等)均可损害房室结/束，导致房室传导阻滞。某些局部病损(如结节病、类风湿关节炎等)也可影响传导系统。但由于常规尸检不包括细致的传导系统检查，上述病损可能被漏检。肿瘤对传导系统的局部损害(尤其是间皮瘤、淋巴瘤、癌肿，甚或横纹肌瘤、纤维瘤)也有报道。

五、病理生理

SCD 在病理生理上主要表现为致命性心律失常。75%～80%的心搏骤停者首先记录到的心律失常是心室颤动(室颤)，而持续性室性心动过速(室速)者不足 2%。缓慢性心律失常多见于重度充血性心力衰竭患者中。

(一)致死性快速性心律失常

慢性冠心病常有区域性心肌血供不足，从而有局部心肌的代谢或电解质状态的改变。应激时心肌需氧量增加，但病变的冠状动脉不能相应增加血供而导致心律失常或猝死。血管活性的改变(冠状动脉痉挛或冠状动脉侧支循环的改变)可使心肌面临暂时性缺血和再灌注的双重危害。冠状动脉痉挛的机制尚未完全阐明，但局部内皮细胞受损和自主神经系统活性变化起一定作用。此外，慢性冠状动脉病变内皮细胞的损害和斑块破裂而导致的血小板激活与聚集，不仅可导致血栓，而且可产生一系列生化改变，影响血管自身调节功能，导致室颤的发生。

急性心肌缺血可立即导致心肌的电生理、机械功能和生化代谢异常。在心肌细胞水平，急性缺血导致细胞膜完整性的丧失，从而导致 K^+外流和 Ca^{2+}内流、酸中毒、静息跨膜电位降低、动作电位时间缩短及自律性增高。

冠状动脉阻塞的前 2 分钟缺血心肌的不应期缩短伴随动作电位时间缩短；但由于复极化完毕后仍有部分除极化的纤维处于不应激状态，尽管动作电位时间缩短最终不应期还是延长。这种复极后的不应性进一步导致缺血区和缺血区周围的心电生理特性不协调，造成传导明显延迟、单向传导阻滞和折返激动间联系受损。快速多形性室速和室颤是缺血早期的特征性心律失常，易致 SCD，多由传导速度不同步以及缺血区与缺血区周围存在绝对不应期的差异而容易引起折返所致。而冠状动脉阻塞后儿茶酚胺释放增多，则与自律性异常、触发活动等室性心律失常发生机制有关。室性快速心律失常亦常发生于再灌注期。再灌注时产生一系列的改变，其中 Ca^{2+} 持续内流起重要作用，它可导致心电不稳定，刺激α和(或)β受体，诱发后除极而引起室性心律失常。此外，在再灌注时超氧自由基的形成，血管紧张素转化酶的活性改变以及在缺血或再灌注时心内外膜下心肌的激动时间和不应期的差异，也可能是引起致命性快速性心律失常的机制。急性缺血时的心肌状态是另一个重要因素，下列情况的心肌特别容易因急性缺血而产生心电不稳定性：①以往有过损伤而愈合的心肌；②慢性心肌肥厚；③低钾血症。上述情况加之急性缺血的触发，易产生心电异常，导致室颤(图 3-1)。

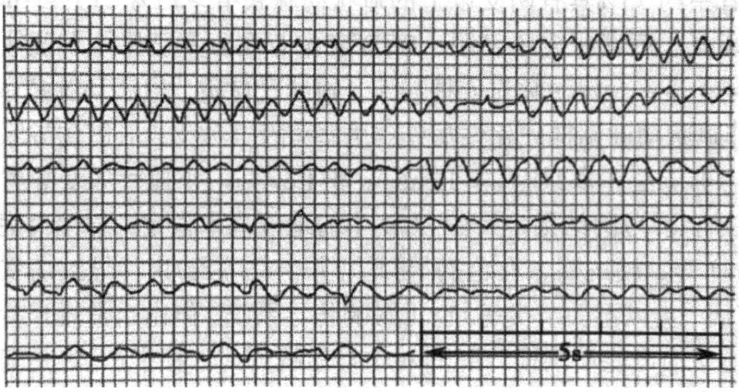

图 3-1　心室颤动型的心脏骤停

注 由上到下心电图示心室颤动波由粗到细

(二)缓慢性心律失常和心室停搏

其病理生理变化主要是窦房结和(或)房室结无正常功能时，下级自律性组织不能代之起搏所致。常发生于严重的心脏疾病，心内膜下浦肯野纤维弥漫性病变，缺氧、酸中毒、休克、肾衰竭、外伤和低温等全身情况导致细胞外 K^+ 浓度增高，浦肯野细胞部分除极，4 相自动除极的坡度降低(自律性受抑)，最终导致自律性丧失。此型心律失常系由于自主细胞的整体受抑，有别于急性缺血时的区域性病损。自主细胞功能受抑时对超速抑制特别敏感，因而在短阵心动过速后即发生长时间的心室停顿。后者导致局部高钾和酸中毒，使自主性进一步受抑，最终发生持久的心室停搏或室颤。

电-机械分离即心脏有持续的电节律性活动，但无有效的机械功能(图 3-2)。常继发于心脏静脉回流的突然中断，如大面积肺栓塞、人工瓣急性功能不全、大量失血和心脏压塞。也可为原发性，即无明显的机械原因而发生电一机械的不耦联。常为严重心脏病的终末表现，但也可见于急性心肌缺血或长时期心搏骤停的电击治疗后。虽其发生机制尚未完全明了，但推测与心肌的弥漫性缺血或病变有关；心肌细胞内 Ca^{2+} 的代谢异常，细胞内酸中毒和 ATP 的耗竭可能使电一机械不能耦联。

(三)自主神经系统与心律失常

交感神经兴奋容易引起致命性心律失常，而迷走神经兴奋对交感性刺激诱发的致命性心律失常具有预防和保护效应。如急性心肌梗死能引起局部心脏交感与副交感神经去神经化，而对儿茶酚胺超敏，并伴有动作电位时间与不应期的缩短不同步，容易引发心律失常。预缺血能保存急性冠状动脉阻塞早期交感与副交感神经传出纤维的活性，而减少致命性心律失常的发生。

无论上述何种机制所致的心搏骤停，都标志着临床死亡。但从生物学观点来看，此时机体并未真正死亡。因为机体组织的代谢尚未完全停止，人体生命的基本单位——细胞仍维持着微弱的生命活动。如予以及时、适当的抢救，尚有可能存活，尤其是突然意外发生的猝死。

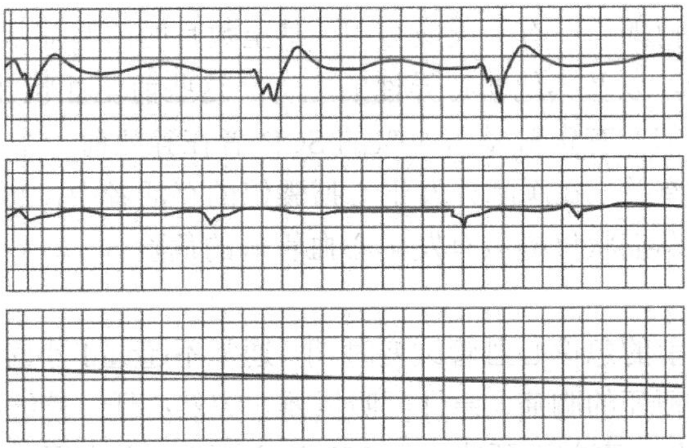

图 3-2　心室自主心律和心室停顿型心脏骤停

注 上两行心电图示缓慢的心室自主心律，心室率<30 次/分，第三行示心室停顿，心室电活动完全停止

在心搏和(或)呼吸停止后，组织血流中断而无灌注，随即产生酸碱平衡和电解质失调，尤其是细胞内酸中毒和细胞外 K^+浓度增高。此外，氧自由基产生增多，其与生物膜的多价不饱和脂肪酸具有高度亲和力而相结合，造成细胞膜功能障碍，影响膜的通透性和多种酶的活性，Ca^{2+}内流增加使细胞内 Ca^{2+}增多，最终导致细胞死亡，此时可逆性的变化发展到不可逆的结局，进入生物学死亡。

人体各系统组织对缺氧的耐受性不一，最敏感的是中枢神经系统，尤其是脑组织，其次是心肌，再次是肝和肾，而骨骼肌、骨和软骨、结缔组织对缺氧的耐受性则较高。

当脑组织缺氧时，由于脑血管内皮细胞水肿致使脑血流机械性受阻、导致脑血管阻力增加和颅内压的轻度增高，使脑灌注进一步减少，脑组织的重量虽仅占体重的 2%，但其代谢率高，氧和能量的消耗大。其所需的血液供应约相当于心输出量的 15%，其耗氧量约占全身的 20%。然而，脑组织中氧和能量的储备却很少，对缺氧和酸中毒的易损性很大。循环停止后，脑组织所储备的腺苷三磷酸和糖原在数分钟内即耗尽。如体温正常，在心搏骤停后 8～10 分钟内，即可导致脑细胞的不可逆性损伤。

心脏在缺氧和酸中毒的情况下，心肌收缩力受到严重抑制，心肌处于弛缓状态，周围血管张力也减低，两者对儿茶酚胺的反应性大为减弱。此外，由于室颤阈值的降低，室颤常呈顽固性，最终心肌细胞停止收缩。

肝脏和肾脏对缺氧也较敏感。前者首先发生小叶中心坏死，后者则产生肾小管坏死而致急性肾衰竭。当动脉氧含量<9Vol%时，肝细胞不能存活。

上述重要脏器在缺氧和酸中毒时发生的病理生理过程，尤其是心脑的病变，又可进一步加重缺氧和酸中毒，从而形成恶性循环。血液循环停止时间越长、复苏成功率越低，并发症越多。如循环停止后抢救不及时脑组织的缺氧性损伤往往变为不可逆性，为心搏骤停主要的致死原因；即使心跳呼吸暂时复苏成功，终可因脑死亡而致命；偶尔生命得以挽回，仍可因后遗永久脑损伤而造成残疾。故心搏骤停的抢救必须分秒必争。

六、临床表现

心搏骤停或SCD的临床过程可分为4个时期：

(一)前驱期

许多患者在发生心搏骤停前有数天或数周，甚至数月的前驱症状，诸如心绞痛、气急或心悸的加重，易于疲劳，以及其他非特异性的主诉。这些前驱症状并非SCD所特有，而常见于任何心脏病发作之前。有资料显示50%的SCD者在猝死前一个月内曾求诊过，但其主诉常不一定与心脏疾病有关。在医院外发生心搏骤停的存活者中，28%在心搏骤停前有心绞痛或气急的加重，但前驱症状仅提示有发生心血管病的危险。

(二)发病期

亦即导致心搏骤停前的急性心血管改变时期，通常不超过1小时。典型表现包括：长时间的心绞痛或急性心肌梗死的胸痛，急性呼吸困难，突然心悸，持续心动过速或头晕、目眩等。若心搏骤停瞬间发生，事前无预兆，则95%为心源性，并有冠状动脉病变。从心脏猝死者所获得的连续心电图记录中可见在猝死前数小时或数分钟内常有心电活动的改变，其中以心率增快和室性期前收缩的恶化升级为最常见。猝死于室颤者，常先有一阵持续的或非持续的室速。这些以心律失常发病的患者，在发病前大多清醒并可以日常活动，发病期(自发病到心搏骤停)短。心电图异常大多为室颤。另有部分患者以循环衰竭发病，在心搏骤停前已处于不活动状态，甚至已昏迷，其发病期长。在临终心血管改变前常已有非心脏性疾病，异常心电图以心室停搏多见。

(三)心搏骤停期

意识完全丧失为该期的特征。如不立即抢救，一般在数分钟内进入死亡期，罕有自发逆转者。

心搏骤停的症状和体征依次出现如下：①心音消失；②脉搏扪不到、血压测不出；③意识突然丧失或伴有短阵抽搐。抽搐常为全身性，多发生于心脏停搏后10秒内，有时伴眼球偏斜；④呼吸断续，呈叹息样，以后即停止，多发生在心脏停搏后20～30秒；⑤昏迷，多发生于心脏停搏30秒后；⑥瞳孔散大，多在心脏停搏后30～60秒出现。但此期尚未到生物学死亡，如给予及时恰当的抢救，有复苏的可能。其复苏成功率取决于：①复苏开始的迟早；②心搏骤停发生的场所；③心电活动失常的类型(室速、室颤、心室停搏抑或心电机械分离)；④在心搏骤停前患者的临床情况。如心搏骤停发生在可立即进行心肺复苏的场所，则复苏成功率较高。在医院或加强性监护病房可立即进行抢救的条件下，复苏的成功率主要取决于患者在心搏骤停前的临床情况：若为急性心脏情况或暂时性代谢紊乱，则预后较佳；若为慢性心脏病晚期或严重的非心脏情况(如肾衰竭、肺炎、败血症、糖尿病或癌症)，则复苏的成功率并不比院外发生的心搏骤停的复苏成功率高。后者的成功率主要取决于心搏骤停时心电活动的类型，其中以室速的预后最好(成功率达67%)，室颤其次(25%)，心室停搏和电-机械分离的预后很差。高龄也是一个重要的影响复苏成功的因素。

(四)生物学死亡期

从心搏骤停向生物学死亡的演进，主要取决于心搏骤停心电活动的类型和心脏复苏的及时性。室颤或心室停搏，如在前4～6分钟未给予心肺复苏，则预后很差；如在前8分钟内未给予心肺复苏，除非在低温等特殊情况下，否则几无存活。从统计资料来看，目击者立即施行心肺复苏术和尽早除颤是避免生物学死亡的关键。心脏复苏后住院期死亡最常见的原因是中枢神经系统的损伤。缺氧性脑损伤和长期使用呼吸器的继发感染占死因的60%，低心输出量占死因的30%，而由于心律失常的复发致死者仅占10%。

七、治疗

SCA的治疗就是通过人工的方法维持中枢神经系统、心脏和其他重要脏器的有效血液供应，同时尽可能快地恢复自主循环。SCD是一个全球面临的公共健康问题。已有大量实验研究和临床实践证实，心肺复苏是抢救SCA最有效的措施。近50年来，随着心肺复苏指南的更新和持续质量改进，“早期识别求救、早期CPR、早期除颤、早期救治”生存链模式的广泛应用，从而显著提高了SCD患者的存活率。

（一）CPR概述

CPR是一系列提高SCA后生存机会的救命措施，主要包括基础生命支持和高级心血管生命支持。由于施救者、患者和可利用资源的差异，最佳CPR方法可能不同，但CPR的关键是如何尽早和有效地实施。成功的CPR需要一整套协调的措施，各个环节紧密衔接，即组成5环生存链（图3-3），生存链每个环节的成功依赖于前面环节的效果。2010年美国心脏学会（AHA）心肺复苏指南已强调先进行胸外按压（C），再行保持气道通畅（A）和人工呼吸（B）的操作，即CPR的程序是C-A-B。但如果明确是由于窒息而造成SCA，应进行传统CPR程序即A-B-C，2015年AHA心肺复苏及心血管急救指南再次更新了部分内容。

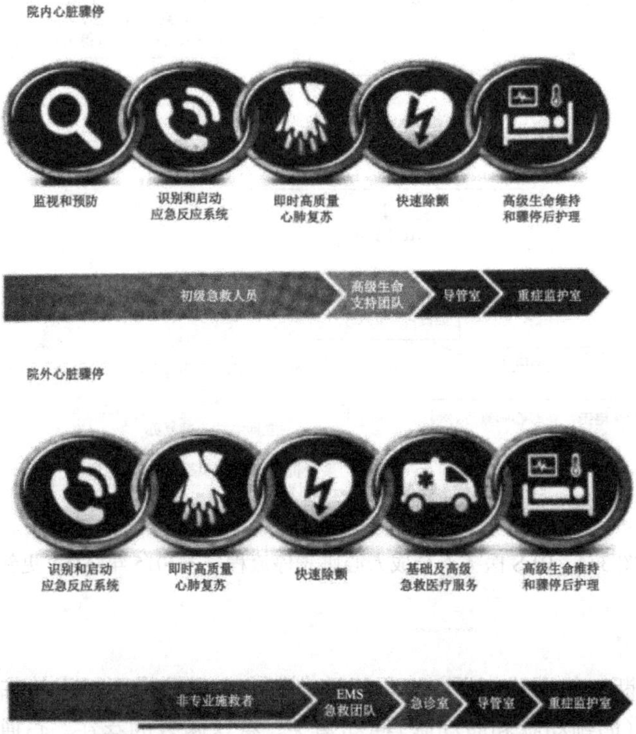
院内心脏骤停
监视和预防
识别和启动
应急反应系统
即时高质量
心肺复苏
快速除颤
高级生命维持
和骤停后护理
初级急救人员
高级生命
支持团队
导管室
重症监护室
院外心脏骤停
识别和启动
应急反应系统
即时高质量
心肺复苏
快速除颤
基础及高级
急救医疗服务
高级生命维持
和骤停后护理
非专业施救者
EMS
急救团队
急诊室
导管室
重症监护室

图3-3　院内心脏骤停（IHCA）与院外心脏骤停（OHCA）生存链

(二)基础生命支持(BLS)

BLS 是 SCA 后挽救生命的基础，主要是指徒手实施 CPR。BLS 的基本内容包括识别 SCA、呼叫急救系统、尽早开始 CPR、迅速使用自动体外除颤器除颤。2015 年 AHA 更新了 BLS 医务人员成人心搏骤停救治流程(图 3-4)，供经 CPR 训练的医务人员、警察和消防队员等采用，未经训练的施救者要求尽快识别 SCA 并呼叫急救系统，随之进行快速有力的胸外按压。BLS 流程能帮助单个施救者来区分优先次序，但如由多个施救者组成的团队进行 CPR，应同时进行各种措施。

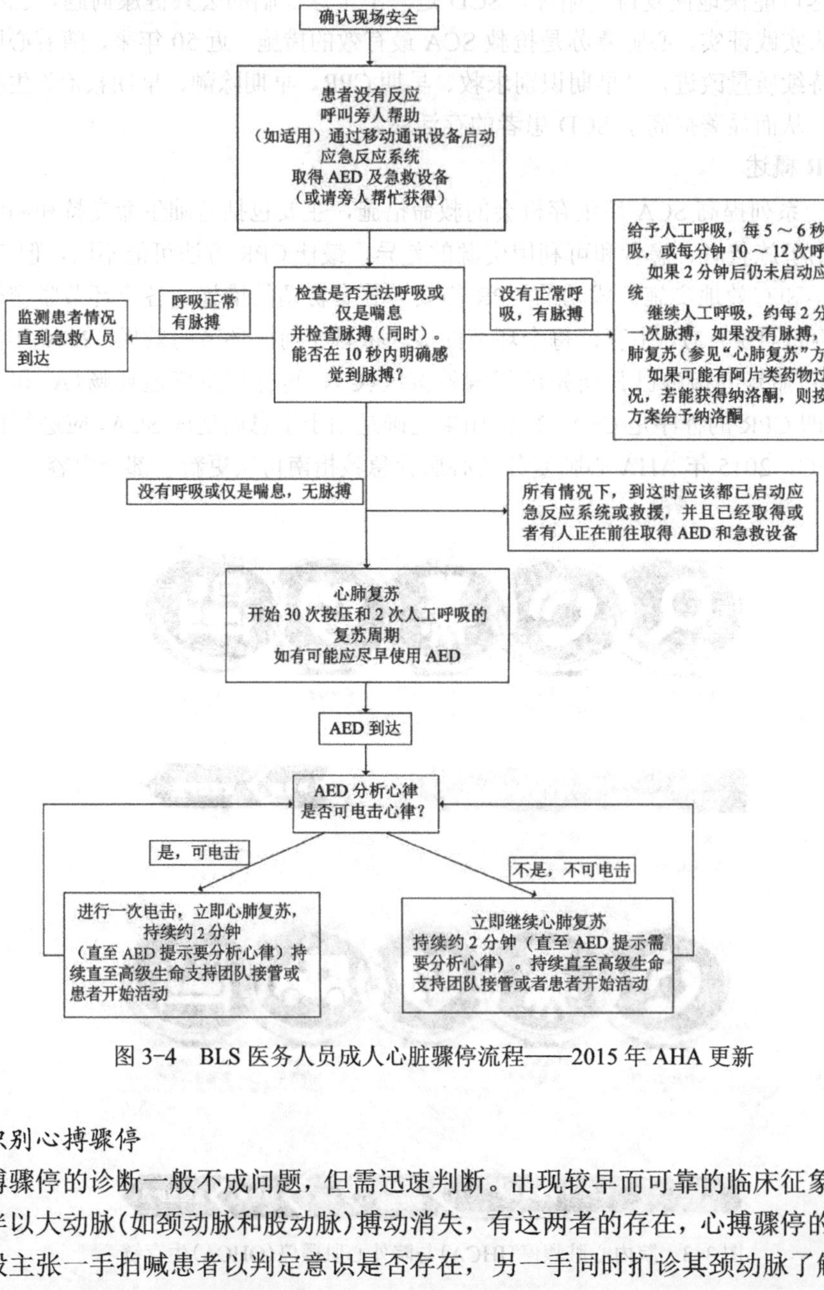

图 3-4　BLS 医务人员成人心脏骤停流程——2015 年 AHA 更新

1. 识别心搏骤停

心搏骤停的诊断一般不成问题，但需迅速判断。出现较早而可靠的临床征象是意识的突然丧失伴以大动脉(如颈动脉和股动脉)搏动消失，有这两者的存在，心搏骤停的诊断即可成立。一般主张一手拍喊患者以判定意识是否存在，另一手同时扪诊其颈动脉了解有无搏动，若两者均消失，即可肯定心搏骤停的诊断而应立即施行 CPR。

在成人中以心音消失诊断心搏骤停并不可靠，血压测不出也未必都是心搏骤停，因此对怀疑心搏骤停的患者反复听诊或测血压，反而会浪费宝贵的时间而延误复苏的进行，影响复苏后的存活率。瞳孔变化的可靠性也较小：瞳孔缩小不能除外心搏骤停，尤其是在应用过阿片制剂或老年患者中；而瞳孔显著扩大不一定发生在心搏骤停时，当心输出量显著降低、严重缺氧、应用某些药物包括神经节阻断药以及深度麻醉时，瞳孔也可扩大。

2. 启动应急反应系统

即在不延缓施行基础心肺复苏术的同时，设法（呼喊或通过他人或应用现代通讯设备）启动急症救护系统。因仅作基础心肺复苏术而不进一步给予高级复苏术，其效果很有限。一旦发现患者没有反应，医护人员必须立即就近呼救。但在现实情况中，医护人员应继续同时检查呼吸和脉搏，然后再启动应急反应系统（或请求支援）。尽量减少延迟，鼓励快速、有效、同步的检查和反应，而非缓慢、拘泥、按部就班的做法。

3. 高质量心肺复苏

旨在迅速建立有效的人工循环，给脑组织及其他重要脏器以氧合血液而使其得到保护。其主要措施包括胸外按压、畅通气道、重建呼吸，被简称为CAB（Chest com-pressions，Airway，Breathing）。

（1）重建循环——人工胸外按压：胸外按压可为心脏和大脑提供一定量的血流；流行病学调查显示成人 SCA 最主要原因是致命性心律失常，此时循环支持比呼吸支持更重要。对院外成人 SCA 的研究表明，如果有旁观者及时进行胸外按压，可以提高存活率；开放气道和人工呼吸的操作往往会花费更多时间。另外，担心感染传染病等原因也降低未经训练旁观者的自信心和参与 CPR 比例。基于上述原因，CPR 应先进行胸外按压，再进行开放气道和人工呼吸（C-A-B），未经培训的普通施救者可仅实施胸外按压的 CPR（hand-only CPR）。

胸外按压是指在胸骨下 1/2 中部进行有节奏的快速用力按压，通过增加胸内压和直接压迫心脏而产生血流。为达到最好的按压效果，如有可能应把患者仰卧位放置在一个坚硬的平面上（硬地或硬板），施救者跪在患者右侧的胸部旁，或站在床旁。施救者一只手的掌根放在患者胸骨中下部，然后两手重叠，手指离开胸部；双肩垂直于按压的双手，双臂伸直，借上身的重力来协助按压（图 3-5）。

急救者应该意识到胸外按压的重要性，遵循“用力按压、快速按压”的原则，胸外按压速率是 100～120 次/分。以足够的速率和幅度进行按压，保证每次按压后胸廓完全回弹，尽可能减少按压中断并避免过度通气。成人胸外按压幅度至少 5cm，但不超过 6cm。婴儿和儿童的按压幅度至少为胸部前后径的三分之一（婴儿大约为 4cm，儿童大约为 5cm）。胸部按压和放松的时间大致相等，在每一次按压后要允许胸廓充分回弹。成人胸外按压：通气比例推荐为 30：2。在按压 1 分钟后，施救者通常会疲劳而导致按压的频率和幅度下降，当有两名或以上的施救者在场时，应每 2 分钟（或者在每 5 个 30：2 的按压：通气比例循环进行后）就轮换一次以保证按压的质量。为减少胸外按压的中断，每次轮换应在 5 秒内完成。施救者应该尽量避免因检查患者而中断胸外按压。非专业人员应尽量坚持 CPR 直至患者醒来或医务人员接手 CPR 或应用 AED；医务人员在实施保持气道通畅措施或使用 AED 时应控制胸外按压中断时间不超过 10 秒。在搬动患者时很难进行胸外按压，因此一般都尽量就地行

CPR，除非环境不安全。

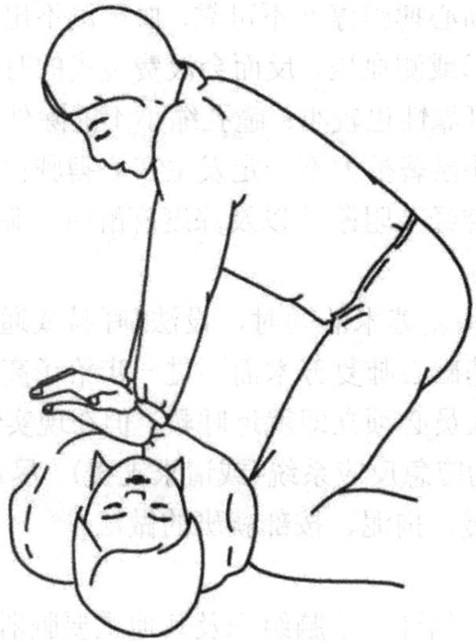

图 3-5　施行人工胸外按压术示意

人工胸外按压不当可发生肋骨骨折、胸骨骨折、肋骨与肋软骨脱离、气胸、血胸、肺挫伤、肝或脾脏撕裂及脂肪栓塞等并发症。为减少并发症，按压时需注意：①按压部位不宜过高或过低，也不可偏于左右两侧，切勿挤压胸骨下剑突处；②在按压间歇的放松期，操作者虽不加任何压力，但仍宜将手置于患者胸骨下半部不离开其胸壁，以免移位；③按压需均匀、有节奏地进行，切忌突然急促的猛击。

(2)畅通气道：在意识丧失患者的舌常后移而堵塞气道。通常将手置于患者额部加压使头后仰，便可使下颌前移而使舌根离开咽喉后壁，气道便可通畅。但在心搏骤停肌张力减退的情况下，单手置额部使头后仰常不足以打开气道，而需用另一手抬举后颈部或托起下颌(图 3-6)。其中后法似较前法有效，但需注意在托举下颌时需用手指头置于下颌的骨性部位将下颌推向前上方，而不要压迫软组织以免反致气道阻塞。对疑有颈部损伤者，则常仅予托举下颌而不常规使头后仰。

对疑有气道异物者，应先以 Heimlich 手法操作以排出异物：操作者从患者背部双手环抱于患者上腹部，用力、突击性挤压。

(3)重建呼吸——人工呼吸：如患者自主呼吸已停止，则应做人工呼吸，以口对口呼吸的效果最好。在一般情况下，人呼出的气中含氧 15.5Vol%，已足以维持生命所需，如作深吸气后再呼气，则其中含氧量可达 18Vol%。每次可吹出气体 1000～1250mL，连续做口对口呼吸 4～5 次，可使患者肺中氧浓度恢复到近乎正常水平。操作时，在上述畅通气道的基础上，将置于患者前额的手的拇指与示指捏住患者的鼻孔，操作者在深吸气后，使自己的口唇与患者口唇的外缘密合后用力吹气(图 3-7)。患者如有义齿可不必取出，因有利于口对口呼吸时的密合。但若义齿位置不能固定，则以取出为宜。若患者牙关紧闭，则可改为口对鼻呼吸，即用口唇密合于患者鼻孔的四周后吹气。在进行人工呼吸时，需注意观察患者胸壁的起伏，感觉吹气时患者呼吸道的阻力和在吹气间歇有无呼气。

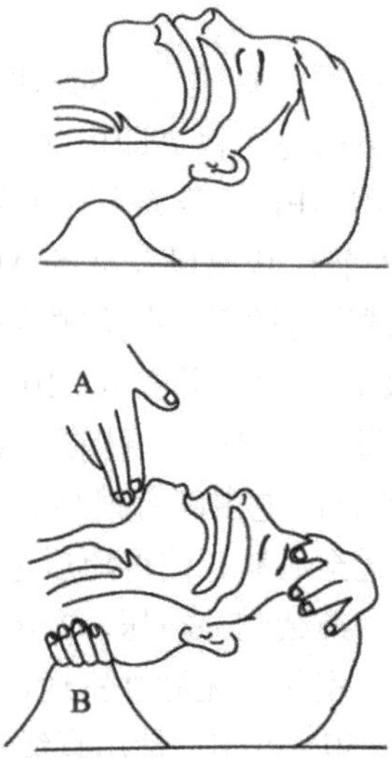

图 3-6　畅通气道

上图示意识丧失者舌后移致气道堵塞；下图为畅通气道的手法示意：A.托起下颌；B.抬举后颈部

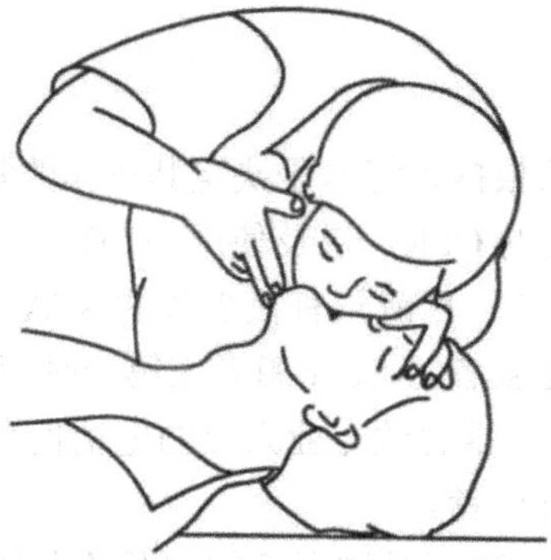

图 3-7　施行人工口对口呼吸示意

在复苏开始时，单人施救者应首先从进行 30 次胸外按压开始 CPR，按压速率应为每分钟 100～120 次，而不是先进行 2 次通气。所有人工呼吸(无论是口对口，口对面罩，球囊-面罩，或球囊对高级气道)均应持续吹气 1 秒钟以上，吹气量为 10mL/kg(700～1200mL)，以保证有足够量的气体进入并使胸廓有明显抬高，这样可使患者呼吸道内维持一个正压，对所有年龄(新生儿除外)的患者需胸外按压 30 次后人工呼吸 2 次。对于儿童或婴儿(新生儿除外)，双人或以上施救则每 15 次胸外按压，吹气 2 次。双人或以上复苏时建立了高级气道(例如气管插管、喉罩气道)后，医护人员可以每 6 秒进行 1 次人工呼吸(每分钟 10 次)，同时进行持续胸外按压。

在行口对口或口对鼻人工呼吸时，常可致胃胀气，后者使横膈抬高、肺容量减少，并可发生胃内容物反流。因此在吹气时宜参考患者胸部的起伏，控制吹气量。若患者胃严重胀气而影响换气功能时，应使患者侧转并压迫其上腹部使其胃气外排，再继续操作。

4. 体外除颤

成人心搏骤停时的心律主要是室颤，除颤复律的速度是 CPR 成功的关键。在可能的条件下，应在气管插管和建立静脉通道前先予以立即电除颤。当可以立即取得 AED 时，对于有目击的成人心搏骤停，应尽快使用 AED。若成人在未受监控的情况下发生心搏骤停，或不能立即取得 AED 时，应该在他人前往获取以及准备 AED 的时候开始 CPR；而且视患者情况，应在设备可供使用后尽快尝试进行除颤。在除颤前充电期间仍应持续胸外按压和口对口人工呼吸等基础 CPR 措施。若及时 CPR，并在 6～10 分钟除颤，仍能保持神经系统的功能。每推迟 1 分钟除颤，存活率下降 7%～10%。目前，AED 普及设置于公共场所，为及早除颤提供条件，性能改进的 AED 使首次电击即有很高的成功率。当首次电击失败，继续给予胸外按压可以改善氧供和养分运送至心肌，使得随后进行的电击成功率增加。因此，室颤或无脉性室速治疗时，在放电后立即继续胸外按压，2 分钟后再判断是否除颤成功，以使按压中断的时间尽可能缩短。对于成人室颤或无脉性室速，若使用单向波除颤，能量为 360J；使用双向波除颤，首次电击能量为 150～200J；使用直线双向波形除颤则应选择 120J，第二次电击应选择相同或更高的能量，如果施救者对于 AED 不熟悉，推荐使用 200J。对于儿童患者，尚不确定最佳除颤能量。可以使用 2～4J/kg 的剂量作为初始除颤能量，可考虑使用 2J/kg 的首剂量，对于后续电击，能量级别应至少为 4J/kg 并可以考虑使用更高能量级别，但不超过 10J/kg 或成人最大能量。

5. 不同施救者的 CPR 策略

施救者在启动急救系统后要根据训练水平决定其操作的具体策略，例如仅做胸外按压的 CPR，胸外按压和人工呼吸结合的 CPR，以及使用 AED。

(1)未经训练的普通人施救者：目前只有极少数的 SCA 患者得到了旁观者实施 CRP 的救助。鼓励未经训练的普通人施救者对 SCA 患者在第一时间实施仅做胸外按压的 CPR。强调“快速而有力地按压”，也可根据急救专业人员的电话指令操作。施救者要持续不停地进行胸外按压，直至医务人员接管患者。

(2)经过训练的非医务人员：建议经过训练的非医务人员如警察和消防员等在医院内及医院外均要施行胸外按压结合人工呼吸的 CPR；持续做 CPR 直至 AED 使用，或者医务人员接管患者。

(3)医务人员：所有的医务人员都应该经过 BLS 的培训，都应该能对 SCA 的患者按 C-A-B 顺序进行 CPR 并正确使用 AED。鼓励团队分工合作，并根据最可能导致 SCA 原因展开个体化施救。

(三)高级心血管生命支持(ACLS)

ACLS 是指由专业急救、医护人员应用急救器材和药品所实施的一系列复苏措施，主要包括人工气道的建立、机械通气、循环辅助仪器、药物和液体的应用、除颤复律和(或)起搏、病情和疗效评估、复苏后脏器功能的维持等。良好的 BLS 是 ACLS 的基础。

1. 气道管理和通气

通气的目的是维持充足的氧合和充分排出二氧化碳。由于 CPR 期间肺处于低灌注状态，人工通气时应避免过度通气，以免通气/血流比例失调。建立气道的方法包括气囊-面罩、口咽通气管、鼻咽通气管和气管插管等。SCA 期间气道管理的最佳方法要根据施救者经验和患者具体情况而定，应权衡气管插管的利弊。紧急气管插管的指征：①对无意识的患者不能用气囊-面罩提供充足的通气；②气道保护反射丧失。

建立人工气道期间应避免长时间中断胸外按压。气管插管后每分钟给予通气 8～10 次，成人 CPR 时的潮气量约需 500～600mL(6～7mL/kg)，即为 1L 气囊的 1/2 或 2L 气囊的 1/3。气道建立后的短时间内可给予 100%纯氧。气管插管后有条件可应用 CO_2 波形图确定气管插管的位置，并根据呼出气体中 CO_2 分压值判断 CPR 的质量和自主循环是否恢复。

2. SCA 的高级处理

SCA 主要由四种心律失常引起：室颤、无脉性室速、心室停搏和无脉性电活动。高质的 CPR 和在最初几分钟内对室颤成功除颤是 ACLS 成功的基础。

(1)致 SCA 心律失常的处理。①室颤或无脉性室速：抢救人员应立即应用 AED 给予一次电击，能量双相波为 200J，单相波为 360J。前-侧位是首选的电极位置，在不同情况下电极贴选择前-后、前-左肩胛下和前-右肩胛下位均是合理的。电击后立即从胸外按压开始继续进行 2 分钟 CPR，再检查心律，如需要可再次电击。如果电击后室颤终止，但稍后室颤又复发，可按前次能量再次电击。治疗室颤或无脉性室速期间，医务人员必须保证 CPR 的其他操作如胸外按压和人工通气与电除颤之间的有效协调。在准备 AED 时不要停止 CPR 的操作，这一点十分重要。当至少 1 次除颤和 2 分钟 CPR 后室颤或无脉性室速仍持续时，可给予肾上腺素。当室颤或无脉性室速对 CPR、除颤和血管活性药均无反应时，可给予胺碘酮。如果没有胺碘酮，可给予利多卡因；②心室停搏或无脉性电活动：严重心动过缓、心室停搏和电-机械分离所致 SCA 的处理见图 3-8。一旦明确 SCA 是由于这些情况所致，即无指征进行体外电除颤。正确的处理是给予、继续人工胸外按压、口对口呼吸或气管插管，并尽量设法改善低氧血症和酸中毒。可给予静注或心内注射肾上腺素和(或)阿托品，也可试用体外或经静脉路径临时心脏起搏以期建立规则的心律。但这几种类型 SCA 的预后很差，唯一例外的情况是由于气道阻塞所继发的心动过缓或心室停搏。此时如能及时用 Heimlich 手法驱除气道异物，或必要时给予气管插管抽吸气道中阻塞的分泌物，SCA 可望立即恢复。

(2)CPR 期间的监测：应常规行心电监测和脉搏血氧饱和度监测。建议有条件单位应用以下生理参数进行实时监测 CPR 质量，如按压频率及幅度、胸廓回弹恢复、按压中断持续时间、通气频率及幅度、呼气末二氧化碳分压(PET-CO_2)。对于插管患者，如果经 20 分钟 CPR 后，二氧化碳波形图检测的 PETCO_2 仍不能达到 10mmHg 以上，可将此作为决定停止复苏的多模式方法中的一个因素，但不能单凭此点就做决定。

(3)SCA 的常用药物：SCA 期间药物治疗的主要目的是促进自主心律的恢复和维持。药物应用可提高自主循环恢复率，并增加将患者送至医院进一步抢救的机会和比例，但不能改善脑功能恢复良好患者的长期存活率。

1)肾上腺素：主要作用为激动α-肾上腺素能受体提高 CPR 期间的冠状动脉和脑灌注压。在 ACLS 期间，在至少 2 分钟 CPR 和 1 次电除颤后每 3～5 分钟应经静脉或骨髓腔注射一次 1mg 肾上腺素。递增肾上腺素剂量的方法不能提高患者存活率。因不可电击心律失常引发 SCA 者，应尽早给予肾上腺素。大型的观察性研究发现，及早给予肾上腺素可以提高自主循环恢复率、存活出院率和神经功能完好存活率。

2)血管加压素：证据表明，SCA 时给予肾上腺素和加压素都可以改善自主循环恢复率。

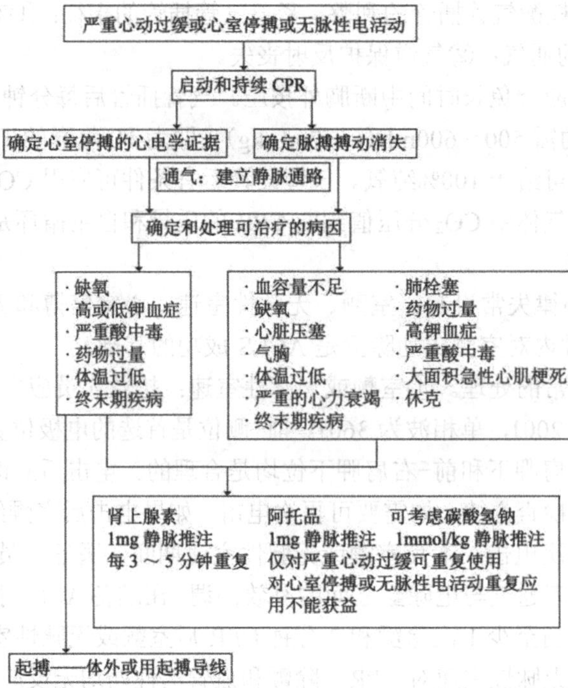

图 3-8　严重心动过缓或心室停搏或无脉性电活动的 ACLS 处理流程

但对现有证据的审查显示，这两种药物的效果类似，联合使用肾上腺素和加压素，相比单独使用肾上腺素没有优势。为了简便起见，已从成人 SCA 流程中去除加压素。

3)其他备选的血管活性药：与肾上腺素相比，其他备选的血管活性药(去甲肾上腺素、去氧肾上腺素)并不能提高存活率。

4)阿托品：能逆转胆碱能介导的心率下降、全身血管收缩和血压下降。迷走神经张力增高能导致或诱发心脏停搏，阿托品作为迷走神经抑制药，可考虑用于心脏停搏或脉性电活动的治疗。SCA 时推荐的阿托品剂量为 1mg 静脉推注，如果严重心动过缓持续存在，可每 3～5 分钟重复使用一次，连续 3 次或直至总量达到 3mg。

5)胺碘酮：可以用于对 CPR、除颤和血管活性药治无反应的室颤或无脉性室速，与安慰剂或利多卡因相比，胺碘酮能增加将患者送至医院进一步抢救的机会和比例。首剂为 300mg(或 5mg/kg)经静脉或经骨髓腔内注射，用 5%葡萄糖溶液 20mL 稀释后快速推注，随后电除颤 1 次，如未转复，可于 10～15 分钟后再次应用 150mg，如需要可重复 6～8 次。在首个 24 小时内使用维持剂量，开始 6 小时内 1mg/min，后 18 小时为 0.5mg/min，总量不超过 2.0～2.2g。

6)利多卡因：尽管之前的研究显示，心肌梗死后应用利多卡因会导致死亡率增加，但近期一项针对 SCA 中给予利多卡因的存活者研究显示，室颤或无脉性室速的复发有所减少，但没有显示长期有利或有害。目前的证据不足以支持 SCA 后利多卡因的常规使用。但若是因室颤或无脉性室速导致 SCA，恢复自主循环后，可以考虑立即开始或继续给予利多卡因。初始剂量为 1～1.5mg/kg 静脉注射，如果室颤或无脉性室速持续，每隔 5～10 分钟后可再用

0.5～0.75mg/kg 静脉注射，直到最大量为 3mg/kg。药物应用不应干扰 CPR 和电除颤的进行。

7)硫酸镁：对于一些难治性多形性室速或尖端扭转型室速，快速性单形性室速或心室扑动(＞260 次/分)或难治性室颤，急性心肌梗死伴低镁血症，可应用硫酸镁 1～2g 静脉推注 1～2 分钟，必要时以 0.5～1.0g/h 静滴维持。

8)β受体阻断药：在一项针对因室颤或无脉性室速导致 SCA，然后恢复自主循环的观察性研究中，发现应用β受体阻断药与生存率增加相关。但是，这项发现仅仅是一种相关关系，SCA 后β受体阻断药的常规使用可能会有危害，因为β受体阻断药可能引起或加重血流动力学不稳定的情况，加剧心力衰竭，引起缓慢型心律失常。因此，医护人员应该评估患者个体是否适用β受体阻断药。目前的证据不足以支持 SCA 后β受体阻断药的常规使用。但是因室颤或无脉性室速导致 SCA 而入院后，可以考虑尽早开始或继续口服或静脉注射β受体阻断药。

9)碳酸氢钠和溶栓治疗：对 SCA 患者，常规不使用碳酸氢钠和溶栓治疗。用适当的有氧通气恢复氧含量、用高质量的胸外按压维持组织灌注和心输出量，然后尽快恢复自主循环，是恢复 SCA 期间酸碱平衡的主要方法。大多数研究显示碳酸氢钠没有益处，甚至与不良预后有关，但当代谢性酸中毒是 SCA 病因等特殊情况下可以使用碳酸氢钠。溶栓治疗增加颅内出血风险，但怀疑或确定肺栓塞是 SCA 的病因时，可考虑经验性溶栓治疗。

(4)其他：SCA 时不推荐常规使用起搏治疗。心前区拳击复律可用于终止血流动力学不稳定的室性快速性心律失常，但不应延误 CPR 和除颤。

(四)心脏复苏后的综合管理

心脏复苏成功后，需继续维持有效的循环和呼吸，防治脑缺氧和脑水肿，维持水和电解质平衡，防治急性肾衰竭及继发感染。自主循环恢复后，系统的综合管理能改善存活患者的生命质量。SCA 后综合管理对减少早期由于血流动力学不稳定导致的死亡，晚期多脏器功能衰竭及脑损伤有重要意义。

1. 气体交换的最优化

气管插管患者应进行 CO_2 波形图监测。患者氧合情况要用脉搏血氧饱和度测定仪持续监测。虽然在复苏的开始阶段可使用纯氧，但要逐步调整吸氧浓度到较低水平，维持脉搏血氧饱和度在 94%～99%。确保输送足够的氧，也应避免组织内氧过多。当血氧饱和度为 100% 时，应适当调低输入氧的浓度，以避免肺或其他脏器发生氧中毒。

2. 心脏节律和血流动力学监测和管理

应评估生命体征及监测心律失常复发。在自主循环恢复后、转运及住院期间都要进行连续心电监护直至患者稳定。如需要可以静脉使用血管活性药物如：肾上腺素、多巴胺、去甲肾上腺素等。在 SCA 后救治中，应该避免低血压(收缩压低于 90mmHg，平均动脉压低于 65mmHg)或及时纠正低血压。

3. 亚低温治疗

是唯一经过证实的能改善神经系统恢复的措施。所有在 SCA 后恢复自主循环的昏迷(即对语言指令缺乏有意义的反应)的成年患者都应采用目标温度管理，选定在 32～36℃，并至少维持 24 小时。降低体温方法可采用冰毯、大量冰袋或输注等渗冷冻液体等方法，但应用上述方法前应接受相关培训。

4.冠脉介入治疗

对于所有ST段抬高的患者，以及非ST段抬高但血流动力学或心电不稳定，疑似心血管病变的患者，建议紧急冠状动脉血管造影，有问题者即行冠脉介入治疗。

5.病因治疗

针对各种导致SCA病因如低血容量、低氧血症、任何病因的酸中毒、高钾或低钾血症、严重的低体温、中毒、心脏压塞、张力性气胸、及冠脉栓塞或肺栓塞等进行治疗。

6.血糖控制

对于SCA后自主循环恢复的成人患者，应将血糖控制在8～10mmol/L(144～180mg/dl)之间。

7.神经学诊断、管理及预测

SCA后用神经保护药物并不能改善预后。有条件可行脑电图、诱发电位、神经影像学对神经功能进行评价，但其意义仍不明确。在昏迷且未经亚低温治疗的成人患者中，SCA发生72小时后仍无瞳孔对光反射及角膜反射是预后恶劣的可靠指标。

八、预防

SCD的一级预防是针对有SCD风险但尚未发生心搏骤停或致命性心律失常的人群，治疗措施用以降低发生SCD的风险。SCD的二级预防是针对经历过心搏骤停或致命性心律失常的患者，治疗措施用以降低再次发生SCD的风险。

(一)SCD的筛查和评估

1.人群的筛查

尽管临床上应用心电图和心脏超声评估遗传性心律失常疾病很重要，可以早期确定这类患者发生SCD的风险；但这些方法是否可以扩展到普通人群的SCD风险评估，结论尚不清楚。目前，尚没有充足的临床依据支持在普通人群中进行心电图和心脏超声普查。考虑到经济/效益评估、检查结果假阳性和假阴性的发生，当前不推荐在普通人群中常规开展普查。年轻运动员的赛前筛查应包括体检及静息12导联心电图检查，对成年运动员筛查应包括详细的病史询问，以明确运动员是否存在心血管疾病、心律失常、晕厥发作或SCD家族史。心电图提示可能存在结构性心脏病者需接受超声心动图和(或)心脏磁共振成像检查。明确中青年猝死者的遗传因素情况有助于快速诊断猝死的原因，对防止亲属中再次发生猝死有益。将DNA分析作为年轻猝死者尸检的基本组成部分，分子诊断有助于确定心脏结构正常者中存在的遗传性疾病，而传统尸检则不能识别此类患者。找到导致猝死的遗传基因，有利于早期诊断携带同一基因的亲属。通过改变生活方式、早期治疗等个性化治疗方案使他们获益。及早诊断可引发SCD的相关疾病对于挽救患者生命至关重要，建议对已有患者的家庭及存在SCD家族史的家庭进行相关筛查。

2.室性心律失常的危险评估

心悸、晕厥先兆、晕厥是室性心律失常最常见的症状，对有上述症状，尤其有SCD家族史的患者，应作进一步检查以明确心律失常类型，评估SCD风险，做出治疗决策。①常规心电图：是评定室性心律失常的常规手段，为首要的Ⅰ类推荐。标准12导联心电图不仅有助于识别各种与先天性心脏病相关的室性心律失常和SCD的高危者如长QT综合征

(LQTS)、短 QT 综合征(SQTS)、Brugada 综合征、致心律失常型右心室心肌病(ARVC)，同样也可发现其他情况如电解质异常、器质性心脏病导致的束支传导阻滞、房室传导阻滞、心室肥厚、心肌梗死或浸润性心肌病的 Q 波等；②动态心电图：用于确定心律失常的诊断，评估 QT 间期和 ST 的改变，并可判断疗效；判断是否患者的症状与一过性室性心律失常的发作相关；对偶尔发生的怀疑与心律失常相关的症状如晕厥但传统诊断技术不能确定的，推荐用植入式循环记录仪(loop recorder)检测；③运动负荷试验：用于评估在年龄和心肌缺血症状方面高度怀疑有冠心病的室性心律失常患者；是否存在运动诱导的室性心律失常包括对儿茶酚胺敏感型的诊断及预后评估；评估药物或消融治疗对运动诱发的室性心律失常治疗的效果。其中前二条作为Ⅰ类推荐，后一条为Ⅱa 类推荐；④影像学检查：对所有怀疑或已知有室性心律失常的患者，均需行心脏超声检查用以评估左室功能并明确是否有结构性心脏病，尤其是严重室性心律失常或 SCD 高危者如扩张型心肌病、肥厚型心肌病、右室心肌病、急性心肌梗死存活者或亲属中有 SCD 相关的遗传性心脏疾病者；因为应用地高辛、左室肥厚、静息下 ST 段压低超过 1mm、WPW 综合征、左束支阻滞等情况下常规心电图不能确定心肌缺血与室性心律失常的关系时，可进一步行运动试验+ SPECT 检查；如不能行运动试验检查，可通过心脏超声或心肌灌注 SPECT 的药物应激试验完成；不能通过心脏超声正确地评估左室、右室的结构或功能改变时，可以用 MRI、CT 或放射性核素显像术，必要时可以行冠状动脉造影直接确定冠心病的诊断；⑤心内电生理检查：用以评估心肌梗死后的症状如心悸、晕厥先兆和晕厥与室性心律失常的关系，并指导冠心病治疗；冠心病伴机制不明的宽 QRS 波心动过速患者的诊断性评价；陈旧性心肌梗死伴非持续性室速，且 LVEF≤40%的患者进行危险分层；用于怀疑为缓慢或快速心律失常所致的晕厥，但非侵入性诊断手段无法得出确切结论的患者；评估 ICD 植入指征；评估室速消融治疗的指征及疗效。

(二)室性心律失常的处理及 SCD 的预防

SCD 在以下人群中依次增加：正常人群、高危亚组人群、有任何冠心病事件史、LVEF≤30%、心力衰竭、心搏骤停复苏者、心肌梗死后室性心律失常，但在总体人群中，因为不同亚组的人群绝对数目的显著降低而总死亡人数随之减低。室性心律失常在有或无器质性心脏病者均可发生，在表现上与器质性心脏病的严重性和类别有很大的重叠。如血流动力学稳 定的、能耐受的 VT 可发生于有心肌梗死史和心功能受损的患者中。个体除了临床表现外，器质性心脏病的严重程度、症状负荷决定治疗和预后。

1. 药物

对于器质性心脏病，无论有无心力衰竭，β受体阻断药可以有效抑制室性异位搏动和室速，同样也可以减少 SCD 的发生。因其安全性和有效性，β受体阻断药是目前治疗室性心律失常和预防 SCD 的一线药物。与钠通道阻断药不同，胺碘酮可以用于心力衰竭的患者，不会增加死亡率；但是心力衰竭心脏猝死研究(SCD-HeFT)结果提示在 LVEF≤35%的研究人群中，胺碘酮与安慰剂相比没有带来额外的生存益处。在心肌梗死后或左室收缩功能受损的人群中，Meta 分析显示胺碘酮与安慰剂相比不能有效减少全因死亡的绝对风险。同时由于胺碘酮的心脏以外毒副作用(甲状腺、皮肤、肺和肝脏)，限制了其在临床的长期使用。索他洛尔可以有效抑制室性心律失常，但不能改善生存率；索他洛尔可延长 QT 间期，有致心律失常作用，对于伴随心力衰竭的冠心病患者慎用。

儿茶酚胺敏感性多形性室速的患者经药物治疗后仍发生心搏骤停、反复性晕厥或多形/双向室速时可接受ICD联合β受体阻断药治疗(可加用氟卡尼)。对有室性快速心律失常，但不符合植入ICD者，β受体阻断药应作为一线的治疗药物，如果治疗剂量无效，可试用胺碘酮或索他洛尔，前提是用药期间密切监测其副作用。对已植入ICD者，因反复VT/VF而ICD频繁放电，需要增加抗心律失常药物和(或)射频消融来控制VT的反复发作和减少与之相关的ICD电击；索他洛尔可以有效地抑制心房和心室快速心律失常，β受体阻断药与胺碘酮联合应用是可替代的方案。

另外，值得注意的是：喹诺酮、阿奇霉素、红霉素、克拉霉素等药物应用可能与易感人群的尖端扭转型室性心动过速风险增加有关；启动治疗及调整抗精神病药剂量前应考虑评估QT间期。

2. 植入式心脏复律除颤器（ICD）

临床的首要任务是识别猝死高危且可能从ICD获益的缺血性心脏病患者。MADIT Ⅱ研究8年随访结果发现，ICD可改善LVEF＜30%、轻、中度心力衰竭(NYHA Ⅱ～Ⅲ级)者的长期存活率；建议患者心肌梗死后6～12周再次评估左室功能，以评估是否有指征植入ICD作为一级预防。已被证实的VF或血流动力学不稳定的VT，缺乏可逆因素或心肌梗死发作＜48小时，已接受最佳药物治疗，且预期良好功能状态生存＞1年者应植入ICD。

症状性心力衰竭(NYHA Ⅱ～Ⅲ)、最佳药物治疗≥3个月后LVEF≤35%、预期良好功能状态生存＞1年的患者，建议ICD植入以减少SCD。非缺血性因素、QRS≥130ms、最佳药物治疗≥3个月后LVEF≤30%且有LBBB、且预期良好功能状态生存＞1年者，建议CRT-D植入以降低全因死亡率。发生持续性室性心律失常或预期良好功能状态生存＞1年的轻链淀粉样变性或遗传性甲状腺素运载蛋白淀粉样变性患者考虑植入ICD。存在确定的致病性LMNA突变和临床危险因素的扩张型心肌病患者，可考虑植入ICD。

在新型治疗技术方面，医院可在经选择患者(常规疗法无效或禁忌时)中谨慎应用某些正在研究之中的新技术。首先是可穿戴式心脏复律除颤器，指南推荐左心室收缩功能不良(可在短时间内猝死且不适合植入ICD)者可考虑此类治疗。此外，还推荐皮下ICD作为经静脉除颤器的替代疗法，适用人群是因感染而需取出经静脉除颤器、静脉途径不畅通，并且需长期ICD治疗的年轻患者。

3. 射频消融

对于心肌梗死后(瘢痕相关)无休止室速或电风暴，建议紧急实施导管消融；对于缺血性心脏病患者因持续室速而反复实施ICD电击者，建议导管消融；对于缺血性心脏病植入ICD患者，在首次发作持续性室速时，可考虑实施导管消融。症状性患者和(或)使用β受体阻断药无效、右室流出道(RVOT)-室性期前收缩(PVC)高负荷所致左室功能降低者可接受RVOT或PVC导管消融治疗。

4. 其他方法

心脏收缩功能受损(LVEF≤35%～40%)的心力衰竭患者应接受ACEI(不耐受时选择ARB)、β受体阻断药及盐皮质激素受体阻断药治疗，以降低整体死亡率及SCD发生率。LVEF≤35%、药物治疗3个月后仍存在LBBB、预期良好功能状态生存＞1年的患者应进行心脏再同步治疗，以降低全因死亡率。建议在易发心搏骤停地点(如学校、体育场馆、大型站点和娱乐场所等)或无可用除颤设备的地方(如火车、游艇和飞机等)安置可供公众使用的除颤器。

第四章　心脏瓣膜病

第一节　总论

心脏瓣膜病(valvular heart disease，VHD)是指由于先天性发育异常或其他各种病变(如风湿性、退行性、感染、结缔组织病、创伤等)引起心脏瓣膜及其附属结构(包括瓣环、瓣叶、腱索、乳头肌等)发生解剖结构或功能上的异常，造成单个或多个瓣膜急性或慢性狭窄和(或)关闭不全，导致心脏血流动力学显著变化，并出现一系列症状的临床综合征。我国近年来随着心血管疾病谱的变化，风湿性 VHD 比例相对减少，老年性退行性 VHD 特别是钙化引起的主动脉瓣狭窄和二尖瓣反流的发病率趋于增加。

VHD 的诊断主要依靠临床评价和心脏超声。心脏听诊发现杂音是诊断瓣膜病的第一步；任何有病理性杂音的患者都应进一步行心脏超声检查以明确或除外瓣膜病诊断；对于确诊瓣膜病的患者，还应进一步评价病变原因、严重程度、随访病变进展、手术时机和手术风险、预防心内膜炎及风湿热、评价抗凝效果和出血-血栓栓塞并发症等。

瓣膜病的根本治疗主要依靠外科手术，除瓣膜置换外，瓣膜修复技术及各种微创手术(胸腔镜技术、机器人技术)也日趋成熟。近年来介入技术也被应用于瓣膜病的治疗。这些新的治疗手段对瓣膜病的评价提出了新的要求，包括干预方式的选择(如评价反流的机制、预测可修复性、介入治疗的适应证和禁忌证)、修复和介入术中的监护和疗效评价、远期的随访等。手术方式的选择需综合患者的年龄、症状和心功能情况、合发症、并发症以及术者的经验、患者的预期寿命、对术后生活的期望(是否考虑妊娠，是否能耐受抗凝，是否有较大的体力活动)等。

第二节　二尖瓣狭窄

一、病因和病理

当前，大多数二尖瓣狭窄是由风湿性心脏病所致，60%的单纯 MS 患者有风湿热病史，而 40%的风湿性心脏病患者最终发展为 MS，女：男为 2：1。主要病理改变是瓣叶增厚，瓣膜交界粘连，瓣口变形和狭窄，腱索增粗、缩短、融合，病程后期可出现钙化点和(或)钙化结节，瓣叶活动受限。病变分为：①隔膜型：瓣体无病变或病变较轻，弹性及活动尚可；②漏斗型：瓣叶增厚和纤维化，腱索和乳头肌明显粘连和缩短，整个瓣膜变硬呈漏斗状，活动明显受限。常伴不同程度的关闭不全。瓣叶钙化会进一步加重狭窄程度，甚致使瓣口呈孔隙样，导致左心房血流淤滞，引发血栓形成和栓塞。

老年退行性 MS 的发生呈上升趋势，主要病变为瓣环钙化，常合并高血压、动脉粥样硬化或主动脉瓣狭窄。单纯瓣环钙化导致二尖瓣反流较为多见；当累及瓣叶时，瓣膜活动受限导致 MS；但无明显交界粘连，且瓣叶增厚和(或)钙化以瓣叶底部为甚，而风湿性 MS 则以瓣缘增厚钙化为主。

先天性 MS 较少见，如双孔二尖瓣、降落伞二尖瓣、拱形二尖瓣、二尖瓣瓣上环形狭窄等，由于瓣膜本身或附属结构发育异常导致二尖瓣叶开放受限。其他少见病因如结缔组织病（系统性红斑狼疮等）、浸润性疾病、心脏结节病、药物相关性瓣膜病等，表现为瓣叶增厚和活动受限，但一般狭窄程度较轻，极少有交界粘连。

二、病理生理

正常二尖瓣质地柔软，二尖瓣瓣口面积 4～6cm^2。当 MVA 减小至 1.5～2.0cm^2 时为轻度狭窄；1.0～1.5cm^2 时为中度狭窄；＜1.0cm^2 时为重度狭窄。狭窄使舒张期血流由左心房流入左心室受限，左心房压力增高，左房室之间压差增大以保持正常的心输出量；LAP 增高可引起肺静脉和肺毛细血管压升高，继而扩张和淤血。当 MVA＞1.5cm^2 时，患者静息状态下无明显症状；但在跨二尖瓣血流增多或舒张期缩短，体力活动、情绪应激、感染、妊娠、心房颤动可导致 LAP、肺静脉和肺毛细血管压升高，出现呼吸困难、咳嗽、发绀，甚至急性肺水肿。随着 MS 程度加重，静息状态下心输出量也降低，运动后心输出量不增加，肺小动脉反应性收缩痉挛，继而内膜增生，中层肥厚，导致肺动脉压上升，肺血管阻力升高，机体通过增加肺泡基底膜厚度、增加淋巴引流、增加肺血管内皮渗透率等机制来代偿肺血管病变，维持较长的时间内的无症状或轻微症状期。但是长期的肺高压可致右心室肥厚、扩张，最终发生右心室衰竭，此时肺动脉压有所降低，肺循环血流量有所减少，肺淤血得以缓解。此外，左心房扩大易致 AF，快速 AF 可使肺毛细血管压力上升，加重肺淤血或诱发肺水肿。

三、临床表现

（一）症状

风湿性心脏病 MS 呈渐进性发展，MVA 减小速度 0.09～0.32cm^2/年。早期为一较长（20～40 年）的缓慢发展期，临床上症状隐匿或不明显；病程晚期进展迅速，一旦出现症状，10 年左右即可丧失活动能力。无症状的 MS，10 年生存率＞80%；而一旦出现严重症状，10 年生存率仅为 0～15%；伴有重度肺高压的 MS，平均生存时间不足 3 年。死亡原因中充血性心力衰竭占 60%～70%，体循环栓塞 20%～30%，肺栓塞 10%，感染 1%～5%。临床症状主要由低心输出量和肺血管病变所致，包括：疲乏、进行性加重的劳力性呼吸困难、急性肺水肿（活动、情绪激动、呼吸道感染、妊娠或快速 AF 时可诱发）、夜间睡眠时及劳动后咳嗽、痰中带血或血痰（严重时咯血，急性肺水肿时咳粉红色泡沫样痰）、其他（胸痛、声嘶、吞咽困难）；右心室衰竭时可出现食欲减退、腹胀、恶心等症状；部分患者以 AF 和血栓栓塞症状起病。

（二）体征

二尖瓣面容即两颧呈紫红色，口唇轻度发绀，见于严重 MS，四肢末梢亦见发绀。儿童患者可伴心前区隆起；胸骨左缘处收缩期抬举样搏动；胸骨左缘第 3 肋间心浊音界向左扩大，提示肺动脉和右心室增大。

心脏听诊：典型发现为局限于心尖区的舒张中晚期低调、递增型隆隆样杂音，左侧卧位时明显，可伴有舒张期震颤；心尖区第一心音（S1）亢进，呈拍击样；80%～85%的患者胸骨左缘第 3～4 肋间或心尖区内侧闻及紧跟第二心音（S2）后的高调、短促而响亮的二尖瓣开瓣音，呼气时明显，是隔膜型狭窄的前叶开放时发生震颤所致。存在 OS 和拍击样第一心音，高度提示瓣膜仍有一定的柔顺性和活动力，有助于诊断隔膜型 MS；肺高压时，肺动脉瓣区第二心音(P2)亢进、分裂；肺动脉扩张造成相对性肺动脉瓣关闭不全时，可闻及 Graham-Steel 杂音，即胸骨左缘第 2～4 肋间的高调、吹风样、递减型的舒张早中期杂音，沿胸骨左缘向三尖瓣区传导，吸气时增强；合并三尖瓣关闭不全时，可在三尖瓣区闻及全收缩期吹风样杂音，吸气时明显，如 RV 显著增大，此杂音可在心尖区闻及。

四、物理学检查

(一)X 线检查

左心缘变直，肺动脉主干突出，肺静脉增宽，右前斜位钡剂透视可见扩张的左心房压迫食管。LA 和 RV 明显增大致后前位片心影右缘呈双重影，肺门影加深，主动脉弓较小。左心室一般不大。左心房压力达 20mmHg 时，中下肺可见 Kerley B 线。长期肺淤血后含铁血黄素沉积，双下肺野可见散在点状阴影。老年患者常有二尖瓣环和瓣叶钙化。

(二)心电图检查

P 波增宽且呈双峰形，提示 LA 增大；合并肺高压时，显示 RV 增大，电轴右偏；晚期常合并 AF。

(三)超声心动图检查

1. 超声心动图表现

风湿性心脏病 MS 者二维超声显示瓣膜增厚变形，回声增强，交界粘连，瓣膜开放受限，早期主要累及瓣缘及交界，瓣体弹性尚可，短轴瓣口呈鱼口状(图 4-1)；长轴前叶开放呈圆顶状或气球样，后叶活动受限；晚期整个瓣叶明显纤维化、钙化，瓣膜活动消失，瓣膜呈漏斗状，腱索乳头肌也增粗粘连、融合挛缩。先天性 MS 可见瓣膜及瓣下结构的发育异常(如降落伞二尖瓣单组乳头肌畸形、双孔二尖瓣、二尖瓣瓣上环形狭窄等)。

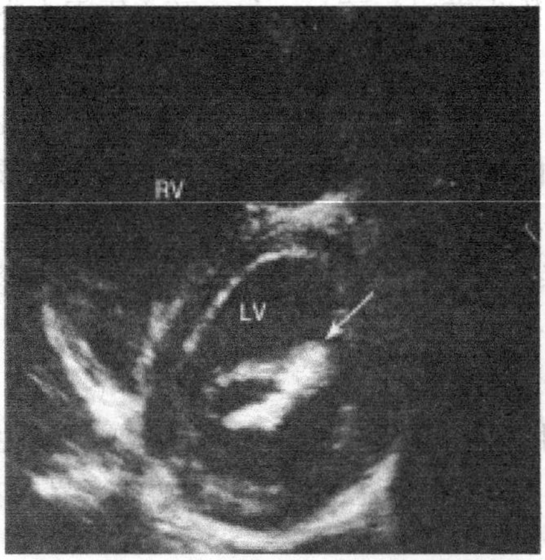

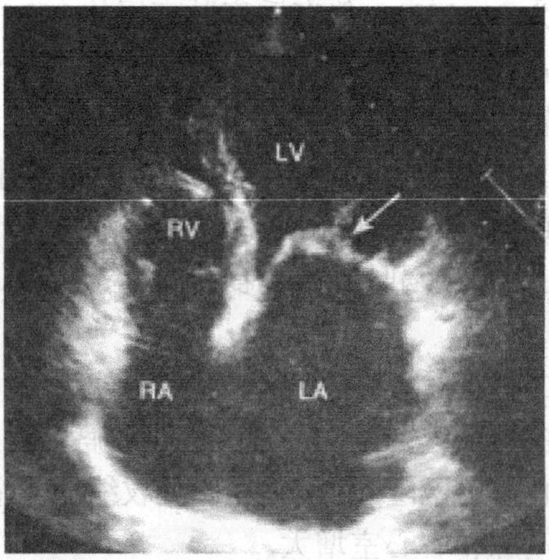

图 4-1　风湿性二尖瓣狭窄的超声心动图表现

LV：左心室；RV：右心室；LA：左心房；RA：右心房

注 A.箭头显示增厚、挛缩的二尖瓣；B.左心室短轴切面显示二尖瓣口增厚、局部钙化、交界粘连，瓣口开放时呈鱼口状彩色多普勒血流显像可见舒张期经二尖瓣口的细束的高速射流，在 LA 侧可出现血流汇聚，在 LV 侧出现五色镶嵌的湍流(图 4-2)。二尖瓣口脉冲多普勒呈舒张期湍流频谱特征；连续多普勒显示舒张期跨瓣峰值流速升高，压力减半时间延长，跨二尖瓣峰值压差及平均压差升高。

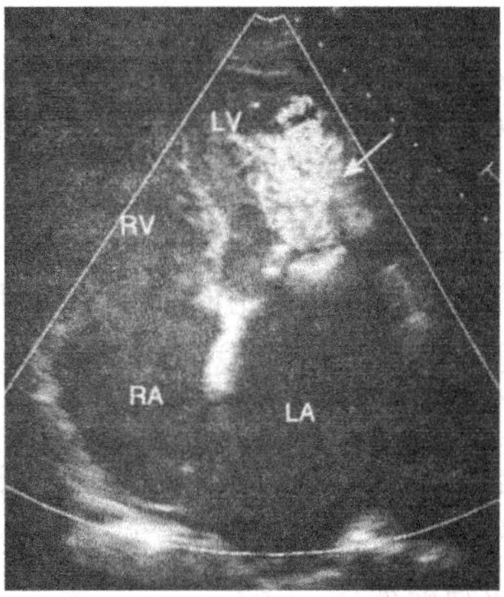

图 4-2　风湿性二尖瓣狭窄的舒张期瓣口细束高速射流

LV：左心室；RV：右心室；LA：左心房；RA：右心房

注 心尖四腔心切面，箭头所指为风湿性二尖瓣狭窄的舒张期瓣口高速湍流

其他间接征象包括：LA 增大，合并 AF 更加明显；LA 内血流淤滞，自发显影呈云雾状或伴血栓形成。经食管超声心动图对检测 LA 自发显影及血栓更敏感。左心室内径正常，或因充盈不足而偏小，收缩活动正常。由三尖瓣反流估测肺动脉收缩压明显升高，可伴右房室增大和肺动脉扩张。

2. MS 的定量评估和分级（表 4-1）

常用的定量指标包括二维直接描记 MVA 以及彩色多普勒近段血流会聚法及压差减半时间法估测 MVA 和测定二尖瓣跨瓣压差等。二维超声直接描记 MVA 是首选方法，对于透声条件欠佳瓣叶显示不清晰或人工机械二尖瓣置换术后的患者，可采取压差减半时间法(PHT)估测 MVA 以及测量二尖瓣峰值跨瓣膜压差；同时，还应结合瓣膜的形态及活动度、LA 扩大程度、肺动脉压等指标综合判断。

表 4-1　二尖瓣狭窄严重程度分级

指标	轻度	中度	重度
MVA(cm^2)	＞1.5	1.0～1.5	＜1.0
PHT(ms)	＜180	180～280	＞280
MVPG(mmHg)	＜10	10～20	＞20

注 MVA：二尖瓣口面积；PHT：压差减半时间；MVPG：二尖瓣峰值跨瓣压差

五、诊断和鉴别诊断

典型的心脏杂音及超声心动图表现可明确诊断。超声有助于观察各种二尖瓣叶开放受限的原因，值得注意的是，二尖瓣瓣环成形术术后心脏超声检查可发现瓣叶启闭幅度轻度受限；此外，重度主动脉瓣关闭不全若反流束沿二尖瓣前叶，也可导致相对性二尖瓣狭窄，这可通过具体超声图像予以鉴别。

六、并发症

1. 心律失常

房性心律失常最多见，晚期多合并持续性 AF。AF 可降低心输出量，诱发或加重心力衰竭，并改变杂音的强度。

2. 充血性心力衰竭和急性肺水肿

见于 50%～75%的患者，为本病的主要死亡原因。急性肺水肿是重度 MS 的急重并发症，多见于剧烈体力活动、情绪激动、感染、突发心动过速或快速 AF、妊娠和分娩时。

3. 栓塞

以脑栓塞最常见，亦见于外周，80%有 AF。栓子多来自左心耳。常规经胸超声心动图对左心耳检出率仅为 27.3%～63.6%，经食管超声心动图是检出左心耳血栓的金标准。右心房来源的栓子可造成肺栓塞或肺梗死。

4. 肺部感染

肺静脉压增高及肺淤血导致易发肺部感染，并可诱发心力衰竭。

5. 感染性心内膜炎

较少见，在瓣叶明显钙化者更少见。

七、治疗

(一)随访

无症状的重度 MS、经皮球囊二尖瓣扩张术术后患者应每年临床随访和心脏超声检查，一旦出现症状应及早手术/介入干预；中度 MS 每 1～2 年随访心脏超声；轻度 MS 每 3～5 年随访心脏超声。

(二)药物治疗

避免过度的体力劳动及剧烈运动；青少年患者应控制风湿活动；控制心力衰竭；合并 AF 时，控制心室率及抗凝治疗，狭窄解除前复律效果差。窦性心律如有血栓病史、发现 LA 血栓、LA 明显扩大(＞50mm)或 TEE 显示 LA 自发显影时也建议抗凝治疗。

(三)介入和手术治疗

指征：MVA＞1.5cm² 时通常不考虑干预。MVA＜1.5cm² 时，是否干预及干预方式的选择取决于患者的症状、临床和瓣膜解剖条件、其他瓣膜病变、外科手术风险、有无介入手术的条件和经验。症状可疑时运动负荷试验有助于临床决策。

治疗方法及选择：分为外科手术(闭式交界分离术、直视下交界分离术和二尖瓣置换术)及 PBMC。当瓣膜解剖条件合适时，PBMC 能使 MVA 扩大至 2.0cm² 以上，有效地改善临床症状，具有安全、有效、创伤小、康复快等优点，已取代了外科交界分离手术。有症状的 MVA＜1.5cm² 的患者，当瓣膜解剖和临床条件合适时，PBMC 为首选治疗方式。PBMC 后再狭窄，如仍以交界粘连为主，临床情况良好，无禁忌证时也可尝试再次介入。

不利于 PBMC 的情况包括：老年、交界分离手术史、NYHA Ⅳ级、AF、严重的肺高压、

Wilkins 评分＞8 分、Cormier 评分 3 分(二尖瓣瓣膜钙化)、瓣口面积极小、严重的三尖瓣反流。PBMC 的禁忌证包括：MVA＞1.5cm²、LA 血栓、轻度以上二尖瓣反流、严重或双侧交界钙化、交界无粘连、合并严重的主动脉瓣或三尖瓣病变、合并冠心病需要旁路移植术。对于 LA 血栓，如非紧急手术，可给予抗凝治疗 2～6 个月后复查 TEE，如血栓消失仍可行 PBMC；如血栓仍存在考虑外科手术。

外科主要的手术方式为瓣膜置换。瓣膜分离术主要见于无条件开展经皮球囊二尖瓣成形术的地区；闭式分离术目前很少用，而直视下瓣膜分离术可同时清除血栓和瓣膜钙化，处理瓣下结构的异常。瓣膜分离术后再次狭窄出现症状者应进行瓣膜置换。PBMC 出现严重 MR 时也需手术处理。合并 AF 可在手术同时进行迷路或消融手术。

第三节　二尖瓣关闭不全

一、病因和病理

二尖瓣装置由瓣叶、瓣环、腱索、乳头肌和相关左心室壁等成分组成。任何部分的缺陷均可导致二尖瓣关闭不全。MR 分为原发/器质性的(由于二尖瓣结构异常引起)和继发/功能性的(继发于 LV 扩张和功能减退)。根据病程，可分为急性 MR 和慢性 MR。

原发性的慢性 MR 在我国以风湿性最多见，常合并 MS，病理特点为瓣叶增厚，挛缩变形，交界粘连，以瓣叶游离缘为显著；腱索缩短、融合，导致瓣叶尤其后叶活动受限，而前叶呈假性脱垂样。瓣膜变性(Barlow 病/二尖瓣脱垂综合征、弹性纤维变性、马方综合征、Ehler-Danlos 综合征)和老年性瓣环钙化是欧美国家最常见的病因；其他病因还包括感染性心内膜炎、心肌梗死后乳头肌断裂、先天性畸形(二尖瓣裂缺、降落伞二尖瓣、双口二尖瓣畸形等，多见于幼儿或青少年)、结缔组织病(如系统性红斑狼疮、类风湿关节炎、强直硬化性脊椎炎)、心内膜弹力纤维增生症、药物性等；继发性 MR 的病因包括任何可引起 LV 明显扩大的病变，如缺血性心脏病及原发性扩张型心肌病，机制包括二尖瓣瓣环的扩张变形；乳头肌向外向心尖方向移位；瓣叶受牵拉而关闭受限；LV 局部及整体功能的异常；LV 重构和变形；LV 运动不同步等。

急性 MR 多因腱索断裂，瓣膜毁损或破裂，乳头肌坏死或断裂以及人工瓣膜异常引起，可见于感染性心内膜炎、急性心肌梗死、穿通性或闭合性胸外伤及自发性腱索断裂等。

二、病理生理

LV 搏出的血流同时流入主动脉(前向)和反流到 LA(逆向)；舒张期反流的血液再经二尖瓣充盈 LV，导致 LV 舒张期容量过负荷。慢性 MR 早期通过 LV 扩大及离心性肥厚来代偿，根据 Starling 效应，前负荷增加及左心室舒张末期容积扩大导致心肌收缩增强，LVEF 升高(＞65%)，总每搏输出量增加以维持前向的 SV；LA 和 LV 扩张还使得 LAP 和 LV 充盈压高于正常范围，避免肺淤血，临床可无症状。经过数年的代偿期后，持续的容量过负荷最终导致心肌收缩受损，前向 SV 降低，LVEDV 扩大，LV 充盈压和 LAP 升高，肺静脉和肺毛细血管压力升高，继而肺淤血。失代偿早期 LVEF 虽有所降低但仍维持在 50%～60%，此时纠正 MR，心肌功能尚可恢复，否则，心功能损害将不可逆，LV 显著扩张，EF 明显降低，临床上出现肺淤血和体循环灌注低下等左心衰竭症状，晚期可出现肺高压和全心衰竭。

急性 MR 导致左心容量负荷急剧增加，LV 来不及代偿，导致前向 SV 和心输出量明显降低，引起低血压甚至休克；同时，左心室舒张末期压、LAP 和肺静脉压力急剧上升，引起严重的肺淤血，甚至急性肺水肿。

三、临床表现

(一)症状

慢性重度 MR 一般 6～10 年出现 LV 功能异常或症状；一旦发生心力衰竭，则进展迅速。常见症状有：劳力性呼吸困难、端坐呼吸、疲乏、活动耐力显著下降。咯血和栓塞较少见。晚期出现肝淤血、肿大及触痛，水肿，胸腔积液或腹水等右心衰竭表现。急性 MR 者常表现为急性左心衰竭或肺水肿及心源性休克。

(二)体征

慢性 MR 者心界向左下扩大，心尖区可触及局限性收缩期抬举样搏动，提示 LV 肥厚和扩大。心尖区可闻及全收缩期吹风样杂音，响度在 3/6 级以上，吸气时减弱，反流量小时音调高，瓣膜增厚者音粗糙。前叶损害为主时，杂音向左腋下或左肩胛下传导；后叶损害为主者，杂音向心底部传导。可伴有收缩期震颤。心尖区第一心音(S1)减弱或被杂音掩盖。功能性 MR 的杂音常不明显，即使重度反流杂音也较柔和。由于 LV 射血期缩短，主动脉瓣关闭提前，导致第二心音(S2)分裂。严重 MR 可出现低调的第三心音(S3)。舒张期大量血液通过二尖瓣口导致相对性 MS，心尖区闻及低调、短促的舒张中期杂音。出现 OS 提示合并 MS。肺动脉瓣区第二心音(P2)亢进提示肺高压。右心衰竭时，可见颈静脉怒张，肝脏肿大，下肢水肿。

四、物理学检查

(一)X 线检查

LA 和 LV 明显增大，前者可推移和压迫食管。肺高压或右心衰竭时，RV 增大。可见肺静脉充血、肺间质水肿和 Kerley B 线、二尖瓣环和瓣叶钙化。

(二)心电图检查

可有 LV 肥大和劳损；P 波增宽且呈双峰形，提示 LA 增大；肺高压时可显示左、右心室肥大。慢性 MR 多有 AF。

(三)超声心动图检查

1. 超声心动图表现

二维超声可为病因诊断提供线索，对病变进行定位和分区。风湿性心脏病 MR 可见瓣膜增厚、挛缩变形、纤维化和(或)钙化，交界粘连，以瓣缘为甚。瓣膜变性可见瓣膜增厚，冗长累赘，可同时伴腱索冗长纤细；当收缩期瓣体部凸向 LA 内，而闭合缘仍未超过瓣环水平，MR 通常较轻；若闭合缘低于瓣环则提示二尖瓣脱垂，最常见于黏液样变性(Barlow 病)；瓣叶连枷指病变瓣膜活动异常，游离缘完全翻转到 LA 内(瓣尖指向 LA)，多伴腱索断裂及重度 MR。老年性病变可见瓣环纤维化或钙化，以后瓣环多见；严重时可累及瓣膜，导致瓣叶增厚，活动受限，以根部受累较早且较显著。先天性 MR 可见瓣膜及瓣下结构的发育异常(如瓣膜短小、裂缺、腱索缺失、单组乳头肌、双孔二尖瓣等)。感染性心内膜炎可见赘生物、瓣膜穿孔、瓣膜瘤或脓肿。功能性 MR 瓣叶无器质性病变，但 LV 和瓣环明显扩张，LV 近于球形，收缩减弱，瓣膜闭合呈穹隆状，前叶受次级腱索牵拉时出现“海鸥征”。

CDFI 可见收缩期二尖瓣口出现五彩镶嵌的湍流进入 LA(图 4-3)。根据反流的方向，分为中心型反流和偏心型反流，后者可紧贴在 LA 壁，在 LA 内形成漩涡状。反流束的长度、面积占 LA 的比例可半定量评估反流程度。

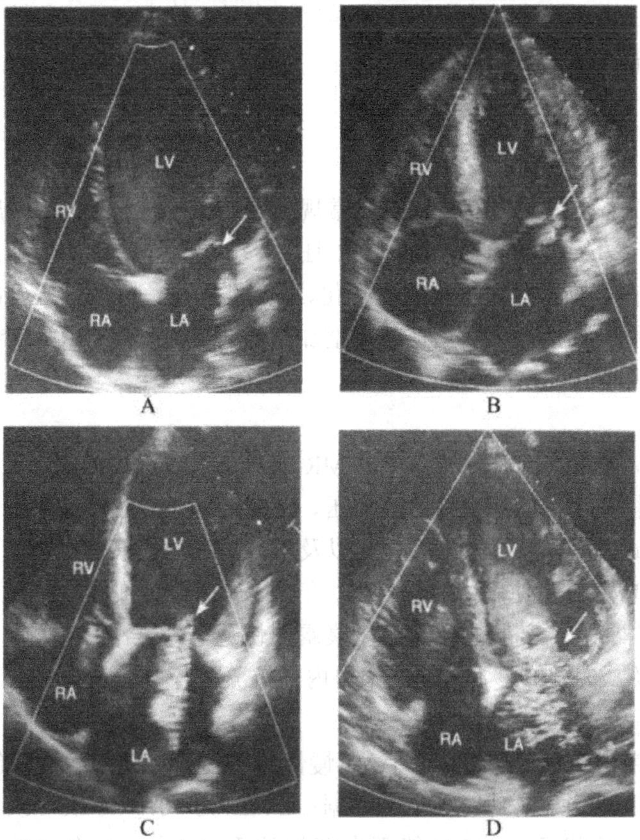

图 4-3　二尖瓣反流的 CDH 显像

LV：左心室；RV：右心室；LA：左心房；RA：右心房

注 ABCD 分别为轻微、轻度、中度和重度二尖瓣反流

2. MR 严重程度的评估

MR 的临床意义不但取决于病因，更取决于反流量的多少，目前临床上主要采用心脏超声彩色多普勒显像结合二尖瓣反流束的长度、宽度和面积等参数以及左心房和左心室的大小等因素对反流程度进行半定量评估。反流束长度局限在二尖瓣瓣环附近为轻度，达左心房中部为中度，达左心房顶部为重度。MR 反流束的最大宽度及其与左心房腔最大宽度之比，也是衡量反流程度的指标，比值＜1/3 为轻度反流，介于 1/3～2/3 为中度反流，＞2/3 为重度反流。同时需结合反流束面积，用 MR 反流束面积与左心房面积之比进行衡量，比例＜20%为轻度，20%～40%为中度，＞40%为重度。

五、诊断和鉴别诊断

诊断主要根据典型的心尖区吹风样收缩期杂音以及超声心动图表现。超声有助于与生理性杂音、室间隔缺损、三尖瓣关闭不全等鉴别。

六、并发症

与 MS 相似，但出现较晚。感染性心内膜炎较多见，栓塞少见。急性 MR 可迅速发生急性左心衰竭甚至急性肺水肿，预后较差。

七、治疗

(一)随访

无症状、无心功能损害的轻度 MR 不需常规随访心脏超声；稳定的中度 MR 每年临床随访，超声每 1～2 年复查；无症状的重度 MR 且 LV 功能正常，应每 6 个月临床随访一次，心脏超声每年复查；若临床状况出现明显变化、有新发 AF、肺动脉压升高、超声与既往比较显著进展、心功能指标接近手术指征时需增加随访频率；重度 MR 如伴有 LV 扩大或收缩障碍或出现症状应尽早手术。

(二)药物治疗

无特异性治疗，主要是对症治疗。慢性 MR 应避免过度的体力活动，限盐利尿，控制心力衰竭；扩血管药物适用于治疗合并的高血压、晚期合并心力衰竭又不适合手术的患者、或心力衰竭患者术前过渡治疗以改善心功能，以及术后持续心力衰竭患者；无心功能损害者及高血压的器质性 MR 不主张使用扩血管药物。但对于功能性或缺血性 MR，ACEI 类或 ARB 类药物证实有益。洋地黄类药物宜用于心力衰竭伴快速 AF。合并 AF、严重心力衰竭、栓塞病史、LA 血栓以及二尖瓣修复术后的三个月内需抗凝治疗。

(三)手术治疗

手术指征：急性 MR 通常需要急诊手术。慢性器质性 MR 的手术指征包括：①出现症状；②无症状的重度 MR 合并 LV 功能不全的证据：LVEF 为 30%～60%，或者左心室收缩末期内径≥40mm；③无症状且无 LV 功能不全证据的重度 MR，如伴 AF 或肺高压(PASP＞50mmHg)倾向于手术。存在严重的 LV 收缩功能障碍的患者(EF＜30%)，则手术风险极高。

手术方式：主要为外科治疗，术式包括二尖瓣修复术(二尖瓣瓣环成形术)、保留或不保留瓣下结构的二尖瓣置换术。瓣膜修复术避免了人工瓣血栓栓塞-出血的并发症以及感染的风险，更好地维持了瓣膜生理功能和 LV 的功能，具有更低的围术期死亡率和更好的远期预后，在条件允许的情况下，二尖瓣修复是二尖瓣手术的首选术式。无修复可能时应尽可能行保留瓣下组织的瓣膜置换，以利于术后心脏功能的改善。

近年来经皮二尖瓣病变介入治疗进展迅速，经导管二尖瓣钳夹术是目前应用最广泛的方法，通过夹住二尖瓣前叶与后叶的中间部分，人为形成双孔二尖瓣，明显缩小瓣口面积，有效减少反流。此外正在研发的介入治疗方法还有经皮冠状静脉窦人工瓣环植入术等。这些微创治疗方法主要针对手术高风险或存在手术禁忌证的患者。

第四节　二尖瓣脱垂综合征

一、病因和病理

二尖瓣脱垂综合征是指二尖瓣和(或)瓣下装置(包括瓣环、瓣叶、腱索、乳头肌及其附着处的心室壁)病变，使二尖瓣一个或两个瓣叶在收缩越过二尖瓣瓣环突入左房，瓣环连线超过瓣环 2mm 及以上，以后叶脱垂多见。瓣叶可增厚或正常，伴发的 MR 程度不等。其确切病因未明，可见于各年龄组，以年轻女性多见。连枷样二尖瓣时二尖瓣前后瓣叶的瓣尖在收缩期不能对合，位置相互错开，瓣尖指向左房。

原发性 MVP 综合征可分为家族性或非家族性。三分之一患者无其他器质性心脏病；马方综合征等遗传性胶原病变、von Willebrand's 病及其他凝血异常、原发性乳腺发育不良、多种结缔组织疾病(系统性红斑狼疮、强直性脊柱炎、结节性多动脉炎)、漏斗胸等常合并 MVP。病理改变包括二尖瓣黏液样变性，海绵层增生伴蛋白多糖堆积，并侵入纤维层，瓣叶心房面局限性增厚，表面纤维素和血小板沉积。电镜下可见Ⅲ型胶原纤维生成减少和断裂，结缔组织中的胶原纤维变性，纤维素沉积；弹力纤维离断和溶解。瓣叶冗长累赘，在腱索间形成皱褶，收缩期向 LA 膨出呈半球腱索纤细冗长，扭曲，继之纤维化而增厚，以瓣叶受累最重处为显著；腱索异常使二尖瓣受力不匀，导致瓣叶受牵拉和松弛；黏液变性可致腱索断裂。瓣环扩大和钙化进一步加重反流的程度。

继发性 MVP 多见于风湿或病毒感染、冠心病、心肌病、先天性心脏病、甲状腺功能亢进等；多因对侧瓣叶关闭受限，使得正常关闭的瓣叶呈现“相对性”或“假性”脱垂，以前叶脱垂多见(见本章第三节“二尖瓣关闭不全”)。

二、病理生理

正常情况下，心室收缩时室内压上升，乳头肌协同收缩，拉紧腱索以防瓣叶翻入 LA；在腱索的牵引下，二尖瓣瓣叶相互靠近，瓣口关闭，此时瓣叶不超过瓣环水平。当二尖瓣的瓣叶、腱索、乳头肌或瓣环发生病变时，松弛的瓣叶在瓣口关闭后进一步脱向 LA，可导致慢性 MR，其血流动力学影响与其他原因的器质性 MR 相同(见本章第三节“二尖瓣关闭不全”)。如出现自发性或继发于感染后的腱索断裂，可出现急性的重度 MR。

三、临床表现

根据瓣叶结构异常的程度，有无合并 MR 及其程度，不同 MVP 综合征患者的临床表现和预后由轻到重呈现出广泛的差异。

(一)症状

多无明显症状。少数患者出现一过性症状，包括非典型胸痛、心悸、呼吸困难、疲乏、头晕、晕厥、血管性偏头痛、一过性脑缺血，以及焦虑紧张、惊恐发作等神经精神症状。

(二)体征

可伴直背、脊柱侧弯或前凸、漏斗胸等。心脏冲动可呈双重性。典型听诊发现为心尖区或其内侧的收缩中晚期非喷射性喀喇音，为腱索突然拉紧，瓣叶脱垂突然终止所致；随即出现收缩晚期吹风样(偶可为雁鸣样)杂音，常为递增型，少数可为全收缩期杂音，并掩盖喀喇音。MR越严重，收缩期杂音出现越早，持续时间越长。凡能降低LV排血阻力，减少静脉回流，增强心肌收缩力而使LV舒张期末容量减少的生理或药物措施，如立位、屏气、心动过速、吸入亚硝酸异戊酯等，均可使收缩期喀喇音和杂音提前；反之，凡能增加LV排血阻力，增加静脉回流，减弱心肌收缩力而使LV舒张期末容量增加的生理或药物因素，如下蹲、心动过缓、β受体阻断药、升压药等，均可使收缩期喀喇音和杂音延迟。

四、物理学检查

(一)X线检查

类似于其他原因的器质性MR，部分可见胸廓畸形。

(二)心电图检查

正常或非特异性ST-T段的改变，QT间期可延长。可伴有各种类型的心律失常及旁路。

(三)超声心动图检查

1.超声心动图表现

可评估瓣膜的厚度(＞5mm为瓣膜增厚)、活动度、脱垂部位、瓣环和腱索情况、反流束的起源和朝向(间接提示脱垂部位)、定量反流的程度。反流程度及其血流动力学后果的评价与其他器质性MR相同；但反流束多为偏心性(偏向健侧，如二尖瓣后叶脱垂，则MR沿二尖瓣前叶)，连枷瓣和腱索断裂往往提示合并严重MR(图4-4)。经胸超声心动图常低估反流程度。TEE可以精确评价反流的程度、瓣膜的结构、脱垂的范围和分区、修复的可能、有助于术前制订手术方案。少数患者可合并多个瓣膜脱垂和关闭不全、主动脉扩张、房间隔瘤或Ⅱ孔型房间隔缺损。

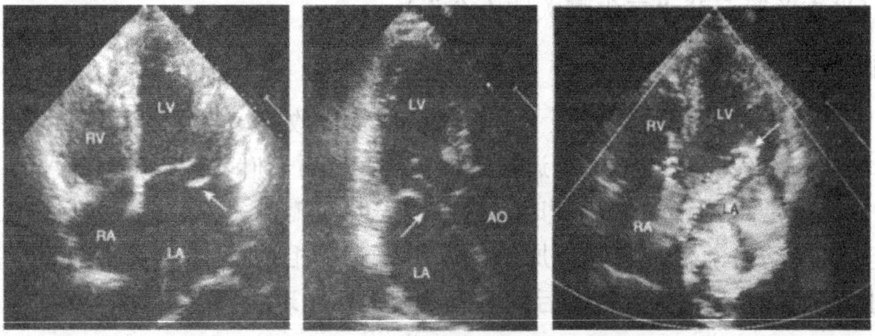

图4-4 二尖瓣脱垂的经胸二维超声心动图和CDFI表现

LV：左心室；RV：右心室；LA：左心房；RA：右心房

注 A.心尖四腔心切面箭头所示为二尖瓣后叶脱垂、连枷；B.心尖长轴切面，箭头显示二尖瓣后叶瓣尖有断裂的腱索漂浮；C.显示重度二尖瓣反流(二尖瓣后叶脱垂，反流沿健侧，即沿前叶)

2.二尖瓣脱垂定位

二尖瓣的解剖定位采用Carpentier命名法，将前叶分为A1、A2及A3，后叶分为P1、P2及P3(图4-5)，为了给外科医师提供更加详细、有效的信息，术前超声心动图检查应根据Carpentier命名法提示二尖瓣叶脱垂的具体部位。

五、诊断

诊断主要根据典型的心尖区收缩中、晚期喀喇音和收缩晚期吹风样杂音，以及超声心动图表现。

六、并发症

合并严重 MR 者晚期可出现充血性心力衰竭；腱索断裂可导致急性的重度 MR，出现急性左心衰竭和肺水肿。感染性心内膜炎多见于有明显瓣膜结构和关闭不全的患者，但整体发生率并不高。心律失常多为良性，以室性心律失常和阵发性室上性心动过速最多见；单纯 MVP 中猝死较为罕见，除了家族性 MVP 和 LV 功能损害外，猝死的危险因素类似于非 MVP 人群。

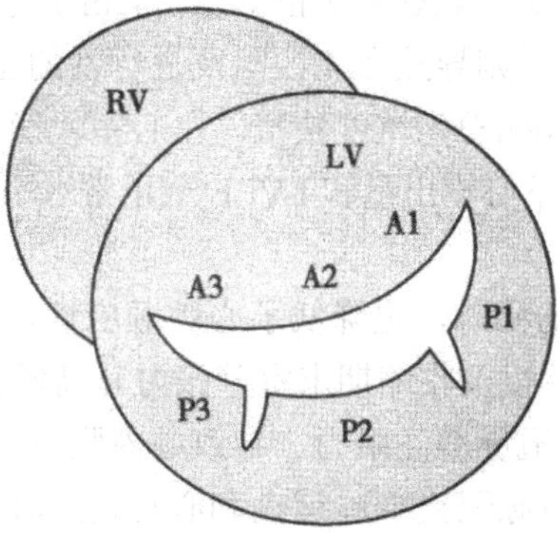

图 4-5　Carpentier 二尖瓣叶命名法

七、治疗

治疗原则与其他器质性 MR 并无差别。绝大多数合并轻、中度 MR，无症状或症状轻微者不需治疗，可正常工作生活，定期随访；有症状者对症治疗，包括抗心律失常（可用β受体阻断药）、抗凝治疗（合并血栓栓塞危险因素者）等。胸痛可用β受体阻断药。硝酸酯类药物可加重脱垂，应慎用。有猝死危险因素或合并马方综合征者，应避免过度的体力劳动及剧烈运动。严重 MR 需手术治疗，手术指征和方法的选择与其他器质性 MR 相同。

第五节　主动脉瓣狭窄

一、病因和病理

主动脉瓣狭窄最常见的病因是先天性主动脉瓣畸形、老年性主动脉瓣钙化和风湿性 AS。欧美国家以前两者为主，我国仍以风湿性多见。

单纯风湿性 AS 罕见，几乎都合并二尖瓣病变及主动脉瓣关闭不全。病理变化为瓣叶交界粘连，瓣膜增厚，纤维化钙化，以瓣叶游离缘尤为突出。

三叶瓣的钙化性 AS（即所谓的“老年退行性”狭窄）多见于老龄患者，近年来发生率呈上升趋势。发病机制可能与主动脉瓣应力和剪切力异常升高、湍流致血管内皮损伤、慢性炎症、RAS系统激活、脂蛋白沉积、钙磷代谢紊乱、同型半胱氨酸水平、遗传等因素有关；与冠心病有相似的危险因子，如老龄、男性、肥胖、高血压、高血脂、吸烟、糖尿病等。一旦发生，病变呈进行性发展直至最终需要进行瓣膜置换。病理表现为瓣体部的钙化，很少累及瓣叶交界。钙化程度是临床转归的预测因子之一。

先天性AS可为单叶式，二叶式或三叶式，其中二叶式主动脉瓣最多，约占50%。普通人群中BAV的发生率为1%～2%，部分有家族史(染色体显性遗传)。

二、病理生理

早期表现为主动脉瓣增厚，不伴流出道梗阻，此阶段称为主动脉瓣硬化。病变进一步发展可导致主动脉瓣口面积减少。当AVA从正常(3～4cm^2)减少至一半(1.5～2.0cm^2)时几乎无血流动力学异常，进一步降低则导致血流梗阻及进行性的左心室压力负荷增加，当AVA减少至正常值的1/4以下(＜1.0cm^2)为重度狭窄。左心室代偿性肥厚，收缩增强以克服收缩期心腔内高压，维持静息状态下心输出量和LVEF至正常水平，临床可无明显症状，但运动时心输出量增加不足。

LV肥厚作为代偿机制的同时，也降低了心腔顺应性，导致LV舒张期末压力升高，舒张功能受损。其次，LV肥厚以及收缩期末室壁张力升高增加了心肌氧耗；LV顺应性下降，舒张期末压力升高，增加了冠脉灌注阻力，导致心内膜下心肌灌注减少；此外，LV肥厚还降低了冠脉血流储备(即使冠脉无狭窄)，运动和心动过速时冠脉血流分布不匀导致心内膜下缺血，而肥厚心肌对缺血损害更加敏感，最终导致心肌纤维化，心室收缩和舒张功能异常。

AS进一步加重时，心肌肥厚和心肌收缩力不足以克服射血阻力，心输出量和LVEF减少，外周血压降低，临床出现症状，脑供血不足可导致头昏、晕厥；心肌供血不足加重心肌缺血和心功能损害(心绞痛和呼吸困难等)，最终LV扩大，收缩无力，跨瓣压差降低，LAP、肺动脉压、肺毛细血管楔压和右心室压上升。

三、临床表现

(一)症状

AS可历经相当长的无症状期，猝死的风险极低(＜1%/年)；一旦出现症状，临床情况急转直下，若不及时手术，2年生存率为20%～50%。主要三大症状为劳力性呼吸困难、心绞痛、黑蒙或晕厥。早期表现多不典型，特别老年人或不能运动的患者症状极易被忽视，或因缺乏特异性而误以为衰老导致体能下降，或其他疾病的症状。劳累、AF、情绪激动、感染等可诱发急性肺水肿；有症状的AS猝死风险升高。如未能及时手术，随病程发展和心功能损害加重，晚期出现顽固的左心衰竭症状和心输出量降低的各种表现，甚至右心衰竭的表现。

(二)体征

心脏浊音界可正常，心力衰竭时向左扩大。心尖区可触及收缩期抬举样搏动，左侧卧位时可呈双重搏动。胸骨右缘第2肋间可闻及低调、粗糙、响亮的喷射性收缩期杂音，呈递增递减型，第一心音(S1)后出现，收缩中期最响，以后渐减弱，主动脉瓣关闭(第二心音S2)

前终止。常伴有收缩期震颤。吸入亚硝酸异戊酯后杂音可增强。杂音向颈动脉及锁骨下动脉传导。杂音越长，越响，收缩高峰出现越迟，狭窄程度越重。合并心力衰竭后，杂音变轻而短促。瓣膜无明显钙化时(先天性 AS)可有收缩早期喷射音(主动脉瓣开瓣音)；钙化明显时，主动脉瓣第二心音(A2)减弱或消失，亦可出现第二心音逆分裂。常可在心尖区闻及第四心音(S4)，提示 LV 肥厚和 LVEDP 升高。LV 扩大和衰竭时可有第三心音(舒张期奔马律)。

四、物理学检查

(一)X 线检查

左心缘圆隆，心影早期不大，继发心力衰竭时 LA 及 LV 扩大；可见主动脉瓣钙化、升主动脉扩张。晚期可见肺动脉主干突出，肺静脉增宽和肺淤血等征象。

(二)心电图检查

可见 LV 肥厚与劳损表现，多有 LA 增大。部分可见左前分支阻滞和其他各种程度的房室或束支传导阻滞，及各种心律失常。

(三)超声心动图检查

1. 超声心动图表现

超声心动图是 AS 首选的评价手段。主动脉瓣硬化为钙化性 AS 的早期表现，主动脉瓣增厚，回声增强，可伴有局部钙化，多始于瓣叶根部，逐渐向瓣尖扩展；瓣膜活动略显僵硬，跨瓣 1.5～2.5m/s。随着病程进展，瓣膜钙化加重(但极少累及交界)，活动受限，瓣口变形狭小，开放呈星形，跨瓣血流速度升高。

风湿性 AS 表现为交界粘连，瓣叶增厚、钙化，游离缘尤为突出，瓣口开放呈三角形。几乎都同时伴有二尖瓣风湿性病变。

80%的 BAV 为右冠瓣和左冠瓣融合而形成大的前瓣(发出两支冠状动脉)和小的后瓣，约 20%为右冠瓣和无冠瓣融合而形成大的右瓣和小的左瓣(各发出一支冠状动脉)，左冠瓣与无冠瓣融合非常罕见。收缩期短轴图像见 2 个瓣膜及 2 个交界，瓣口开放呈“橄榄状”即可明确诊断(图 4-6)。BAV 多合并升主动脉扩张。

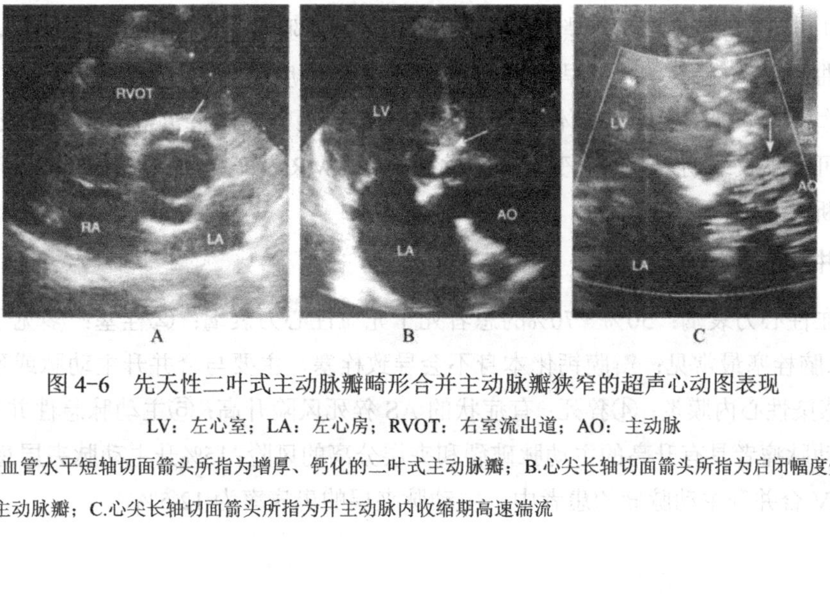

图 4-6　先天性二叶式主动脉瓣畸形合并主动脉瓣狭窄的超声心动图表现

LV：左心室；LA：左心房；RVOT：右室流出道；AO：主动脉

注 A.大血管水平短轴切面箭头所指为增厚、钙化的二叶式主动脉瓣；B.心尖长轴切面箭头所指为启闭幅度受限的二叶式主动脉瓣；C.心尖长轴切面箭头所指为升主动脉内收缩期高速湍流无论何种病因，晚期严重狭窄的瓣膜明显钙化，融合成团，无法清楚区分瓣叶和交界；瓣叶活动明显受限，瓣口变形固定呈小孔状；CDFI 显示跨瓣膜的收缩期高速血流信号。CW 可定量狭窄程度；CW 速度曲线轮廓圆钝间接提示严重狭窄，而轻度狭窄峰值前移，速度曲线呈三角形；CW 还有助于和左心室流出道动力性梗阻进行鉴别。

2. 定量 AS 程度（表 4-2）

常用指标有最大血流速度(V_{max})、最大跨瓣瞬时压差(PPG)、平均跨瓣压差(MPG)、主动脉瓣口面积(AVA)(连续方程式法)，应结合瓣膜钙化程度及活动度等间接征象进行综合判断，并考虑心脏功能、高动力状态、小心腔和过度肥厚、高血压(动脉阻抗)、主动脉瓣反流、二尖瓣病变、升主动脉内径(压力恢复现象，pressure recovery)、体形等对测量结果的干扰。

表 4-2　主动脉瓣狭窄严重程度分级

指标	轻	中	重
V_{max}（m/s）	＜3.0	3.0～4.0	＞4.0
MPG（mmHg）	＜30	30～50	＞50
AVA（cm^2）	＞1.5	1.0～1.5	＜1.0
AVA 指数（cm^2/m^2）	＞0.85	0. 60～0. 85	＜0.6

五、诊断和鉴别诊断

发现典型的心底部喷射样收缩期杂音及超声心动图表现可明确诊断。鉴别诊断主要依赖二维超声和 CDFI。

先天性主动脉瓣上/下狭窄：多为固定性狭窄，超声可明确高速血流的部位，LVOT 及主动脉根部的形态。主动脉瓣下狭窄由异常隔膜或肌束引起，血流动力学特征与 AS 类似。主动脉瓣上狭窄不常见，如 Williams 综合征，成人阶段出现持续性或间断性梗阻。

动力性主动脉瓣下狭窄：多见于特发性肥厚型主动脉瓣下狭窄、左心室小而厚的患者(如某些女性高血压)处于高动力状态下(应激、贫血、甲亢、发热、容量不足、运动等)、某些心尖部心肌梗死(基底段收缩代偿性增强过度)患者。梗阻主要发生在收缩中晚期，CW 呈特征性频谱曲线(峰值后移，收缩早期曲面朝上)；梗阻程度受到多种血流动力学因素(容量负荷、心率/律、心肌收缩力、β受体阻断药等药物)影响而多变，甚至可呈间歇性或隐匿性。

其他可产生收缩期杂音的病变，如主动脉扩张、MR 及三尖瓣关闭不全，超声心动图可以明确诊断。

六、并发症

①充血性心力衰竭：50%～70%的患者死于充血性心力衰竭；②栓塞：多见于老年钙化性 AS，以脑栓塞最常见；瓣膜钙化本身不会导致栓塞，主要与合并升主动脉或颈动脉斑块有关；③感染性心内膜炎；④猝死：有症状的 AS 猝死风险升高；⑤主动脉急性并发症：BAV 合并升主动脉瘤者具有升高的主动脉破裂和夹层分离的风险；15%升主动脉夹层患者有 BAV 畸形；BAV 合并升主动脉瘤的患者中，主动脉夹层的患病率为 12.5%。

七、治疗

(一)随访

AS进展速度存在显著的个体差异，目前无有效的临床预测指标，定期临床和超声随访，特别是早期识别症状对于决定手术时机至关重要。应教育患者了解可能出现的症状，一旦出现需立即复诊。对于症状可疑者，运动负荷超声心动图可以帮助判断。超声心动图随访频度为重度AS每年一次，中度每1～2年一次，轻度每3～5年一次。BAV合并AS者还必须同时评价主动脉根部及升主动脉内径。BAV的亲属中9%也有BAV，即使无BAV的亲属，也有可能合并升主动脉病变，因此需对BAV的一级亲属进行超声筛查。

(二)药物治疗

无特异性治疗。避免过度的体力劳动和剧烈运动；合并高血压者积极控制血压。有症状但无法手术的患者可对症治疗但预后极差，如抗心力衰竭(ACEI类药物)，控制心绞痛(硝酸酯类)。

(三)介入和手术治疗

指征：①AS出现症状应尽快手术；②无症状的重度AS如LVEF＜50%，或是运动试验诱导出症状或血流动力学不稳定(血压异常反应)应尽快手术；③合并明显钙化、快速进展的中重度AS倾向于早期手术；④中重度AS如合并其他心脏手术指征(如升主动脉瘤、冠脉搭桥、其他瓣膜病变)应同时行主动脉瓣置换。极重度AS(V_{max}≥5.5m/s)即使无症状也主张尽早手术。有心肌收缩储备的低压差AS主张手术治疗。其他倾向手术的参考因素包括运动诱导出复杂的室性心律失常、LV明显肥厚除外高血压因素。

标准治疗为主动脉瓣置换术，适用于绝大多数有手术指征的患者。以人工机械主动脉瓣置换术多见，65岁以上患者可结合其具体情况选择人工生物主动脉瓣。合并冠状动脉病变时，宜同时行冠状动脉旁路移植术。合并升主动脉扩张者如内径＞4.5cm，应同时行升主动脉人工血管置换术。在BAV换瓣的患者中20%需同时行升主动脉瘤手术。

介入治疗技术包括经皮主动脉球囊扩张术和近年来发展起来的经导管人工主动脉瓣植入术(transcatheter aortic valve impiantation，TAVI)。前者适用于儿童和青少年的非钙化性的先天性AS。TAVI手术包括两个途径，即逆行的经皮主动脉瓣植入法和顺行的经心尖部的主动脉瓣植入法。目前主要用于存在外科手术高风险或禁忌证的、预期寿命＞1年的、有症状的重度AS。

第六节 主动脉瓣关闭不全

一、病因和病理

主动脉瓣关闭不全(aortic regurgitation，AR)可因主动脉瓣叶本身病变和(或)主动脉根部或升主动脉病变所导致。前者常见的原因有：老年性瓣叶钙化、BAV、风湿性、感染性心内膜炎、结缔组织疾病(如系统性红斑狼疮、类风湿关节炎)、其他(干下型室间隔缺损、主动脉瓣下狭窄、外伤、某些药物)。导致AR的主动脉方面的原因主要是主动脉根部扩张/瘤、马方综合征、主动脉夹层、胶原血管病及梅毒。单纯由于主动脉根部或升主动脉扩张所致而瓣膜自身无器质性病变的称为功能性 AR。急性 AR 多见于感染性心内膜炎导致瓣叶穿孔、外伤或医源性损伤(主动脉瓣球囊成形术/TAVI 术中或外科手术修复失败)及急性升主动脉夹层。急慢性 AR 也见于人工主动脉瓣合并机械并发症或感染性心内膜炎。

风湿热、BAV 以及老年性瓣膜钙化的病理表现见上一节“主动脉瓣狭窄”。

二、病理生理

慢性 AR 导致 LV 舒张期容量负荷加重，早期 LVEDV 代偿性增大伴心肌肥厚，心腔顺应性增加，使得 LV 心搏总量增加，以维持正常的前向 SV 和 LVEDP；然而心腔扩大导致心肌收缩期张力和 LV 后负荷增加，加重 LV 肥厚。此时心肌收缩功能和 LVEF 正常，临床无明显症状。

随着病情进展，心肌肥厚不再能对抗 LV 前后负荷的增加，进入失代偿期。后负荷的增加导致 LVEF 降低至正常低限；LV 收缩减弱使 SV 减少；LV 进一步扩张、肥厚，LV 舒张末及收缩压力上升。心肌肥厚及收缩室壁张力升高增加了心肌耗氧，明显 AR 使主动脉舒张压下降，冠脉灌注压降低；肥厚导致冠脉储备降低；这些因素导致心肌尤其是心内膜下心肌缺血，加重 LV 功能异常。LV 功能损害早期呈隐匿性的渐进过程，静息状态下可仍无明显症状，部分患者在运动后出现呼吸困难或心绞痛；若此时手术，心脏功能尚可恢复。

急性 AR，LV 无充足时间代偿骤增的容量负荷，引起急性左心功能不全。

三、临床表现

(一)症状

急性 AR 主要表现为急性左心衰竭或肺水肿、心源性休克、心肌缺血表现，甚至猝死。AR 患者合并胸背痛需怀疑有主动脉夹层的可能。

慢性 AR 存在较长的无症状期，约 1/4 的患者发展为隐匿性的 LV 功能异常(平均历时 5.9 年，年发生率为 1.2%)；隐匿性 LV 功能异常进展到出现症状一般需 2～3 年，年发生率＞25%。无症状者死亡率(包括猝死)极低(＜0.2%/年)；而一旦出现症状，死亡率＞10%/年，心力衰竭的发生率则＞20%。常见症状为心悸、劳力性呼吸困难、胸痛、晕厥；其他症状还有疲乏、活动耐力显著下降、过度出汗，咯血和栓塞较少见。早期症状主要出现在运动或应激时，晚期症状可出现明显的左心衰竭症状(端坐呼吸、夜间阵发性呼吸困难)及右心衰竭症状(肝脏淤血肿大、触痛，踝部水肿、胸腔积液或腹水)。

(二)体征

慢性 AR：心界向左下扩大，心尖搏动左下移位，范围较广，呈抬举性搏动。颈动脉搏动增强，并呈双重搏动。收缩压正常或稍高，舒张压明显降低，脉压明显增大。可出现周围血管体征：水冲脉，毛细血管搏动征，股动脉枪击音，股动脉收缩期和舒张期双重杂音，以及头部随心搏频率的上下摆动。典型听诊发现为主动脉瓣区舒张期高调递减型哈气样杂音，坐位、前倾、呼气末时明显，多伴有舒张期震颤。风湿性者在胸骨左缘第 3 肋间最响，可沿胸骨缘下传至心尖区；升主动脉显著扩张者，杂音在胸骨右缘第 2 肋间最响。AR 的严重程度与杂音持续时间的相关性远胜于杂音的响度，杂音持续时间越长，则 AR 越严重。杂音带音乐性质常提示瓣膜严重损害(如连枷、撕裂或穿孔)。严重 AR 还可闻及主动脉瓣区收缩中期喷射样、较柔和、短促的高调杂音(相对性 AS)，向颈部及胸骨上凹传导，甚至伴收缩期震颤；AR 反流束冲击二尖瓣前叶，影响其开放可引起相对性 MS，心尖区常可闻及柔和、低调的隆隆样舒张中期或收缩前期杂音(即 Austin-Flint 杂音)，用力握拳时增强，吸入亚硝酸异戊酯时减弱；LV 明显扩大引起功能性 MR 时，可在心尖区闻及全收缩期吹风样杂音，向左腋下传导。瓣膜活动很差或反流严重时主动脉瓣第二心音(A2)减弱或消失；合并左心功能不全时可闻及第三心音(S3)和第四心音(S4)。晚期可出现肺动脉高压和右心衰竭体征(颈静脉怒张，肝脏肿大，下肢水肿)。

急性 AR 常缺乏典型的体征和杂音：LV 无明显扩大，脉压可正常，可无外周血管征，舒张期杂音柔和、短促甚至不能闻及，易导致反流程度的低估。舒张期 LV 压力迅速升高使得二尖瓣提前关闭，S1 通常较柔和，甚至消失。

四、物理学检查

(一)X 线检查

慢性 AR 时 LV 明显增大，升主动脉和主动脉结扩张，呈“主动脉型心脏”。透视下主动脉搏动明显增强，心影“摇椅样”摆动。可见主动脉瓣和升主动脉的钙化。晚期 LA 增大。合并肺高压或右心衰竭时出现相应改变。急性 AR 时，LA 及 LV 大小正常，可出现肺淤血和(或)肺水肿。

(二)心电图检查

缺乏特异性，LV 肥大和劳损，电轴左偏；晚期 LA 增大。亦可见束支传导阻滞和房性或室性期前收缩。

(三)超声心动图检查

超声心动图是 AR 患者标准评估的重要组成，可检测主动脉瓣/主动脉病变、反流及其严重度、LV 大小及功能，对于临床决策具有重要意义。

二维超声可以直接显示瓣叶数量和结构(二叶或三叶，瓣叶增厚钙化，活动度和脱垂)，交界(有无融合，开放和对合情况)，主动脉根部及升主动脉近端(瓣环、Valsalva 窦、窦干交界部)，提示 AR 的病因和机制。感染性心内膜炎导致的 AR 可见赘生物、瓣膜穿孔、瓣膜瘤、主动脉瓣周脓肿及破溃后形成的瘘管(图 4-7)。主动脉瓣脱垂为关闭时局部或整个瓣叶的游离缘超过瓣环水平，可合并其他瓣膜的脱垂；主动脉瓣连枷为瓣叶关闭时整个瓣叶翻转进入 LVOT，可见于感染性心内膜炎、医源性损伤或外伤后。功能性 AR 无主动脉瓣结构异常，但主动脉根部明显扩张，窦干连接部/瓣环内径＞1.6。某些疾病导致的可同时存在瓣叶异常和升主动脉病变，如马方综合征可同时存在主动脉瓣脱垂及主动脉根部瘤(图 4-8)。

CDFI 可见舒张期反流束经主动脉瓣口进入 LVOT，反流束宽度占 LVOT 直径的比例＞65%强烈提示重度 AR。主动脉瓣脱垂导致 AR 多为偏心性，朝向脱垂瓣叶的对侧；观察反流束的朝向和起源有助于判断脱垂部位。

(四)其他检查

CT 和 CMRI 并不常规用于评估 AR，但可完整评估主动脉，适用于可能同时存在升主动脉瘤，或主动脉夹层的 AR 患者。

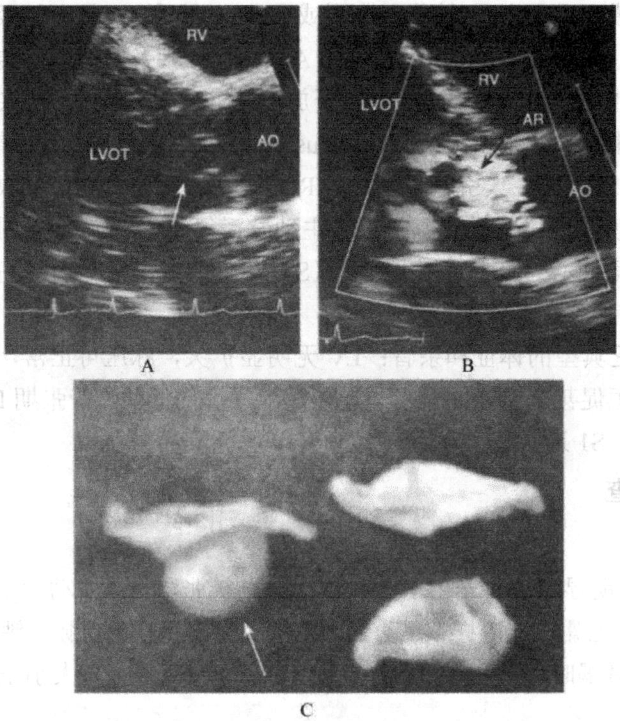

图 4-7　感染性心内膜炎合并主动脉左冠瓣瓣瘤形成及主动脉瓣反流

AR：主动脉瓣反流；LVOT：左室流出道；余同前

注 A.胸骨旁左室长轴切面二维图像(局部放大)显示主动脉左冠瓣瘤体呈囊样凸向左室流出道(箭头所示)；B.同一切面的 CDFI 显示重度主动脉瓣反流；C.手术切除的主动脉瓣标本证实了术前心超诊断(箭头所示)

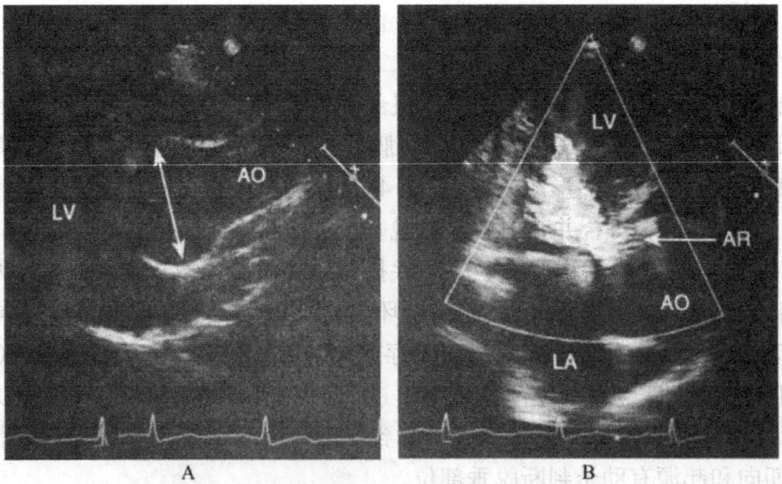

图 4-8　主动脉根部瘤合并主动脉瓣反流

注 A.胸骨旁左室长轴切面二维图像显示主动脉窦干结合部近端瘤样扩张(双向箭头)，而主动脉瓣叶无明显增厚；B.心尖部左室长轴切面 CDFI 显示大量主动脉瓣反流

五、诊断和鉴别诊断

诊断主要根据典型的舒张期杂音和超声心动图表现。超声有助于与肺动脉瓣关闭不全、乏氏窦瘤破裂、冠状动脉瘘等其他产生舒张期杂音的病变鉴别。

六、并发症

充血性心力衰竭见于晚期AR，为本病的主要死亡原因；猝死见于有症状的AR；急性主动脉综合征多见于马方综合征，BAV；感染性心内膜炎亦可见，栓塞少见。

七、治疗

(一)随访

无症状的轻度或中度AR，超声心动图每2～3年重复一次。重度AR，如无症状且LV功能正常者每年复查；LV大小和功能指标接近手术指征复查间隔应更短(每6个月)。凡AR患者出现症状、LV大小和(或)功能恶化、主动脉进行性快速扩张时，应予密切随访；证实有手术指征，则应尽早手术。马方综合征和BAV患者的随访频度还需参考升主动脉的扩张程度和进展情况。

(二)药物治疗

慢性AR应避免过劳及剧烈运动；梅毒性主动脉炎应给予全疗程的青霉素治疗；风湿性心脏病应积极预防链球菌感染与风湿活动；合并高血压者应积极控制血压；ACEI类药物用于合并心力衰竭但有手术禁忌证的患者，心力衰竭患者术前过度治疗，以及术后持续心功能异常者；对于无高血压或心力衰竭症状的患者，尚无使用扩血管药物获益的证据。马方综合征使用β受体阻断药可减缓主动脉扩张的发展。

(三)手术治疗

手术指征：急性AR通常需要急诊手术，术前禁用主动脉内球赛反搏。慢性AR的手术指征包括：出现症状；无症状的重度AR如伴LVEF≤50%、或LV明显扩大(LVEDD＞65mm，或LVESD＞50mm)；中度或重度AR在行CABG术、升主动脉或者其他瓣膜的手术时，应同时作主动脉瓣手术。

标准手术方式为人工主动脉瓣置换术；如瓣环发育较小需同时行主动脉瓣根部扩张术。合并升主动脉病变则需同时处理两个病变，应根据主动脉瓣病变的情况决定是否保留主动脉瓣。主动脉瓣修复被越来越多的用于功能性AR及部分器质性AR，包括瓣叶悬吊、瓣环成形等，主要适用于瓣膜质地较好，无显著钙化变形，病变局限或单纯瓣环扩张的AR。超声心动图有助于预测瓣膜的可修复性。

Ross手术(自体肺动脉瓣和肺动脉移植)主要用于严重的感染性心内膜炎(瓣环及主动脉根部严重破坏)、小儿的先天性主动脉瓣和主动脉根部病变。

第七节　三尖瓣病变

一、病因和病理

三尖瓣病变中以继发于右心室扩大，三尖瓣环扩张的功能性的三尖瓣关闭不全最常见，常见于MS、慢性肺源性心脏病、先天性心脏病、RV心肌梗死及各种左心病变(如冠心病、心肌病、瓣膜病等)的晚期。

器质性的三尖瓣病变较少见。风湿热可导致三尖瓣狭窄和TR，几乎均伴二尖瓣病变。其病理改变为瓣叶增厚，交界融合，腱索融合挛缩。类癌综合征也可导致TS和TR，但以TR为主。病理改变为瓣膜增厚、纤维化，活动受限，可伴肺动脉瓣病变。器质性的TR主要为先天畸形，如Ebstein畸形(图4-9)或裂缺；近年来随着吸毒人员和导管应用增加，三尖瓣感染的发病率也在增加；其他引起TR的病因还包括心内膜心肌纤维化、三尖瓣脱垂、外伤及医源性损伤(如活检术、安装起搏器、右心导管术)。

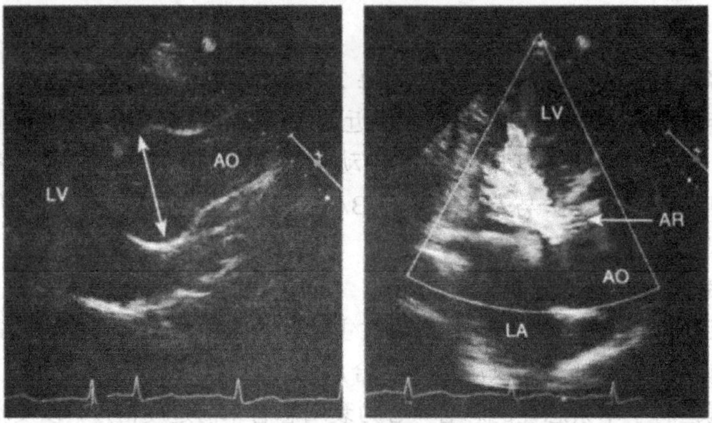

图4-9　三尖瓣下移畸形(Ebstein畸形)的二维超声心动图表现

ARV：房化右室

注 A.心尖四腔心切面，显示三尖瓣隔瓣明显下移(箭头所示)，远离瓣环及二尖瓣前叶附着点(星号所示)，将RV分为近端的房化右室和远端的功能右室；房化右室和右心房扩大；B.右室流入道切面显示三尖瓣后叶下移(箭头)，远离瓣环(星号)

二、病理生理

TS可导致RA扩大，右心房压力升高；而LAP、肺动脉压和右心室压力可无明显升高，RV大小和功能可正常。当舒张期RA-RV间的平均压差超过4mmHg时，即可引起体静脉淤血，表现为颈静脉充盈、下腔静脉扩张、肝大、腹水和水肿等。严重TS可导致静息心输出量下降，运动时也无增加。

TR可导致RA及RV扩大，晚期导致右心室衰竭，出现体循环淤血表现；但其代偿期较MR长。继发于严重肺高压的TR发展较快。

三、临床表现

TS早期即可出现体静脉淤血表现，如颈静脉充盈和搏动、顽固性水肿和腹水、肝脾肿大、肿大的肝脏可触及明显的收缩期前搏动、黄疸、消化道症状、严重营养不良。TS导致心输出量降低可引起疲乏。TS会减轻合并的MS的临床症状。心脏听诊胸骨左下缘有低调隆隆样舒张中晚期杂音，吸气时增强，呼气或吸气后屏气(Valsalva动作)时减弱。可伴收缩期前增强、舒张期误颤、偶有开放拍击音P2正常或减弱。MS可掩盖TS的杂音。

TR存在较长的无症状期；合并二尖瓣病变者，肺淤血症状可因TR的发展而减轻，但乏力和其他低排症状可更重。听诊可闻及胸骨左下缘全收缩期杂音，吸气及压迫肝脏后杂音可增强；三尖瓣脱垂可在三尖瓣区闻及非喷射性喀喇音。严重的TR可有S3及三尖瓣区低调舒张中期杂音(相对性狭窄)，颈静脉及肝脏搏动。TR晚期右心衰竭后可出现体静脉淤血表现。

四、物理学检查

(一)X线

TS患者RA明显扩大，下腔静脉和奇静脉扩张，但无肺动脉扩张；TR患者可见右房室增大，透视下RA收缩期搏动。TR晚期可见奇静脉扩张和胸腔积液；有腹水者，横膈上抬。

(二)心电图

TS可见RA肥大，Ⅱ及V_1导联P波高尖；无RV肥大的表现。TR可见RV肥厚劳损，RA肥大；并常有右束支传导阻滞。

(三)超声心动图

CDFI表现类似于二尖瓣病变，但缺乏有效的定量诊断技术和指标，二维描记瓣口面积存在难度。重度TS的间接征象包括RA显著增大及下腔静脉增宽。TR反流束的速度并不代表TR的严重程度。重度TR的间接征象有肝静脉收缩期逆向血流，右心显著扩大以及室间隔的反常运动。右心不增大可除外慢性重度TR。

二维超声可以进一步评价病因和机制。风湿性病变可见三尖瓣增厚和(或)钙化，交界粘连；反流为主者瓣膜挛缩变形及腱索缩短融合；狭窄为主者瓣叶活动受限，舒张期瓣尖开放呈穹隆样；常合并二尖瓣病变。类癌综合征三尖瓣增厚，纤维化，整个心动周期活动受限，瓣膜无法对合，存在明显缝隙；常合并肺动脉瓣异常。三尖瓣脱垂收缩中晚期关闭线位于瓣环以上，常累及隔瓣与前瓣，可伴发二尖瓣脱垂。三尖瓣腱索断裂导致连枷时，瓣叶游离缘收缩期完全反转入RA，多见于外伤及感染后(图4-10)。感染性心内膜炎可检测到赘生物。三尖瓣下移畸形可见隔瓣和后瓣附着点下移，远离瓣环，将右心室分为功能右心室和扩大的房化右心室。功能性TR瓣叶无明显异常，但RV明显扩大，可伴功能减退，三尖瓣环扩大，收缩期三尖瓣关闭时有缝隙。

TR患者还应评价RV大小和功能、瓣环内径、PASP；这些指标对于评价预后，决定是否需要手术，预测左侧瓣膜手术后TR持续存在和复发具有重要的价值。

五、诊断

根据典型杂音及超声心动图表现。

六、治疗

TS：限盐利尿可改善体循环淤血。TS多合并左侧瓣膜病变，通常选择左侧瓣膜手术的同时对三尖瓣进行处理，如经皮球囊扩张瓣膜成形术、三尖瓣分离术及人工瓣膜置换术。由于右心人工瓣膜存在更高的血栓栓塞风险，瓣膜置换时优选人工生物瓣。

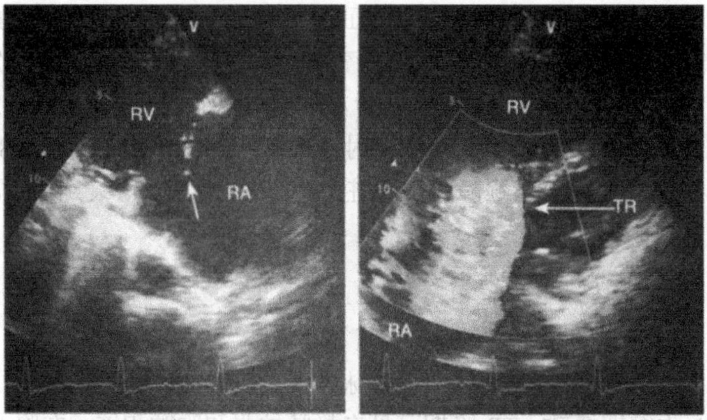

A　　　B

图 4-10　外伤后三尖瓣腱索断裂，连枷合并重度三尖瓣反流

TR：三尖瓣反流

注 A.右室流入道切面二维图像，显示收缩期三尖瓣前叶呈连伽样改变，瓣尖进入右心房，并见断裂腱索残端附着（箭头所示），三尖瓣口无法闭合；B.胸骨旁四腔心显示右房室增大，CDFI 可见大的三尖瓣反流进入右心房

TR：无症状的轻度 TR，无肺高压、右心无明显扩大或功能异常不需要手术。重度器质性 TR 并发症状或右心功能减退时需手术治疗；右心的感染性心内膜炎抗菌治疗效果好，通常不需要手术。

功能性 TR 的处理仍有争议。轻、中度的功能性 TR 可在原发疾病得到控制(有效的抗心力衰竭治疗、纠正肺高压、左心瓣膜手术)后改善，不需要特别处理。有症状的重度 TR、内科治疗无效者建议行三尖瓣手术。重度 TR、瓣环明显扩张或合并严重肺动脉高压的中度 TR，如需接受其他瓣膜手术，应同时行三尖瓣手术。

第八节　肺动脉瓣疾病

一、病因和病理

肺动脉瓣狭窄几乎均为先天性，可为三叶、二叶、单叶或四叶式，少数患者常伴有明显的瓣膜发育不良。可合并右心室流出道多水平的狭窄或发育不良(漏斗部、瓣下、肺动脉瓣环、瓣上、肺动脉主干及分支)；或作为复杂先心的一部分(如法洛四联症、右心室双出口、单心室)；Williams 综合征或 Noonan 综合征时，常同时合并外周肺动脉狭窄。可合并房间隔或室间隔缺损、主动脉骑跨和动脉导管未闭。获得性 PS 罕见，如风湿性、类癌综合征(多以反流为主)等，通常不会严重到需换瓣。其他病因有累及右心室的肥厚型梗阻性心肌病和糖原贮积症等。前纵隔肿瘤如压迫 RVOT 可导致相对性 PS。

肺动脉瓣关闭不全多由肺动脉总干扩张所致，多见于肺高压，其他病因有马方综合征、类癌综合征、先天性肺动脉瓣缺如或发育不良、感染性心内膜炎、医源性损伤。先天性 PS 或法洛四联症术后合并残余 PR 患者也在增加。

二、病理生理

PS 导致 RV 压力过负荷，跨瓣压差升高，RV 肥厚，甚至继发流出道梗阻，最终导致右心衰竭。如合并房间隔缺损，则可出现右至左分流。肺动脉压力通常正常或降低(心输出量减少)。严重 PS 导致肺灌注减少，氧合不足可导致发绀，合并动脉导管未闭可一定程度改善肺灌注和血氧。

PR 导致右心容量过负荷，由于右心为低压低阻力腔室，因此血流动力学后果通常不严重，代偿期较 AR 长；晚期 RV 扩大、肥厚，最终右心衰竭。继发于严重肺高压、急性反流或严重反流，病情发展较快。

三、临床表现

轻、中度 PS 一般无明显症状，预后良好；重度狭窄者，运动耐量差，可有胸痛、头晕或晕厥、发绀等症状。主要体征是肺动脉瓣区喷射性收缩期杂音，随狭窄程度加重，杂音增强及响度达峰后移，P2 减弱伴分裂，吸气后更明显。肺动脉瓣区喷射性喀喇音表明瓣膜无重度钙化，活动度尚可。先天性重度狭窄者，早年即有 RV 肥厚，可致心前区隆起伴胸骨旁抬举性搏动。持久发绀者，可伴发杵状指(趾)。

PR 在未发生右心衰竭前无临床症状。主要体征为肺动脉瓣区舒张早期递减型哈气样杂音，可下传至第 4 肋间。肺高压时，P2 亢进、分裂。反流量大时，三尖瓣区可闻及收缩前期低调杂音。如瓣膜活动度好，可闻及肺动脉喷射音。

四、物理学检查

(一)X 线检查

RV 肥厚、增大。单纯狭窄者，肺动脉总干呈狭窄后扩张，肺血管影稀疏；PR 伴肺高压时，可见肺动脉段及肺门阴影尤其是右下肺动脉影增大。

(二)心电图检查

示 RV 肥厚劳损、RA 增大。常见右束支传导阻滞。严重的 PS 或 PR 患者发生心律失常的风险增加，包括房扑或房颤、室性期前收缩、室性心动过速等。

(三)超声心动图检查

狭窄的肺动脉瓣开放呈穹隆状，瓣膜发育不良时瓣叶增厚，活动度小，瓣环(和肺动脉)内径狭小；钙化相对少见。介入术前需评价瓣环大小、瓣膜质地和钙化情况。CDFI 显示跨瓣膜的收缩期高速血流信号。重度 PS 常伴 RV 肥厚，可继发 RVOT 梗阻；晚期合并右心增大及右心衰竭。单纯瓣膜性 PS 常合并远端肺动脉扩张。此外，还可探查到合并的其他畸形。

PR 诊断依靠 CDFI 检测到舒张期由肺动脉瓣反流入 RVOT 的血流束而确诊。二维评价肺动脉瓣解剖学包括瓣叶数量(二叶式或四叶式)、运动(凸起或脱垂)或结构(肺动脉瓣发育不良、发育异常或阙如)有助于了解反流机制。类癌综合征导致动脉瓣叶缩短与增厚，多同时伴三尖瓣受累。肺动脉瓣黏液样变很罕见，导致瓣膜增厚、冗长与松弛。评估 PR 严重程度难度较大，RV 大小与功能可作为参考，CMRI 是最佳的评价手段。继发于肺高压者常伴肺动脉扩张。

五、诊断及鉴别诊断

根据肺动脉瓣区典型杂音及典型超声心动图表现多可确诊。当超声不能明确 PS 的严重程度，或怀疑存在多水平严重狭窄时，CT 或 CMRI 可作为替代的无创诊断方法。

六、治疗

新生儿严重的 PS 常需维持动脉导管开放才能存活；单纯先天性 PS 的治疗主要是经导管球囊扩张；重度 PS 合并肺动脉瓣环发育不良、严重的 PR、肺动脉瓣上或瓣下 PS 的患者推荐外科手术治疗。

继发性的 PR 极少需要专门的处理。治疗原发性病变(如感染性心内膜炎)或引起肺高压的疾病(如针对二尖瓣病变的手术)常可改善 PR。先天性心脏病(如法洛四联症或 PS)术后残留的重度 PR 可考虑肺动脉瓣置换。经导管肺动脉瓣植入术也是有效的治疗方法。

第九节　多瓣膜病

多瓣膜病，也称联合瓣膜病变，是指两个或两个以上的瓣膜同时存在病变，最常见于风湿性瓣膜病变；此外，感染性心内膜炎、瓣膜黏液样变性、马方综合征及其他结缔组织病变、退行性瓣膜病、类癌综合征等也常同时累及多个瓣膜。此外，同一个患者的 2 个瓣膜也可存在不同的病理情况。复合瓣膜病是指同一个瓣膜同时存在不同程度的狭窄和关闭不全，如 BAV 合并 AS 及 AR、风湿性 MS 合并 MR。

MVD 的临床表现取决于各个瓣膜病变相对的严重程度。MTD 导致复杂的血流动力学改变，可掩盖或加重临床症状；改变瓣膜病变的典型杂音；干扰多普勒定量瓣膜病变程度，从而给诊断带来困难。通常当各瓣膜病变的严重程度相似时，上游瓣膜病变会降低前向血流量，掩盖下游瓣膜的严重程度，如严重的右心瓣膜病变会导致低估左心瓣膜病变程度；严重的 MV 病变会导致低估 AV 病变程度。下游瓣膜的病变也会影响上游瓣膜病变的血流动力学改变，如严重的 AS 会导致 LV 压力增高，加重 MR，或是低估 MS 的狭窄程度。

同一个瓣膜如同时存在狭窄与反流的复合病变，也会对血流动力学造成影响。严重的反流，由于经过瓣口的血流量增加，可高估瓣膜狭窄程度。由于多普勒测量血流速度、压差、PHT 等指标均受到血流动力学的影响，因此定量 MVD 应更多的参考瓣膜的解剖异常和活动情况；尽可能选择较少受血流动力学影响的指标，如瓣口面积。术前识别多个瓣膜受累十分重要，如手术未能同时纠治所有严重的瓣膜病变，死亡率会明显增加；因此，怀疑 MVD 的患者术前应进行详细的临床评估和完整的多普勒超声评价，必要时还需行右心/左心导管和心室造影。

MVD 的病情比单一瓣膜病变更重，预后更差。手术的决策主要取决于症状、血流动力学后果(LA 及 LV 大小、LVEF、PASP)以及介入治疗或瓣膜修复的可能性。仅纠正某一瓣膜的病变，可能会明显加重另一瓣膜的血流动力学异常；但是联合瓣膜置换或三瓣膜置换的手术风险高，生存率差，需更为审慎，在条件允许时应考虑同时进行多瓣膜修复或介入手术的可能。当一个瓣膜病变可介入治疗(如 MS)，而另一个瓣膜需置换时(AS 或 AR)，可先行介入，然后再重新评估症状及另一瓣膜病变的严重程度，决定是立即还是延迟置换。

常见的联合/复合瓣膜病变包括：①AS+MS：约1/3的风湿性MS可同时累及主动脉瓣，可导致原发性瓣膜反流、狭窄、或两者并存。由于MS患者心搏出量降低，导致低流量低压差AS而低估AS程度；而AS可导致LVEDP增高，舒张期二尖瓣跨瓣压差缩小，可能低估MS程度。因此主动脉瓣区收缩期杂音和心尖区舒张期杂音均可减弱；②AR+MS：AR可导致MS的舒张晚期杂音减弱或消失，AR患者如S1增强并存在OS，提示MS的可能；不宜用PHT评价MS程度；严重MS会降低前向血流，患者脉压增宽可不明显，导致低估AR程度，甚至漏诊明显的AR；③AS+MR：AS常与MVP、瓣环钙化、风湿等导致的MR，或功能性MR共存。体检难以区分这两种不同的收缩期杂音，常会引起误诊。AS导致LV压力升高可加重MR，评价二尖瓣结构（鉴别MR是器质性的还是功能性）对临床处理非常重要；无明显结构异常的轻、中度MR可能在AVR术后得到明显改善。AS合并明显MR使LV前向心输出量减少更明显，LAP及肺静脉压力明显升高。发生AF会使AS的血流动力学进一步恶化，乏力及运动耐量的降低更明显；MR导致LV容量过负荷会掩盖AS引起的早期LV功能异常。重度MR可导致低流量低压差型AS，影响AS程度的评估，超声及术中直视下评价主动脉瓣的结构有助于诊断AS程度，决定是否需置换主动脉瓣；④AR+MR：这一病变组合可见于风湿性心脏病、黏液样退行性变同时累及主动脉瓣及二尖瓣导致双瓣膜脱垂、或结缔组织疾病导致两个瓣环均显著扩张。LV舒张期容量负荷大大加重，LV扩张更加明显，易发生衰竭。体检常有S3，动脉搏动轻而快。心脏超声可以评价各个病变相对的严重程度。AR患者中，继发于LV扩张的轻至中度的功能性MR在AVR术后常得到改善；⑤AS+AR：轻或中度的AR不影响AS评价，但严重AR会因跨瓣流速和压差升高而高估AS程度，连续方程式测量AVA更加可靠。中度AS合并中度AR等同于重度联合瓣膜病；⑥MS+ MR：MR并不影响定量MS，但不能用连续方程式法估测MVA；合并轻度以上MR是PHVC的禁忌证之一。

第十节　人工心脏瓣膜的术后管理和功能评价

人工心脏瓣膜的种类可分为机械瓣和生物瓣。前者优点是耐用，但需要终身抗凝，并可能引起出血-血栓栓塞并发症；后者按照来源可分为异种（猪瓣、牛心包瓣）、同种异体和自体瓣膜，或按其结构可分为带支架型、无支架型、及新型的经皮植入瓣膜。优点在于不需要终身抗凝，但耐久性较差，使用年限在10～15年，尤其是换瓣时较年轻的患者可在术后早期发生瓣膜退化。PHV的术后管理包括：定期随访、抗凝治疗、预防感染性心内膜炎、运动及妊娠的安全指导及并发症的监测和处理。

一、PHV的术后随访

（一）术后首次随访

出院前或出院后2～4周内，目的为评价手术后近期效果、评价人工瓣结构及功能，为以后的随访提供基线参照。术后早期检测到瓣周漏需评估再次手术的可能和必要，监测溶血，并为日后可疑心内膜炎的诊断提供鉴别。

(二)后期随访

没有症状且术后首次心脏超声正常的机械瓣患者可每年临床随访一次。在无症状且无 LV 和 PHV 功能不全时，机械瓣患者不必每年常规行心脏超声检查，生物瓣患者术后的头五年内也无指征每年常规行心脏超声检查。但如有新发的心脏杂音、临床状态恶化(出现不明原因的发热，呼吸困难等)、怀疑人工瓣膜的完整性或功能出现问题时，应及时复查心脏超声。

(三)评价方法和内容

包括详细的病史采集和体检、血液生化指标[血常规、电解质、肾功能、乳酸脱氢酶(检测溶血)、INR]、X 线胸片、心电图以及必要时超声心动图。

超声心动图可以了解心腔大小、心室局部和整体功能、主动脉、其他瓣膜的功能、肺动脉压力；评价人工瓣的稳定性、瓣膜及瓣周的回声(有无钙化及异常回声)、瓣叶的活动度、反流部位及程度、是否存在瓣周漏；多普勒可定量测量跨瓣速度和压力参数，但易受心率(律)、心脏负荷和功能等多种因素的影响，在判断时应结合患者的临床情况和 PHV 型号，特别要与既往的检查结果相比较。对于多数患者，TTE 就可确诊 PHV 功能不全；但是，人工瓣的声影可能会限制 TTE 对人工瓣瓣叶、赘生物、脓肿和血栓的检测，此外，人工二尖瓣的反流常无法检测，因此，当 TTE 存在技术缺陷，或临床高度怀疑 PHV 功能异常而 TTE 结果不能明确时，TEE 是首选的成像方法。

机械瓣均存在细小的多束功能性反流，其数量和部位取决于机械瓣的型号。多为中心性，起源于缝合线以内，源头细小，色彩单纯，持续时间短。无支架生物瓣较有支架的反流多见。病理性反流多合并血栓、瓣周漏、赘生物、生物瓣 SVD 及瓣膜摇动。

人工瓣梗阻多表现为跨瓣速度/压差升高，有效瓣口面积减小。可见于血栓、人工瓣-患者不匹配、瓣周纤维组织增生、赘生物、LV 肥厚、高心排血量等，最终的病因诊断常常需要 TEE，尤其是怀疑人工瓣感染或血栓形成。

二、人工瓣的抗凝治疗

所有机械瓣的患者终身都应接受抗凝治疗；生物瓣术后头三个月应进行抗凝，如果合并血栓危险因素则应持续抗凝治疗。抗凝的强度要考虑机械瓣的类型、位置、是否存在易患因素(如 AF、严重 LV 功能不全 EF＜30%、LA 扩大＞50mm、LA 内浓密的自发显影、既往栓塞史、任何程度 MS、高凝状态)等。推荐国人机械主动脉瓣控制 INR 在 1.8～2.5；机械二尖瓣或合并血栓危险因素，INR 2.5～3.0。联合应用阿司匹林 75～100mg 每日一次。充分抗凝仍发生栓塞者，抗凝治疗应加强，在保证安全的前提下调整口服华法林剂量达到更高的目标 INR(提高 0.5～1)。口服的直接凝血酶抑制剂达比加群以及 Xa 因子抑制剂利伐沙班及阿哌沙班不能替代华法林治疗，不推荐用于 PHV 患者。

人工瓣患者接受非心脏手术前应评估手术的出血风险和人工瓣血栓形成的后果。出血风险小且易于控制时不必中断抗凝，控制 INR＜2；出血风险大需暂停抗凝治疗时，术前一周停用华法林及阿司匹林，改用静脉肝素替代至术前 6 小时；无出血性并发症则术后 6～12 小时重启肝素治疗，并尽早开始口服华法林；肝素需与华法林同时使用 3～5 天待 INR 连续 2 天达标后撤药。

抗凝治疗对于大多数心导管操作是安全的；房间隔穿刺、直接 LV 穿刺或心包穿刺则应控制 INR＜1.2 并用静脉肝素进行过度治疗。

对于机械瓣的育龄妇女，应告知妊娠可能面临的风险(流产、致畸、出血、PVT 等)，劝诫其避孕。机械瓣的妇女一旦妊娠，应予以连续、有效、有监控的抗凝，并尽可能避免胎儿畸形。但是，对于 PHV 妊娠期的抗凝，目前尚无满意的统一的方案。华法林可致早期流产或胎儿畸形，妊娠头 3 个月应避免使用，而改用肝素或低分子肝素替代，至少每周检测 aPTT，使其在给药中期达到正常对照的 2 倍；3 个月后至孕 36 周可口服华法林，维持 INR 至 2.5～3.5，至少每 1～2 周化验一次。36 周后改为肝素过渡。推荐择期行剖宫术，围术期抗凝治疗和其他非心脏手术类似。

过度的抗凝治疗需要减少(暂停)华法林或口服维生素 K 来纠正；对于出血的病例，需静脉注射凝血酶原复合物浓缩液或新鲜冷冻血浆，联合口服维生素 K 以立即逆转抗凝治疗。

三、人工瓣常见并发症

包括血栓及出血事件、机械性并发症、感染性心内膜炎、SVD、AX 瓣膜-患者不匹配、心功能不全、肺高压、猝死、心律失常等。早期并发症多与手术或瓣膜选择不当有关，感染和血栓形成少见；晚期的并发症常由于抗凝不当、感染、瓣周纤维组织增生、瓣膜的耐用性等有关；术后持续的心力衰竭、心律失常和肺高压通常是干预过迟，术前不可逆的心肌损害所导致(图 4-11)。

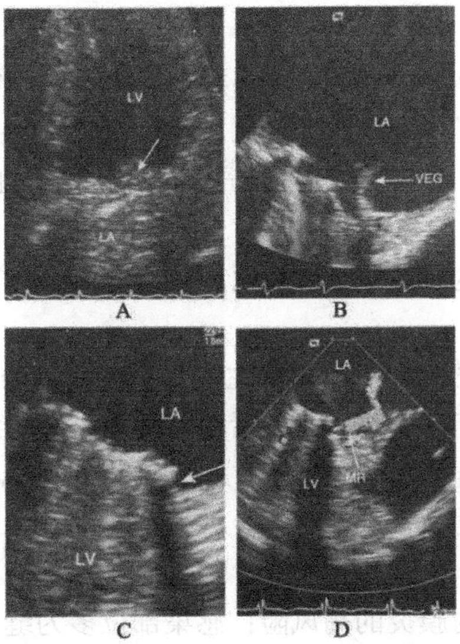

图 4-11　人工瓣常见并发症的超声心动图表现

MR：二尖瓣反流；VEG：赘生物

注 A.心尖四腔心切面(局部放大)显示人工机械二尖瓣血栓形成(箭头所示)，为瓣口中等密度回声凸向心腔，实时图像还可见瓣叶活动异常和跨瓣血流梗阻；B.经食道切面显示人工机械二尖瓣合并感染，箭头所指为瓣周左房面附着的赘生物，实时显示其高活动性；C、D.为同一患者，经食道超声心动图显示人工机械二尖瓣瓣周漏，其中 C 为二维局部放大图像显示瓣周回声中断(箭头所示)；D 为 CDFI 显示源自漏口的反流束进入左心房(箭头)

(一)人工瓣血栓形成

是最常见的人工瓣并发症，好发于机械瓣，术后第一年为高发期。易患因素有：抗凝强度不足或终止(因其他非心脏手术或妊娠)、人工瓣膜种类(老式瓣膜)、瓣膜位置(右心人工瓣＞左心，二尖瓣＞主动脉瓣)、心脏血流动力学情况(低心输出量或 AF)、存在心房血栓、既往栓塞事件、高凝状态(如妊娠等)。

临床表现取决于是否存在梗阻。典型的梗阻性 PVT 可在短期内出现明显的心力衰竭；其他表现还有呼吸困难、发热、栓塞等。听诊人工瓣音降低或消失，或出现新的瓣膜反流或梗阻的杂音。INR 降低及 D-二聚体升高。PVT 在超声上表现为人工瓣膜运动异常(活动度降低或消失，关闭不全和延迟开放)、血栓回声、异常的跨瓣血流和中央反流，以及多普勒参数异常(跨瓣压差升高及有效面积减小等)。

PVT 的治疗方式包括手术、溶栓、优化抗凝(肝素化+抗凝+抗血小板治疗)；选择取决于是否存在梗阻、人工瓣位置、血栓大小和临床状况是否稳定。梗阻性 PVT，病情危重(NYHA Ⅳ级)或凝血块较大者需要紧急手术；如存在手术高风险或无条件手术者可溶栓治疗；病情稳定者，凝血块较小则首选溶栓治疗；优化抗凝治疗也可作为替代治疗，但如优化抗凝治疗后，血栓仍持续存在或反而增大或反复出现血栓栓塞事件，则需考虑手术或溶栓。右心 PVT 首选溶栓。

(二)机械性并发症

由腱索或线头导致瓣膜嵌顿和梗阻常因术后停机困难而需紧急处理，术中 TEE 监护有助于早期确诊。

发生于术后早期的瓣周漏十分常见，大多数是轻微或轻度的，不会进展，无血流动力学意义，不增加感染风险，偶可导致溶血性贫血，通常不必处理；但严重者需再次手术，也有经皮介入治疗的报道。晚期出现的、新的、严重的瓣周漏常由 PHV 结构损坏或心内膜炎所致。

机械瓣组件突然损坏极为罕见，可致猝死。瓣周纤维组织向瓣膜内缓慢生长可因瓣膜逐渐梗阻而需再次手术。

SVD 是生物瓣的主要并发症，约 1/3 的生物瓣在植入后的 10～15 年发生损坏，尤其是二尖瓣位的猪瓣及换瓣时较年轻的患者。包括萎缩变薄、撕裂穿孔、增厚钙化，可导致严重的瓣膜反流，需再次开胸行瓣膜置换，经皮介入治疗(valve in valve 瓣中瓣)治疗老化的人工生物主动脉瓣已获得临床成功。

(三)人工瓣膜心内膜炎

人工瓣膜具有感染性心内膜炎的高风险；感染部位多为缝合圈；生物瓣还可累及瓣叶；带瓣管道感染可累及远端吻合口或冠脉再植位置。赘生物可引起栓塞，瓣叶活动和功能异常，瓣环周围组织破坏会引起瓣周漏，脓肿和瘘管，破坏瓣膜的稳定性。临床表现和诊断标准与天然瓣膜心内膜炎相似，但更易出现新发的杂音或杂音性质改变、HF、及 EKG 上新的传导异常。TEE 可明显改善 PVE 的诊断和治疗，是首选的检查，在临床可疑 PVE 而 TTE 阴性时，须考虑进一步 TEE 检查。PVE 感染更难控制，较早出现严重并发症，PVE 引起严重的心力衰竭、瓣膜松脱、脓肿和瘘管、反复栓塞、不能控制的感染、多脏器衰竭是手术治疗的指征。

第五章 先天性心脏血管病

第一节 总论

先天性心脏血管病简称先天性心脏病，是出生时即存在的心脏、血管结构和(或)功能上的异常。它是由心脏血管在胚胎时期发育缺陷或部分发育障碍所造成，或出生后本应关闭的通道持续存在，是最常见而且病种繁多的先天性畸形。

一、心脏病的发生

心血管系统是由中胚层分化而来。在胚胎的第 15 天，卵黄囊壁的胚外中胚层出现血岛，中央细胞、周边细胞、胚内间充质细胞等逐渐形成原始心血管系统，第 3 周末开始血液循环。某些原因可致基因调控发生异常，就可发生各种类型的先天性心脏病。

二、发病情况

我国先天性心脏病患病率有随年龄而下降的趋势，出生成活婴儿为5.4‰(广东)～6.87‰(上海)、学龄前儿童 3.1‰(成都)、学龄儿童 2.39‰(合肥)～2.8‰(福州)、小学和中学生 3.1‰(哈尔滨)～3.4‰(长治)、成人 1.08‰(广东)。但在高原地区青海的中小学生中，患病率高达 8.8‰～13.7‰。美国出生成活婴儿患病率约 8‰，成人患病率为 2.4‰(弗莱明翰)～2.8‰(芝加哥)。然而随着儿科心脏病学的迅速发展，患先天性心脏病的儿童经治疗后得以存活成长者增多，近年美国患先天性心脏病的成年患者总数已超过儿童患者。

三、病因

目前认为本病是多因素疾病，主要是遗传因素和子宫内环境因素相互作用的结果。

(一)遗传因素

已有许多证据表明遗传因素对先天性心脏病患病率的影响。患先天性心脏病的母亲和父亲其子女的先天性心脏病患病率分别为 3%～16%和 1%～3%，远高于人群的患病率。有些先天性心脏病有显著的男女性别间发病差异。先天性心脏病中 5%伴有染色体异常，3%伴有单基因突变。许多遗传性疾病伴有先天性心脏病，如 21、18 和 13 三体综合征、5 染色体短臂缺失和性染色体异常、单基因突变中常染色体显性和隐性遗传病以及 X 连锁遗传病都有很高的先天性心脏病发病率。

(二)子宫内环境因素

1. 子宫内病毒感染

妊娠初 3 个月内患风疹的母亲所产婴儿患肺动脉口狭窄和动脉导管未闭者多。其他病毒如巨细胞病毒、柯萨奇病毒、疱疹病毒等的感染也有致病可能。

2. 药物

妊娠早期用抗惊厥药尤其是苯妥英钠和三甲双酮，其他药物如锂盐、黄体酮、华法林和苯丙胺等也可致心血管畸形。

3. 高原环境

高原地区氧分压低，出生婴儿患动脉导管未闭和心房间隔缺损者较多。

4. 早产

早产儿尤其体重在2500g以下者患心室间隔缺损和动脉导管未闭较多。前者与心室间隔在出生前无足够时间完成发育有关；后者与早产儿血管收缩反应在出生后还不够强，不足以使动脉导管关闭有关。

5. 其他因素

高龄(35岁以上)、营养不良、酗酒、患糖尿病、贫血、苯丙酮尿症、高钙血症的母亲，羊膜病变、胎儿受压、妊娠早期先兆流产，放射线的接触等都有致先天性心脏病的可能。

四、分类

传统分类是根据患者有否发绀，将先天性心脏病粗分为无发绀型和发绀型两大类。现多通过血流动力学检查，用病理解剖和病理生理相结合的方法来分类，有时可同时合并两种或以上的畸形。

(一)无分流类

左右两侧血液循环途径之间无异常的沟通，不产生血液的分流，也无发绀。包括：

1. 发生于右心的畸形

有单纯肺动脉口狭窄、肺动脉瓣关闭不全、原发性肺动脉扩张、其他肺动脉畸形(肺动脉缺如、左肺动脉异常起源于右肺动脉等)、三尖瓣畸形、永存左侧上腔静脉、下腔静脉引流入奇静脉系统等。

2. 发生于左心的畸形

有主动脉口狭窄(主动脉瓣或瓣上、瓣下狭窄)、二叶(或单叶、四叶)式主动脉瓣畸形、主动脉-左室隧道、主动脉缩窄、二尖瓣狭窄、二尖瓣脱垂、二尖瓣叶裂缺、三房心、主动脉弓及其分支的畸形、冠状动脉起源异常等。

3. 其他

还有右位心、异位心和房室传导阻滞均可合并其他先天性心脏病、冠状动脉异常起源等。

(二)有左至右分流类

左右两侧血液循环途径之间有异常的沟通，使动脉血从体循环的动脉或心腔内不同部位分流入静脉血中，无发绀。包括：

(1)分流发生在心房水平：有心房间隔缺损、部分型肺静脉异位引流等。

(2)分流发生在心室水平：有心室间隔缺损(包括左心室-右心房通道)。

(3)分流发生在大动脉水平：有动脉导管未闭、主动脉-肺动脉间隔缺损等。

(4)分流发生在主动脉及其分支与右心之间：有主动脉窦动脉瘤破裂入右心，冠状动脉-右心室、冠状动脉-右心房、冠状动脉-肺动脉瘘等。

(5)分流发生在多处水平：有心内膜垫缺损、心房心室间隔联合缺损、心室间隔缺损伴动脉导管未闭等。

(三)有右至左分流类

左右两侧血液循环途径之间有异常的沟通，使静脉血从右侧心腔的不同部位分流入动脉血中，故有发绀(冠状动脉异常起源于肺动脉者除外)，其中有些又同时有左至右分流，包括：

1.肺血流量减少和肺动脉压减低者

有法洛四联症、大血管错位伴肺动脉口狭窄、右心室双出口伴肺动脉口狭窄、单心室伴肺动脉口狭窄、主动脉干永存而肺动脉细小、三尖瓣闭锁、三尖瓣下移畸形伴心房间隔缺损、肺动脉瓣闭锁、腔静脉引流至左心房、肺动静脉瘘等。

2.肺血流量增加者

大血管错位、右心室双出口伴心室间隔缺损、主动脉干永存而肺动脉粗大、完全型肺静脉异位引流、单心室伴低肺动脉阻力、单心房、三尖瓣闭锁伴室间隔大缺损、心房间隔缺损伴腔静脉引流至左心房等。

3.肺动脉压增高者

有艾森门格综合征、右心室双出口伴肺动脉阻力增高、主动脉瓣闭锁、二尖瓣闭锁、主动脉弓离断、大血管错位伴肺动脉高压、单心室伴肺动脉阻力增高、完全型肺静脉异位引流伴肺动脉阻力增高等。

五、常见病种的年龄分布

我国大系列的先天性心脏病病种资料分析显示：儿童尸检、儿童临床和成人临床中，常见的先天性心脏病排列顺位略有不同。儿童尸检资料示它们的常见顺序依次为心室间隔缺损、心房间隔缺损、主动脉缩窄、动脉导管未闭、大血管错位、肺动脉口狭窄、法洛四联症和动脉干永存等。儿童临床资料则依次为动脉导管未闭、法洛四联症、心室间隔缺损、心房间隔缺损、肺动脉口狭窄、房室共道永存、艾森门格综合征、大血管错位和三尖瓣下移畸形等。成人临床资料则依次为心房间隔缺损、动脉导管未闭、心室间隔缺损、肺动脉口狭窄、法洛四联症、艾森门格综合征、主动脉缩窄、主动脉口狭窄、主动脉窦动脉瘤和大血管错位等。

常见先天性心脏病的病种在儿童与成人略有不同的原因，主要是有些畸形引起血流动力学改变较早和较显著，因而在儿童期即出现症状或并发症，引起病孩及其父母的注意，较早得到确诊。而有些则相反。复杂(几种畸形同时存在)而严重的畸形，在婴儿期即可引起机体所不能耐受的血流动力学改变，导致病婴的死亡。事实上先天性心脏病患者的死亡，主要发生在出生后数月的婴儿期中，因此而病殁的婴儿其病种又与儿童和成年期的有所不同。

六、成人先天性心脏病患病情况

随着检查方法和治疗技术的发展，先天性心脏病已可在婴儿或儿童期得到准确诊断和纠正性或姑息性手术治疗，从而也使成人先天性心脏病的患病情况发生很大变化。目前成人先天性心脏病患者可有以下几种情况：①未经手术治疗自然成长入成年期者；②在儿童期已经手术纠治得以成长达成年期者；③在儿童期经姑息性手术后得以进入成年期但尚需纠正性手术治疗者；④成年期发现需要或不需要手术纠治者；⑤成年期发现但除非施行心脏移植术否则无法纠治者。这些情况不但使患先天性心脏病的成年人总数增多，而且患严重或复合病变的成年先天性心脏病患者数也增多。

值得注意的是，部分在儿童期纠正后先天性心脏病患者，其升高的肺动脉压力并未如期望的那样降为正常，而在成年期逐渐发展成为重度肺动脉高压。

七、诊断方法的进展

传统诊断先天性心脏病是根据病史、体征、胸部X线片和心电图检查，它们都是无创性诊断方法，各有特点，对常见的先天性心脏病一般可以作出诊断。20世纪30年代发明、40年代推广应用的右心导管检查，开创了介入性心血管病诊断法的先河，在此基础上20世纪50～60年代相继发展了左心导管检查、选择性心血管造影、选择性指示剂稀释曲线测定。这些方法通过各心腔内压力的测定和血标本氧含量的分析，向各心腔注入指示剂观察其稀释情况，注射造影剂观察造影剂的流动和心血管腔的充盈显影情况，可以比较直接地了解患者的病理生理和病理解剖改变，有确诊和鉴别不同类型先天性心脏病的价值。

20世纪50年代发明的超声心动图发展非常迅速，诊断先天性心脏病第一线检查手段，主要用经胸二维和三维显像，也可用多平面经食管的二维和三维显像，可探查不同类型先天性心脏病的解剖和生理病变，其中多普勒彩色血流显像和动态三维显像诊断价值最大。

近20年来磁共振和X线、CT断层显像发展迅速，可对心脏进行从心底部到心尖部多层次的横切面和矢面显像，有助于了解复杂的先天性心脏病的解剖结构。其中磁共振断层显像对软组织的显像较X线断层更佳；多排螺旋CT强化显像可显示不同时段对比剂出现的先后，通过二维重建，可清楚显示心脏的三维形态，诊断价值尤大。

根据外科手术和介入治疗的需要，对先天性心脏病不仅要求诊断出病变的性质及其所在部位，还要对病变的程度和范围提供资料，并对预后作出较为准确的判断，因而以上诊断方法应选择使用，互相补充。

八、治疗措施的发展

治疗先天性心脏病所引起的病理解剖和生理改变的根本办法是纠治心脏血管的畸形，主要方法是外科手术和介入治疗，服药治疗除极少数情况外(早产儿的动脉导管未闭可用吲哚美辛或阿司匹林促使其关闭)通常达不到此目的。外科矫治手术根据病孩情况可在学龄前或在婴儿期施行，不能耐受纠治手术的婴儿或儿童，可先行姑息性手术，为以后纠治手术创造条件。未能及时接受矫治手术的患者，部分发生严重肺动脉高压，个别经过靶向治疗肺动脉高压后，尚可施行矫治手术。晚期患者有些可考虑心肺联合移植手术治疗，或肺移植联合心脏矫治手术。

20世纪70年代以来开展以心导管术为基础进行介入治疗先天性心脏病的方法，经过多年的发展，已渐趋成熟，目前对动脉导管未闭、心房间隔缺损和心室间隔缺损可施行导管介入封堵术，对瓣膜狭窄或关闭不全可施行导管介入成形术或人工瓣膜植入术，对主动脉缩窄可施行成形术再加支架植入术。此类手术创伤性小，患者容易接受。上述外科手术或介入治疗中经食管超声心动图检查有助于指导手术的进行和判断手术的效果。

随着儿科心脏病学和分子生物学研究的发展，今后有可能在胚胎发育阶段即对先天性心脏病作出诊断并进行基因治疗，对一些简单的先天性心脏病，有学者尝试在出生前的胚胎时期进行介入干预。

九、预后

本病的预后随畸形的类别、严重程度以及是否在合适的时机矫治有很大的差别。无分流类和有左至右分流类中病变程度较轻者预后一般较好，多数可以存活到成年，甚至到老年，而很少发生心力衰竭，但可并发感染性心内膜炎。上述类别中病变程度严重者，有右至左分流类和复合畸形者预后则较差，常难以存活到成年，有些在婴儿期即已夭折。幼时发绀明显的先天性心脏病，一般只有法洛四联症能存活到成年。出生后半年内的婴儿期是本病患者病死率最高的时期。原有左至右分流的患者，一旦由于肺动脉高压而使分流方向逆转，预后就很差。

随着外科手术治疗、内科介入治疗、多种治疗肺动脉高压的靶向药物的问世以及内科对心力衰竭和感染性心内膜炎治疗的进展，已使本病总的预后大为改观。

十、预防

预防本病主要在于优生优育并在妊娠期中避免前述可以引起本病的各种危险因素，未施行手术治疗的患者要注意预防各种并发症。存活到成年期的患者，常遇到工作安排、婚姻和生育问题，宜根据其心脏功能情况来安排。无发绀的患者一般能胜任生育，但有先天性心脏病的父母其子女患先天性心脏病的机会较多。有右至左分流的患者妊娠存在风险。

第二节　无分流的先天性心脏血管病

一、单纯肺动脉口狭窄

单纯肺动脉口狭窄指以肺动脉口狭窄为唯一畸形的常见先天性心脏病。患者的心室间隔完整，但可伴有心房间隔缺损或卵圆孔未闭。

(一)病理解剖

肺动脉出口处局部狭窄，包括右心室漏斗部狭窄、肺动脉瓣膜狭窄和肺动脉及其分支的狭窄。单纯肺动脉口狭窄绝大多数是瓣膜狭窄(约占 75%)，少数是漏斗部狭窄，肺动脉及其分支的狭窄最少见(图 5-1)。

(二)病理生理

肺动脉口狭窄使右心室排血受阻，因而右心室的压力增高，肺动脉的压力则减低或尚正常。两者的收缩压差达 10mmHg 以上，甚至可能达到 150～240mmHg。长时间的右心室负荷增加，引起右心室肥厚，最后可发生右心衰竭。在高度狭窄、右心室内压力显著升高的患者，右心房压力亦相应地增高并可超过左心房压力，如同时有心房间隔缺损或卵圆孔未闭，则可引起右至左分流从而出现发绀。

(三)临床表现

1. 症状

轻度狭窄可无症状，重度狭窄在劳累后可引起呼吸困难、心悸、乏力、胸闷、咳嗽，偶有胸痛或晕厥。本病患者较易患肺部感染，后期可有右心衰竭症状。偶可并发感染性心内膜炎。

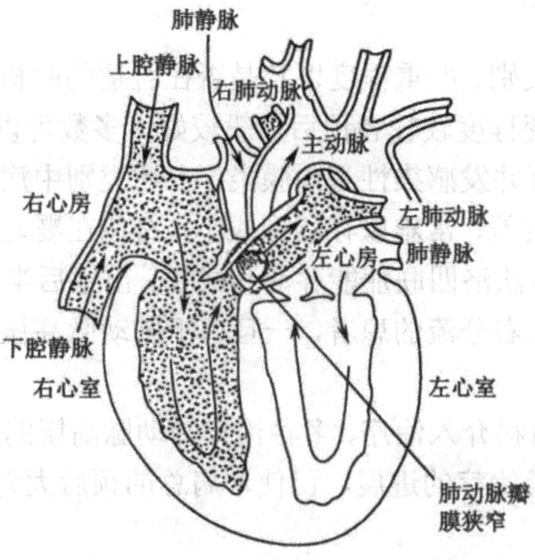

图5-1　瓣膜型单纯肺动脉口狭窄解剖和心脏大血管内血流情况示意

注 图示狭窄的肺动脉瓣3个瓣叶融合，只留下一个小孔，直径常只有2～4mm，妨碍血液从右心室进入肺动脉，肺动脉总干呈狭窄后扩张。心脏大血管内血液流动方向与正常时相同。本图心脏和大血管各部位均用文字标明，带黑点的心血管腔表示流动着静脉血，不带黑点的表示流动着动脉血，箭头所示为血液流动的方向。

2. 体征

最主要的是在胸骨左缘第2肋间有响亮(2～5级)而粗糙的收缩期吹风样杂音，呈喷射性，多数伴有震颤，向左锁骨下区传导，背部也常可听到。狭窄越重杂音越响而高峰后移。肺动脉瓣区第二心音减轻而分裂。漏斗部狭窄时，杂音的最响处多在胸骨左缘第3、第4肋间。肺动脉狭窄时，杂音常在腋部和背部处听到。轻、中度狭窄的患者，肺动脉瓣区在第一心音后可听到肺动脉收缩喷射音。此音仅发生于瓣膜型狭窄的患者，可能由于右心室排血时引起扩大的肺动脉壁突然振动或瓣膜开启时振动所致。个别患者可在肺动脉瓣区听到由肺动脉瓣关闭不全引起的舒张期吹风样杂音。

(四)辅助检查

1. X线检查

轻度狭窄的患者，X线表现可能正常；中、重度狭窄患者，肺血管影细小，整个肺野异常清晰，肺动脉总干弧凸出(狭窄后的扩张)而搏动明显，但肺门血管搏动弱，右心室增大。漏斗部型狭窄和肺动脉型狭窄的患者，肺总动脉则多不扩大(图5-2)。

2. 心电图检查

心电图随狭窄的轻、重以及其引起右心室内压力增高的程度而有轻重不同的4种类型：正常、不完全性右束支传导阻滞、右心室肥大和右心室肥大伴劳损(心前区广泛性T波倒置)。心电轴有不同程度的右偏。部分患者有P波增高，显示右心房肥大。

3. 超声心动图检查

瓣膜型狭窄者，二维超声示瓣膜增厚向肺动脉内呈圆顶状凸出，肺动脉总干扩张；漏斗部型狭窄者，在收缩期中可见瓣膜扑动。脉冲多普勒超声和多普勒彩色血流显像示肺动脉内有收缩期湍流，连续多普勒超声可探测右心室与肺动脉间的压力阶差(图5-3)。

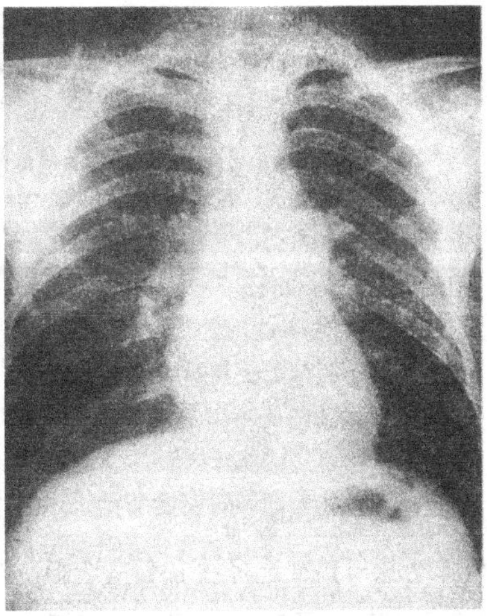

图 5-2　瓣膜型肺动脉口狭窄的 X 线正位像

注 图示肺动脉总干弧显著膨隆，肺野异常清晰

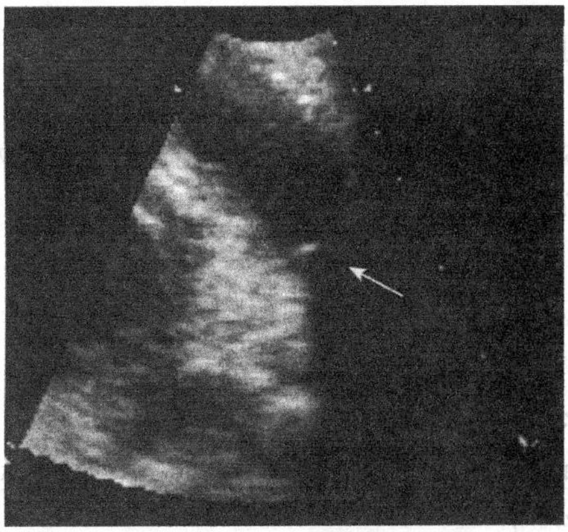

图 5-3　瓣膜型肺动脉口狭窄的二维超声心动图肺动脉长轴切面像

注 见肺动脉瓣口处狭窄，瓣膜开放呈圆顶状（箭头所示）

4. 心脏导管检查

右心导管检查可发现右心室压力增高，肺动脉压力正常或降低。右心室与肺动脉的收缩压力阶差超过 10mmHg。此压力差可反映狭窄的程度，一般认为在 40mmHg 以下为轻度狭窄，40～100mmHg 为中度狭窄，而 100mmHg 以上为重度狭窄。将心导管从肺动脉撤至右心室进行连续测压记录，可从压力曲线的形态变化判别狭窄的类型（瓣上狭窄、瓣膜狭窄、漏斗部狭窄或它们的合并存在）。

5. 选择性心血管造影

通过右心导管将对比剂注入右心室，可显示对比剂在肺动脉瓣部受阻，瓣膜融合如天幕状，凸出于肺动脉腔内，瓣孔如鱼口状，对比剂由此喷出呈狭条形，然后扇状散开，肺总动脉扩张（瓣膜狭窄），或在右心室流出道中形成狭长阴影（漏斗部狭窄），或见肺动脉及其分支狭小（图 5-4）。

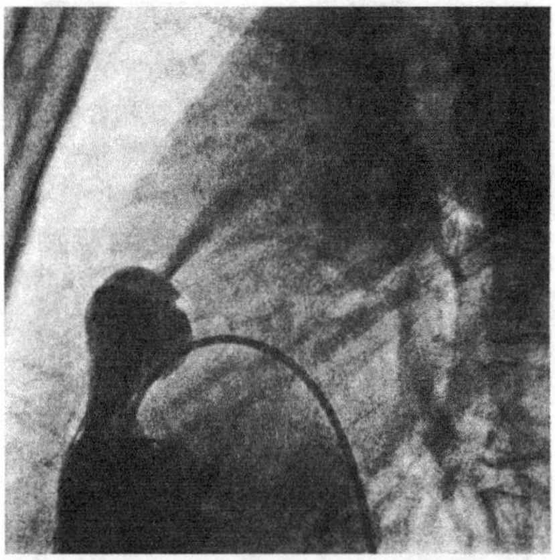

图 5-4 瓣膜型肺动脉口狭窄选择性右心室造影，左侧位 X 线片

注 图示右心室流出道显像，肺动脉瓣呈隔膜型，开口明显狭窄，造影剂喷入肺动脉时，先呈线状然后扇形散开

（五）诊断和鉴别诊断

鉴别诊断要考虑到下列各病：

1. 心房间隔缺损

轻度肺动脉口狭窄的体征、心电图表现与心房间隔缺损颇有相似之处，要注意鉴别诊断（见本章第三节中的“心房间隔缺损”）。

2. 心室间隔缺损

漏斗部狭窄的体征与心室间隔缺损甚为相似，要注意鉴别诊断（见本章第三节中的“心室间隔缺损”）。

3. 先天性原发性肺动脉扩张

本病的临床表现和心电图变化与轻型的肺动脉瓣狭窄甚相类似，要注意鉴别诊断（见本节中的“原发性肺动脉扩张”）。

4. 法洛四联症

重度肺动脉口狭窄，伴有心房间隔缺损，而有右至左分流出现发绀的患者（法洛三联症），需与法洛四联症相鉴别（见本章第四节中的“法洛四联症”）。

（六）预后

一般较好，重度狭窄的患者，可发生右心衰竭而死亡。

（七）治疗

单纯的肺动脉瓣狭窄首选经皮肺动脉瓣球囊扩张治疗，其远期效果可与外科手术媲美，而术后关闭不全发生率低。伴有肺动脉发育不良、其他类型的肺动脉狭窄仍以外科治疗为主。主要施行手术切开瓣膜，或切除漏斗部的肥厚部分，附加扩大补片。下列情况是干预治疗的指征：①患者有明显的症状；②心电图或 X 线片示显著右心室肥大；③静息时右心室与肺动脉间的收缩期压力阶差在 40mmHg 以上。肺动脉狭窄位于近端且狭窄段较短的患者，可施行手术治疗；经皮穿刺置入带球囊导管扩张并植入支架也可考虑应用。对于不施行手术治疗的患者，应密切注意预防感染性心内膜炎和心力衰竭的发生。

二、主动脉缩窄

主动脉缩窄是较常见的先天性血管畸形，多见于男性，男女比例为4：1～5：1。

(一)病理解剖

主动脉发生局限性狭窄(缩窄)，缩窄部位绝大多数是在主动脉弓左锁骨下动脉开口的远端靠近动脉导管连接处。少数患者，缩窄可发生在左锁骨下动脉开口的近段或在降主动脉的一段中。不少患者伴有二叶式主动脉瓣、锁骨下动脉狭窄、动脉导管未闭、心房或心室间隔缺损等畸形。缩窄段后的主动脉常扩大或形成动脉瘤(图5-5)。左心室肥大。严重的缩窄可使主动脉腔完全闭塞不通，形成“主动脉弓离断”。

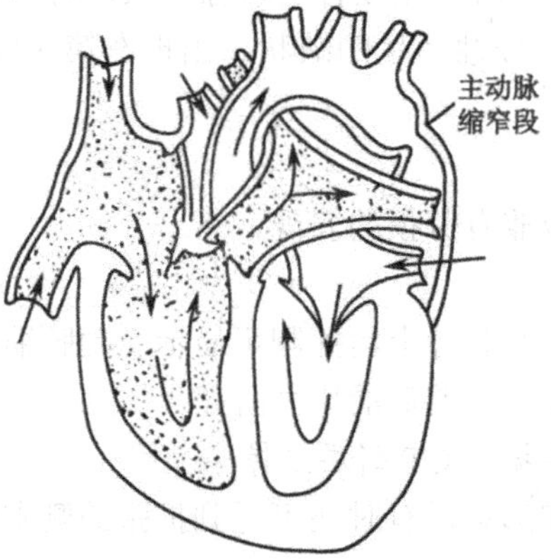

图5-5　主动脉缩窄解剖生理示意图

注　图示主动脉缩窄在弓部左锁骨下动脉开口的远端

(二)病理生理

缩窄段的存在引起了血流动力障碍：缩窄段以上(近端)血压升高，头部及上半身的血液供应正常或增加；缩窄段以下(远端)血压降低，下半身血液供应减少；在缩窄段上下动脉分支之间发展广泛的侧支循环，主要是锁骨下动脉的分支(包括上肋间分支、肩胛部分支和乳房内动脉分支)与降主动脉的分支(包括肋间分支和髂外动脉分支)之间的吻合，借以维持身体下半部的血液供应。左心室逐渐肥大。

(三)临床表现

在15岁之前，往往无明显的自觉症状；30岁以后症状趋于明显。有由高血压引起的头痛、头胀、耳鸣、失眠等；下肢血供不足引起的下肢无力、冷感、酸痛、麻木等；以及由粗大的侧支循环动脉压迫脊髓而引起的下肢瘫痪，压迫臂神经丛而引起的上肢麻木与瘫痪等。本病可发生感染性动脉内膜炎、心力衰竭、脑血管意外、主动脉破裂等而危及生命。主要体征有：

(1)上肢血压高，而下肢血压显著地低于上肢(正常人用常规血压计测量时腘动脉收缩压较肱动脉收缩压高20～40mmHg)。胸骨上窝和锁骨上窝常有显著搏动。腹主动脉、股动脉、腘动脉和足背动脉脉搏微弱或不能触及。上肢血压增高常在10岁以后才明显。缩窄部位在左锁骨下动脉开口的近端者，左上肢血压可低于右上肢。

(2)侧支循环动脉曲张、搏动显著和伴震颤，较常见于肩胛间区、腋部、胸骨旁和中上腹部。

(3)心脏体征示心脏浊音界向左向下扩大。沿胸骨左缘、中上腹、左侧背部有收缩中后期吹风样杂音(2～4 级)；肩胛骨附近、腋部、胸骨旁可听到侧支循环的收缩期或连续性血管杂音。

(四)辅助检查

1. X 线检查

可见：①左心室增大；②升主动脉扩大并略向右凸出，且搏动明显；缩窄后主动脉段也扩大，形成向左凸出阴影，如同时有左锁骨下动脉扩张，则形成“3”字形向左凸出的阴影；③肋骨下缘因曲张肋间动脉的侵蚀而呈凹缺状，出现在第 3 肋骨以下的肋骨。在儿童常不明显。

2. 心电图

可正常或有左心室肥大或兼有劳损的表现。

3. 二维超声心动图

可见左心室向心性肥厚，在胸骨上窝探测可显示主动脉缩窄处及其相邻的主动脉扩张。连续波多普勒超声可探测缩窄部位前后的压力阶差。

4. 矢状面和左前斜位磁共振或 CT 断层显像

可见主动脉缩窄的部位和形态，有时还可见到扩张的侧支循环血管(图 5-6)。

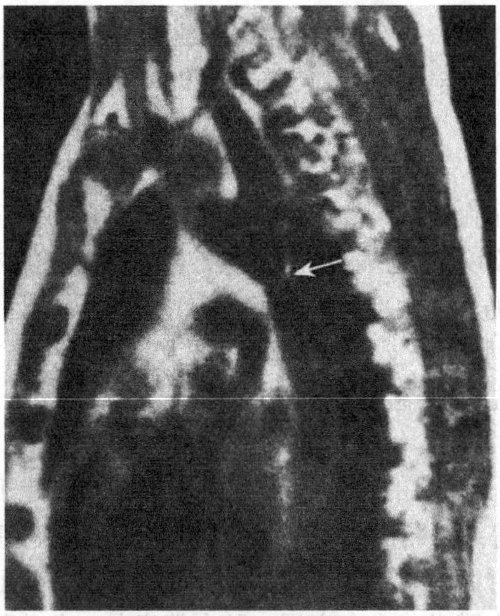

图 5-6　主动脉缩窄的胸主动脉矢面磁共振成像

注 图示主动脉缩窄(箭头所指处)

5. 经动脉的逆行性左心导管检查和选择性造影

可发现缩窄段的近端主动脉腔内压力增高，脉压增大；缩窄段的远端主动脉腔内压力降低，脉压减低。选择性造影可示主动脉缩窄段(图 5-7)。

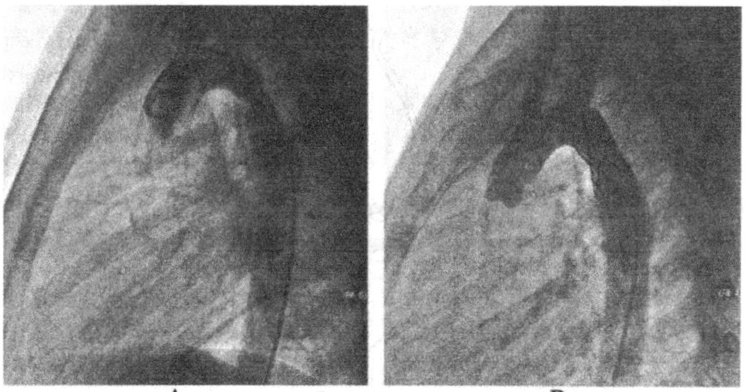

A　　　　　　　　　　　　　　B

图 5-7　主动脉缩窄的主动脉造影

注 A.示主动脉缩窄段所在部位；B.示介入治疗放置支架后缩窄解除

（五）诊断和鉴别诊断

诊断本病往往从年轻患者发现高血压开始，检查下肢动脉搏动情况与测定下肢血压可进一步提示本病的可能。本病需与原发性或继发性高血压相鉴别。由后天性炎症引起的多发性大动脉炎可以导致主动脉炎症性的狭窄，其临床表现和辅助检查发现与先天性主动脉缩窄极相类似，甚难鉴别。但前者狭窄段往往较长，且常是多处动脉受累，可作为鉴别诊断的参考。

（六）预后

视病变轻重不同，成年患者平均自然寿命 40 岁左右，可发生心力衰竭、脑血管意外、主动脉破裂等而死亡。

（七）治疗

1. 外科手术

将主动脉的缩窄部切除，然后作对端吻合；缩窄段较长切除后不能作对端吻合时，可行同种异体血管或人造血管移植；不能切除时也可行旁路移植术。手术以在 10～26 岁施行较好；30 岁以上者由于主动脉的弹性减弱，可能影响对端的吻合；10 岁以下者因主动脉尚在发育中，移植的血管可能以后因两端的主动脉逐渐长大而显得狭窄。但如症状明显，则在婴儿、儿童期即应施行手术治疗。

2. 经皮穿刺置入带球囊导管进行扩张并植入支架治疗

可多次扩张的支架效果近年也得到确认。在儿童期进行第一次扩张，成年后进行第二次扩张，使因主动脉完全发育后扩张过的缩窄处显得较狭窄的血管得到成形（图 5-7B）。

三、主动脉口狭窄

（一）病理解剖

先天性主动脉口狭窄有三种类型：①主动脉瓣膜狭窄：瓣叶发育不全，多为二叶式畸形、增厚或融合成圆锥形结构，顶部留小孔，常在青年期即形成瓣膜钙化；②主动脉瓣下狭窄：是在瓣膜下左心室流出道中有隔膜或纤维嵴所致；③主动脉瓣上狭窄：由升主动脉根部，主动脉瓣之上，有向主动脉腔内突出的环或带所致，也有整段动脉狭窄的。后两者少见（图 5-8）。

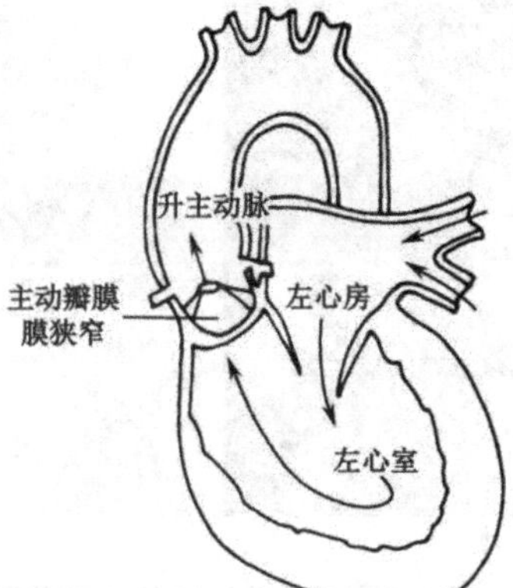

图 5-8 瓣膜型主动脉口狭窄解剖生理示意

注 图示主动脉瓣融合成圆锥形结构，顶部留小孔，升主动脉呈狭窄后扩张

(二)病理生理

主动脉口狭窄使左心室排血受阻，左心室压力增高而主动脉压力降低。左心室逐渐肥厚和扩大，最后发生心力衰竭。瓣膜狭窄的患者，升主动脉可发生狭窄后扩张。

(三)临床表现

主动脉瓣膜狭窄多见于男性，瓣上狭窄常见于 Williams 综合征患者，该病为染色体 7q11.23 基因异常，可合并婴儿期高钙血症、身材矮小、智力发育迟缓、小精灵面容等。轻型的主动脉口狭窄可无症状。重度的主动脉口狭窄可影响患者的发育。常见的症状有乏力、心悸、气喘、晕厥和心绞痛等，可发生心力衰竭或并发感染性心内膜炎。体征有：脉搏迟滞而较弱，血压及脉压偏低，心浊音界向左增大，心尖区可见抬举性搏动。瓣膜狭窄的患者主动脉瓣区有响亮的收缩期吹风样喷射性杂音(3～5 级)，多伴有震颤，杂音向颈动脉和心尖部传导，主动脉瓣区第二心音减弱或兼有分裂（逆分裂），有主动脉收缩期喷射音，少数患者还可听到由主动脉瓣关闭不全引起的舒张期吹风样杂音。瓣下狭窄时杂音位置较低，在胸骨左缘第 3～4 肋间处最响，向心尖部传导而较少向颈动脉传导，常无收缩期喷射音。瓣上狭窄时杂音在胸骨右缘第 1 肋间和右颈动脉上听到。第二心音可无变化。

(四)辅助检查

(1)X 线片示左心室增大。在瓣膜狭窄型可见升主动脉扩张或主动脉瓣瓣叶钙化阴影；瓣下狭窄型升主动脉不扩张，无主动脉瓣钙化影；瓣上狭窄型可见升主动脉扩张(沙漏型)或缩小(管型)。

(2)心电图可正常，或有左心室肥大或兼劳损的表现，可有左心房肥大。

(3)超声心动图可显示左心室和流出道肥厚。瓣膜狭窄型患者，二维超声心动图显示圆锥形结构的瓣膜在收缩期突入主动脉，动态三维超声心动图可清楚显示其异常结构(图 5-9)。瓣下隔膜型狭窄患者可显示在左心室流出道内有一线状回声，主动脉瓣提早关闭并扑动。多普勒超声心动图可在主动脉内测到收缩期湍流和左心室与主动脉间的压力阶差。

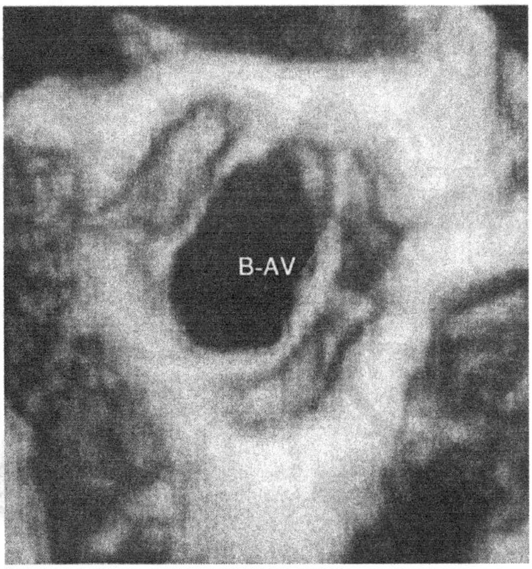

图 5-9 二叶式主动脉瓣畸形的三维超声显像

B-AV：二叶式主动脉瓣

(4)左心导管检查，可发现左心室压力增高，主动脉压力减低，左心室收缩压与主动脉收缩压间出现压力阶差。

(五)预后

轻型患者预后较好，重型者可突然死亡或死于心力衰竭。

(六)治疗

治疗主要是外科手术，直视下切开狭窄的瓣膜，切除瓣膜上下的纤维环或带，或施行人工瓣膜替换术。经皮主动脉瓣植入术(TAVI)被推荐作为主动脉瓣狭窄高危患者的有效介入治疗。目前 TAVI 治疗的适应证：①老年且症状严重的重度主动脉瓣狭窄者；②外科手术禁忌或预期手术风险过高者。

四、右位心

右位心是心脏在胸腔的位置移至右侧的总称。心脏无其他先天性畸形的单纯右位心不引起明显的病理生理变化，也不引起症状，以后和常人一样可能也患后天性心脏病。但右位心常和较严重的先天性心血管畸形同时存在。右位心一般可分为三种类型(图 5-10)。

(一)真正右位心

心脏在胸腔的右侧，其心房、心室和大血管的位置宛如正常心脏的镜中像，也称为镜像右位心。常伴有内脏转位，但也可不伴有内脏转位。本型右位心除 X 线和超声心动图等检查示心影如正常心脏的镜像外，心电图示有特征性改变：Ⅰ导联 P 波和 T 波倒置，QRS 波以向下波为主，类似通常Ⅰ导联图形的倒影；Ⅱ导联相当于通常的Ⅲ导联，而Ⅲ导联则相当于通常的Ⅱ导联；aVR 导联相当于通常的 aVL 导联，而 aVL 导联则相当于通常的 aVR 导联；胸导联中 V_5、V_4、V_3、V_2、V_1 和 V_{3R} 分别相当于通常的 V_{5R}、V_{4R}、V_{3R}、V_1、V_2 和 V_3，而 V_{4R} 和 V_{5R} 则分别相当于通常的 V_4 和 V_5(图 5-11)。

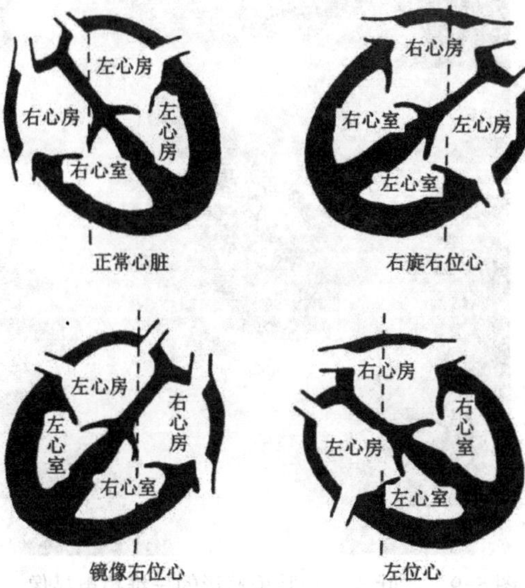

图 5-10　正常心脏、镜像右位心、右旋右位心和左位心解剖位置示意

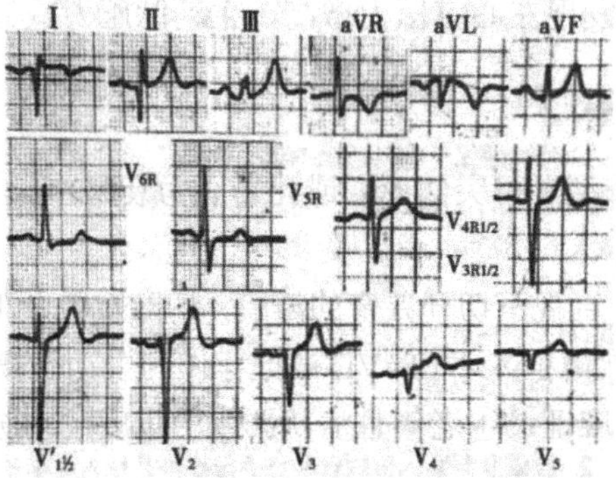

图 5-11　真正右位心（镜像右位心）的心电图

注 图示 I 导联 P 波倒置，QRS 波呈 Qr 型，T 波倒置为主，为通常 I 的倒影。aVR P 波双相，Rs 型，类似通常的 aVL，而 aVLP 波倒置，rS 型，T 波倒置，类似通常的 aVR。V_5、V_4、V_3、V_2 分别类似通常的 V_{5R}、V_{4R}、V_{3R}、V_1。V_1、V_{3R}、V_{4R}、V_{5R}、V_{6R} 则分别类似通常的 V_2、V_3、V_4、V_5 和 V_6

本图 aVR T 波倒置，V_{5R} 和 V_{6R} ST 段略压低，提示有心肌损害

（二）右旋心

心脏位于右胸，心尖虽指向右侧但各心腔间的关系未形成镜像倒转，为心脏移位并旋转所致，亦称为假性右位心。常合并有纠正型大血管转位、肺动脉瓣狭窄和心室或心房间隔缺损。心电图示第Ⅰ导联 P 波直立而 T 波倒置，右胸导联 R 波较高，左胸导联 R 波较小其前有 Q 波，Ⅱ、Ⅲ导联示有 Q 波。

（三）心脏右移

由于肺、胸膜或膈的病变而使心脏移位于右胸，心电图Ⅰ导联中无异常变化。

不伴有其他先天性畸形的右位心不需要特殊处理。

五、其他无分流的先天性心脏血管病

(一)原发性肺动脉扩张

指肺动脉总干扩大而无其他畸形，可能是胚胎发育期中，动脉干的分化不均，以致肺动脉较大而主动脉较小所致。患者多无症状。体检示心浊音界不增大，肺动脉瓣区有3级以下的收缩期吹风样杂音和收缩喷射音、第二心音分裂并略亢进。X线示肺动脉段凸出，心影不大，肺血管影正常。心电图正常、超声心动图示肺动脉总干增宽，心导管检查无异常，心血管造影示肺动脉总干扩张。本病预后良好，不需要特殊治疗。

(二)特发性肺动脉高压

指肺小动脉原发增生性病变所致的肺动脉高压，其病因可能是多方面的，先天性的肺小动脉病变是其中之一。

(三)左侧上腔静脉永存

由胎儿期的左前主静脉与左Cuvier管不闭合而形成，多引流入冠状静脉窦。本病多合并其他先天性心血管畸形，但单纯性者不引起明显病理生理变化，也无明显症状和体征。X线片示半数患者主动脉弓的左上缘有新月状的血管影向上延至近左锁骨处，使上纵隔阴影呈V形增宽。心电图无变化，超声心动图可探测到扩张的冠状静脉窦。右心导管检查时如心导管进入畸形的左侧上腔静脉或心血管造影时显示此静脉则可确立诊断。单纯双侧上腔静脉不需要治疗，但如果此静脉引流入左心房而引起发绀，可施行该静脉下端结扎术治疗。

第三节　有左至右分流的先天性心脏血管病

一、心房间隔缺损

心房间隔缺损是成人中最常见的先天性心脏病，为胚胎发育过程中，房间隔的发生、吸收和融合出现异常，导致左、右心房之间残留未闭的缺损，女性较多见，男女比例为1∶2～1∶4。

(一)病理解剖

心房间隔缺损有下列不同的解剖类型：

1.第一孔未闭型缺损

也称原发孔型缺损，位于心房间隔的下部，一般较大，其下缘缺乏心房间隔组织，而由心室间隔的上部和二尖瓣与三尖瓣所组成；常伴有二尖瓣前瓣叶的裂缺，导致二尖瓣关闭不全，少数还有三尖瓣隔瓣叶裂缺。

2.第二孔未闭型缺损

也称继发孔型缺损，位于心房间隔的中部卵圆窝处，直径较大，常在1～3cm，约占所有心房间隔缺损的80%。部分患者缺损位置较低，下缘缺乏心房间隔组织，而连入下腔静脉入口处，称为低位缺损。

3.高位缺损

位于心房间隔的上部，上缘连接上腔静脉开口处，也称静脉窦型缺损。

4. 冠状静脉窦部缺损

位于冠状静脉窦壁与左心房之间的异常沟通，完全缺如称为无顶冠状静脉窦综合征，此时若合并永存左上腔静脉直接汇流入左心房为 Raghib 综合征。

5. 心房间隔完全缺失

形成单心房，如心室间隔仍然完好，则形成一房二室的三心腔畸形。此种畸形极为少见，常有发绀，其临床表现与一般心房间隔缺损有所不同。

6. 卵圆孔未闭

胎儿期左、右心房之间有卵圆孔沟通，出生后逐渐关闭。但仍有 20%～25%的人虽然功能上关闭，但解剖学上未完全关闭称为卵圆孔未闭。

心房间隔缺损患者 30%可合并其他先天性畸形，如肺静脉异位引流入右心房、左侧上腔静脉永存、二尖瓣狭窄（包括后天性二尖瓣狭窄形成 Lutembacher 综合征）、肺动脉口狭窄、三尖瓣闭锁或三尖瓣下移畸形、二尖瓣脱垂等。

（二）病理生理

左心房的压力通常高于右心房，故心房间隔缺损时左心房的血液分流入右心房。分流量的大小随缺损和肺循环阻力的大小、右心室的相对顺应性以及两侧心房的压力差而不同。此时右心室不但接受由上、下腔静脉流入右心房的血液，同时还接受由左心房流入右心房的血液，故右心室的工作负担增加，排血量增大。但大量血液在从右心房到右心室、肺血管、左心房，最后又回到右心房这一途径中进行的循环是无效循环。肺循环的血流量增加，常达到体循环的 2～4 倍，体循环的血流量则正常或略降低。长期的肺血流量增加，可导致肺小动脉内膜增生，管腔狭窄，肺动脉阻力增高而出现显著的肺动脉高压（图 5-12）。

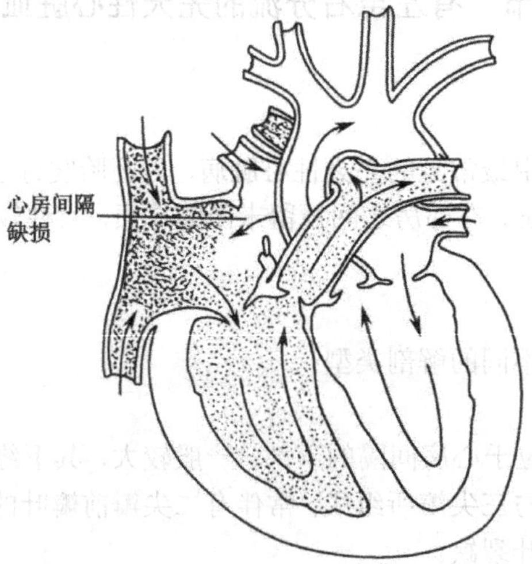

图 5-12　心房间隔缺损解剖生理示意

注 图示左心房的动脉血经心房间隔缺损分流入右心房，动静脉血液混合流动于右心房、右心室和肺动脉之中，图中上、下腔静脉和右心房上部用密集黑点代表流动静脉血，左心房无黑点代表流动动脉血，右心房下部、右心室和肺动脉的稀疏黑点代表动静脉血混合流动

本病心脏的增大以右心室与右心房为主，常肥厚与扩大并存，肺动脉及其分支扩大。左

心室工作负担不增加，流经左心房的血液虽然增加，但可通过心房间隔缺损和二尖瓣孔两个出口来排血，因此可不增大或左心房轻度增大，但在第一孔未闭而伴有二尖瓣关闭不全时，则左心室亦可增大。Lutembacher 综合征时右心室、右心房和肺动脉总干增大更明显，左心室每搏输出量减少显著。

合并显著的肺动脉口狭窄、三尖瓣闭锁或下移畸形、显著的肺动脉高压等，或合并右心衰竭时，右心房压力高于左心房，此时分流转为右至左，当动脉血氧饱和度低于 85%时出现发绀。在高位和低位的缺损中，上腔静脉和下腔静脉的血液也可有一部分直接流入左心房，但一般不引起发绀。

(三)临床表现

1. 症状

本病症状轻重不一，轻者可全无症状，仅在检查时被发现。重者可表现为劳累后心悸、气喘、乏力、咳嗽和咯血。小儿则可能有喂养困难，频发呼吸道感染，甚至发育障碍。一般情况下，患者无发绀，但如有右至左分流时则可出现发绀。初生婴儿由于胎儿期的肺循环高阻力状态尚存在，也可能有短时期的右至左分流而有短暂的发绀。本病可发生阵发性室上性心动过速、心房扑动、颤动等心律失常，以 30 岁后多见。偶由于扩大的肺动脉压迫喉返神经而引起声音嘶哑。并发感染性心内膜炎者少见。后期可以出现心力衰竭。

2. 体征

缺损较小的患者可能无明显的体征，而缺损较大的患者可能发育较差，体格瘦小，左前胸隆起，甚至胸脊柱后凸。心脏血管方面可出现下列体征：

(1)心脏浊音界可增大，右心室增大时在胸骨左缘、剑突下可见心尖搏动，触诊可及抬举样搏动。

(2)胸骨左缘第 2 肋间可听到 2～3 级收缩期吹风样杂音，为喷射性，是肺循环血流量增多及相对性肺动脉瓣狭窄所致，多数不伴有震颤。在杂音之前，第一心音之后可听到短促而高亢的收缩期喷射音(喀喇音)。

(3)肺动脉瓣区第二心音明显分裂并增强，此种分裂在呼吸周期和 Valsalva 动作时无明显改变(固定性分裂)。

(4)肺动脉压力明显升高时，在肺动脉瓣区可听到由于相对性肺动脉瓣关闭不全而引起的舒张期吹风样杂音，在胸骨左缘 3～5 肋间可闻及 2～3 级三尖瓣反流杂音，呈吹风样，向心底部传导。

(5)第一孔未闭型伴有二尖瓣关闭不全的患者，在心尖区可听到收缩期吹风样杂音。

(6)周围动脉搏动较弱，颈静脉可能显示明显的 a 波。

(四)辅助检查

1. X 线检查

典型的改变有：肺野充血，肺动脉增粗，肺动脉总干弧明显凸出；肺门血管影粗而搏动强烈，形成所谓肺门舞蹈；右心房和右心室增大，主动脉弓影缩小。第一孔未闭型伴有二尖瓣关闭不全者则左心室亦有增大(图 5-13)。

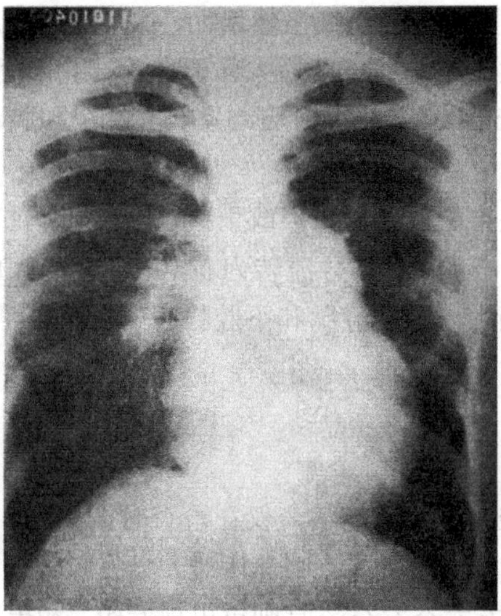

图 5-13　心房间隔缺损的 X 线像正位片

注 图示心影增大，主动脉结较小，肺动脉总干弧膨隆，肺门血管影粗，肺充血，肺野血管影增多

2. 心电图检查

可有三种类型的变化：不全性右束支阻滞、完全性右束支阻滞和右心室肥大，而以前者为最多见。此外，心电图 P 波可能增高，心电轴可右偏，PR 间期可能延长。第一孔未闭型的患者 PR 间期延长，心电轴可左偏并可能有左心室肥大的表现(图 5-14)。

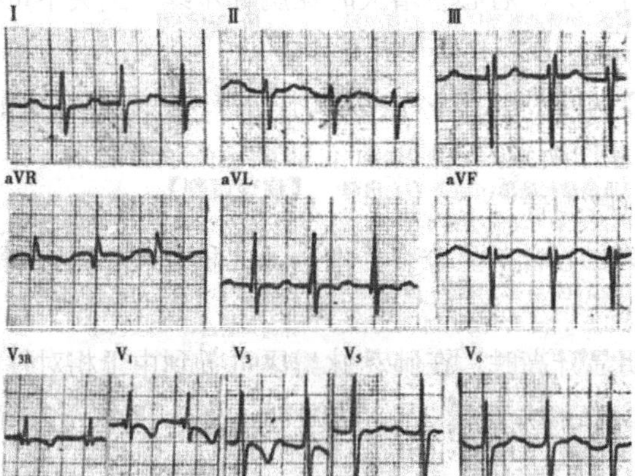

图 5-14　心房间隔缺损的心电图

注 图示一度房室传导阻滞以及不完全性右束支传导阻滞

3. 超声心动图检查

二维超声心动图可显示房间隔缺损处回声失落(图 5-15)，超声造影可进一步证实缺损的存在。彩色多普勒血流显像可显示分流的部位。而动态三维超声心动图还能立体显示其结构。

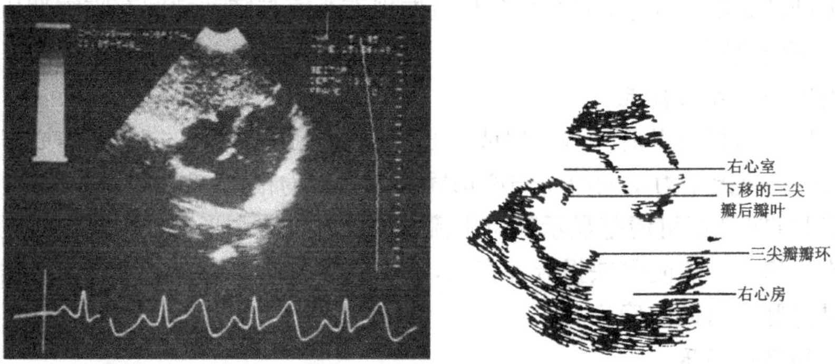

图 5-15　第二孔型心房间隔缺损的二维超声心动图剑突下四腔心切面像

注 图示心房间隔中段回声缺失

4. 磁共振电子计算机断层显像

磁共振断层显像可在不同水平显示心房间隔的缺损。

5.超速螺旋电子计算机 X 线断层显像（CT）

通过多个切面的扫描可精确并系统地显示心房间隔的形态学特征。

6. 心脏导管检查

右心导管检查可发现从右心房开始至右心室和肺动脉的血液氧含量均高出腔静脉血的氧含量达 1.9Vol%以上，说明在心房水平有左至右分流存在。

心导管可能通过缺损由右心房进入左心房。使用 Swan-Ganz 导管通过热稀释法可测定心腔、肺血管压力、心输出量，计算出阻力、分流量的大小，发现器质性或功能性的肺动脉口狭窄。

(五)诊断和鉴别诊断

根据典型的体征和实验室检查结果，诊断本病不太困难，下列情况要注意鉴别。

1. 本病体征不很明显的患者需与正常生理情况相鉴别

胸骨左缘第 2 肋间闻及 2 级吹风样收缩期杂音，伴有第二心音分裂或亢进，在正常儿童中亦可见到，可行 X 线、心电图和超声心动图检查，或进一步作磁共振或 X 线片、CT，右心导管检查等来确诊。

2. 较大的心室间隔缺损

因左至右的分流量大，其 X 线片、心电图表现和有些体征与本病可极为相似，可能造成鉴别诊断上的困难。但心室间隔缺损杂音的位置较低，常在胸骨左缘第 3、第 4 肋间，且多伴有震颤，左心室常有增大等可资鉴别。在儿童患者，尤其是与第一孔未闭型的鉴别仍然不易，此时超声心动图、右心导管检查等可有助于确立诊断。

此外，左心室-右心房沟通的患者，其体征类似高位心室间隔缺损，超声心电图、右心导管检查可明确诊断。

3. 瓣膜型单纯肺动脉口狭窄

其体征、X 线片和心电图的表现，与本病有许多相似之处。但瓣膜型肺动脉口狭窄时杂音较响，常伴有震颤，而肺动脉瓣区第二心音减轻或听不见；X 线片示肺野清晰，肺纹稀少，超声心动图见肺动脉瓣的异常，右心导管检查发现右心室与肺动脉间有收缩期压力阶差而无分流的证据，可资鉴别。

4. 部分型肺静脉异位引流

这种部分肺静脉异位引流入右心房或右心房附近静脉的畸形，产生在右心房部位左至右的分流，其所引起血流动力学的改变与心房间隔缺损极为相似，超声心动图未见房间隔处回声失落、肺静脉CT造影可清楚显示异位引流肺静脉的位置和形态。临床上常见右侧肺静脉异位引流入右心房与心房间隔缺损合并存在，右心导管检查时心导管可从右心房不经左心房而直接进入肺静脉，有助于确诊。

5. 特发性肺动脉高压

其体征和心电图表现，与本病颇相类似：X线检查也可发现肺动脉总干弧凸出，肺门血管影增粗，右心室和右心房增大；但肺野不充血或反而清晰。超声心动图、右心导管检查可发现肺动脉压明显增高而无左至右分流的证据。

（六）预后

本病预后一般较好，平均自然寿命约50岁，也有存活到80岁以上者。但缺损大者易致心律失常，如心房颤动，还可发生肺动脉高压和心力衰竭，预后差。第一孔未闭型缺损预后更差。

（七）治疗

本病传统的治疗是外科手术修补。应用低温麻醉或人工心肺装置进行体外循环，暂时中断心脏的血流，在直视下进行缺损修补，手术死亡率在1%以下；第一孔未闭型缺损的修补较难，手术危险性较大。在手术后的10～20年，约5%的患者可出现室上性快速性心律失常和房室传导阻滞。

目前房间隔缺损介入治疗已趋成熟，对于：①年龄≥30岁；②缺损直径在5～36mm；③右心容量负荷增加；④缺损四周残端边缘大于5mm、二尖瓣残端大于7mm的第二孔型缺损的患者可行介入治疗，肺动脉高压而致右至左分流的患者不宜手术或介入治疗，第一孔未闭型和冠状静脉窦部缺损不宜作介入治疗。

二、心室间隔缺损

心室间隔缺损是常见的先天性心脏病。在新生儿中的发生率为3.0‰～3.5‰，在儿童先天性心脏病尸检中最常见。一般所称心室间隔缺损是指单纯的，而不是合并其他畸形的心室间隔缺损。本病在男性略多见。

（一）病理解剖

心室间隔缺损的分类目前尚无统一的方法，根据缺损的解剖位置，过去分为肌肉部和隔膜部两大类型。前者位置较低（也称低位缺损），多较小，较少见；后者位置较高（也称高位缺损），多较大，较多见。但实际上位于隔膜部的缺损其附近的肌肉部也常受累，因此这一分类从解剖学上看并不妥当。

目前多将心室间隔缺损分为下列四种类型。

1. 室上嵴上型

位于室上嵴之上前，肺动脉瓣和主动脉瓣之下，可伴有主动脉瓣关闭不全。此型位置最高，较少见，也称球间隔缺损。

2. 室上嵴下型

位于室上嵴之下后，在左心室侧靠近主动脉瓣右无冠瓣交界处，在右心室侧可能延伸到三尖瓣瓣叶之下，此类缺损常见，大小不等，亦称膜部缺损。

3. 房室共道型

位于三尖瓣瓣叶下后，向前伸到左心室流出道，其上缘为三尖瓣瓣环，其下缘为室间隔的顶部，较少见。

4. 流入道型

位于室间隔的流入道，即肌肉部缺损，较少见，可为单个的(相当于 Roger 病)或多个的缺损。

缺损的大小由直径 0.2～3.0cm，巨大的缺损或心室间隔缺失，则可形成极少见的单心室，如此时心房间隔完整则形成一室两房畸形(见本章第四节“有右至左分流的先天性心脏血管病”)。

心室间隔缺损可与心房间隔缺损、动脉导管未闭、大血管错位、主动脉瓣关闭不全、肺动脉口狭窄等合并存在。

(二)病理生理

在心室收缩期左心室压力高于右心室，故心室间隔缺损的分流是自左至右。分流量主要取决于缺损的大小和肺循环的阻力。缺损小、肺循环阻力增高者，肺循环血流量仅略大于体循环；缺损大和肺循环阻力低者，肺循环血流量可为体循环血流量的 3～5 倍。通过肺循环回到左侧心腔的血流相应地增多，因此缺损大者可显著地增加左心室负担，右心室负担亦加重，故左心室和右心室均可增大。肺循环血流量大又可使肺动脉压增高，并逐渐促使肺循环阻力增高而产生肺动脉显著高压，待肺动脉血压增高到等于或高于体循环血压时，则出现双向或右至左的分流而出现发绀，即形成所谓艾森门格综合征(图 5-16)。

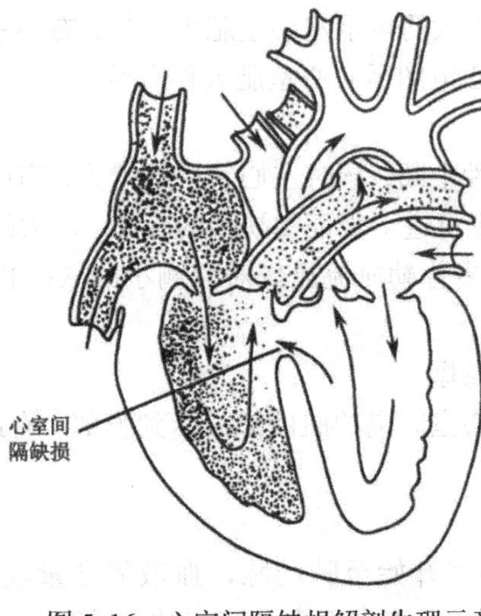

图 5-16　心室间隔缺损解剖生理示意

注 图示流动于左心室的动脉血(无黑点)经心室间隔缺损分流入右心室与静脉血(密集黑点)混合，动静脉血液混合流动于右心室上部和肺动脉中(稀疏黑点)

(三)临床表现

1. 症状

缺损小、分流量小的患者可无症状，生长发育不受影响。缺损大者可有发育不良、劳累后心悸、气喘、咳嗽、乏力、肺部感染等症状。后期可有心力衰竭。当肺动脉压显著增高而有右至左分流时可有发绀、杵状指(趾)。本病易于发生感染性心内膜炎，少数可伴有心脏传导阻滞。

2. 体征

本病的肺动脉高压，也可由于先天性缺陷使胎儿期中肺循环的高阻力状态持续至出生后1～2年仍不转为低阻力状态而引起，病婴的肺小动脉中膜增厚，肺动脉阻力持续增高，在儿童期即可出现发绀。

(1)典型的体征是位于胸骨左缘第3、第4肋间的响亮而粗糙的全收缩期吹风样杂音，其响度常可达4～5级，常将心音掩没，几乎都伴有震颤。此杂音可在心前区广泛传播也可较为局限。

(2)缺损大的患者，发育较差，可有心脏增大，心尖搏动增强，肺动脉瓣区第二心音亢进与分裂，心尖区有舒张期隆隆样杂音(相对性二尖瓣狭窄)。

(3)肺动脉显著高压的患者，胸骨左缘第3、第4肋间的收缩期杂音减轻，但在肺动脉瓣区可能有舒张期吹风样杂音(相对性肺动脉瓣关闭不全)，第二心音亢进，有右至左分流时有发绀和杵状指(趾)。

(四)辅助检查

1. X线检查

缺损小的可无异常发现，缺损大的有肺充血，肺血管影增粗，肺动脉总干弧凸出及左、右心室增大。肺动脉显著高压时，有显著的右心室增大。

2. 心电图检查

缺损小的心电图正常，缺损大的可示左心室肥大，左、右心室均肥大，右束支传导阻滞等变化。肺动脉显著高压时，心电图示右心室肥大伴有劳损。

3. 超声心动图检查

可见心室间隔回声的连续性中断，同时左心室内径增大，有时尚有左心房增大，右心室流出道和肺动脉增宽，超声造影可进一步证实缺损的存在，巨大缺损或单心室时则完全探测不到心室间隔的反射波。彩色多普勒血流显像对探测小的缺损和对缺损的定位和分型很有价值。

4. 磁共振电子计算机断层显像

横面磁共振断层显像可从心室间隔的肌肉部显示到膜部，有助于缺损的定位和定量(图5-17)。

5. 心脏导管检查

右心导管检查发现从右心室开始至肺动脉，血液氧含量较右心房的血液氧含量高出0.9Vol%以上，即显示在右心室水平有左至右分流。肺动脉和右心室压可增高。缺损小的患者作血液氧含量检查也许不能发现分流的存在，而需要用更为敏感的检查方法才能发现。如用带有铂电极的心导管，放在右侧心脏各部，患者吸入氢气，做氢稀释曲线测定，可以发现从右心室水平开始曲线提前到达，其到达时间短于 4 秒，从而证实有较小的分流存在。

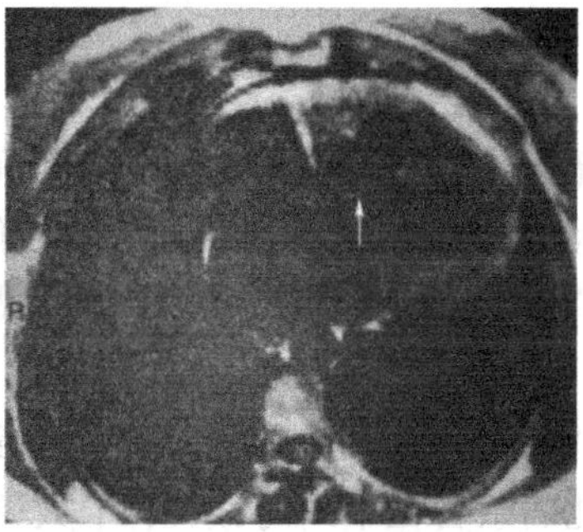

图 5-17　心室间隔缺损的心脏横面磁共振成像

注　图示心室间隔膜部有大缺损(箭头所指处)

6. 选择性心血管造影

选择性左心室造影可见左心室显影时右心室也显影，左心室造影可清楚显示室间隔缺损的大小和形态(图 5-18)。

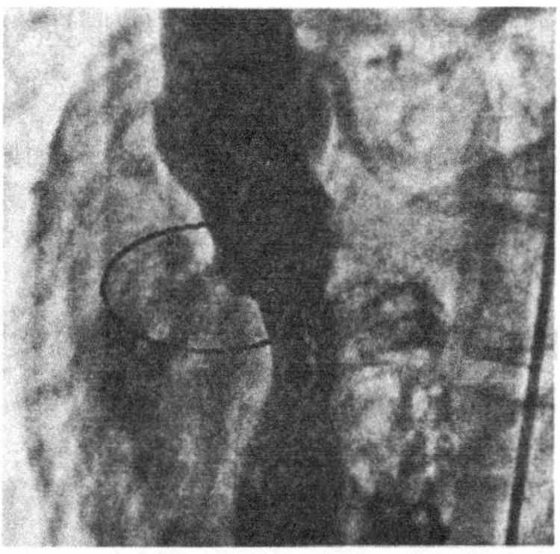

图 5-18　左前斜位左心室造影显示室间隔缺损

注　图示左心室造影可见对比剂通过心室间隔缺损进入右心室

(五)诊断和鉴别诊断

根据典型的杂音、X 线片和心电图检查的发现，诊断本病不太困难，结合超声心动图、左、右心导管检查，大多可以确诊。鉴别诊断要考虑下列各病。

1. 心房间隔缺损

大心室间隔缺损，尤其在儿童患者，需与心房间隔缺损相鉴别，其鉴别要点见本节“心房间隔缺损”。

2. 肺动脉口狭窄

瓣膜型的肺动脉口狭窄的收缩期杂音位于胸骨左缘第 2 肋间，一般不致与心室间隔缺损的杂音混淆。漏斗部型的肺动脉口狭窄，杂音常在胸骨左缘第 3、第 4 肋间听到，易与心室间隔缺损的杂音混淆。但前者肺循环不充血，肺纹理稀少，右心导管检查可发现右心室与肺动脉间的收缩期压力阶差，而无左至右分流的表现，可以确立前者的诊断。但心室间隔缺损和漏斗部型的肺动脉口狭窄可以合并存在，形成所谓“非典型的法洛四联症”，且可无发绀，因此需加注意。

3. 主动脉口狭窄

瓣膜型主动脉口狭窄的收缩期杂音位于胸骨右缘第 2 肋间，并向颈动脉传导，不致与心室间隔缺损的杂音混淆。但主动脉瓣下狭窄，则杂音位置较低，可在胸骨左缘第 3、4 肋间听到，又可能不向颈动脉传导，需与心室间隔缺损的杂音相鉴别。

4. 梗阻性肥厚型心肌病

肥厚型心肌病有左心室流出道梗阻者可在胸骨左下缘听到收缩期杂音，其位置和性质与心室间隔缺损的杂音类似，但此病杂音在下蹲时减轻，半数患者在心尖部有反流性收缩期杂音，脉搏呈双峰状，X 线示肺无主动性充血，心电图示左心室肥大和劳损的同时有异常深的 Q 波，超声心动图见心室间隔明显增厚、二尖瓣前瓣叶收缩期前移（SAM），心导管检查未见有左至右分流，而左心室与流出道间有收缩期压力阶差，选择性左心室造影示心室腔小、肥厚的心室间隔凸入心腔。

5. 心室间隔缺损伴有主动脉瓣关闭不全

室上嵴上型的心室间隔缺损，如恰位于主动脉瓣之下，可能将主动脉瓣的一叶拉下，或由于此瓣膜下部缺乏组织支持被血流冲击进入左心室等原因，而产生主动脉瓣关闭不全。此时心室间隔缺损本身所引起的收缩期杂音，加上主动脉瓣关闭不全所引起的舒张期杂音，可在胸骨左缘第 3、4 肋间处产生来往性杂音，类似于动脉导管未闭或主动脉-肺动脉间隔缺损的杂音。但本病杂音多缺乏典型的连续性，超声心动图和心导管检查可助鉴别。

（六）预后

缺损不大者预后良好，其自然寿命甚至可达 70 岁以上；小的则有可能在 10 岁以前自行关闭。缺损大者 1～2 岁时即可发生心力衰竭，但以后可能好转数年。有肺动脉高压者预后差。

（七）治疗

1. 外科手术

是传统治疗方法。在体外循环的条件下行缺损的直视修补。缺损较小的，可以直接缝合，较大的需要补上涤纶或心包补片。

一般认为缺损小、X 线和心电图表现正常的患者，可不必施行手术治疗；肺动脉显著高压，引起了右至左分流的患者，不宜手术治疗。其他患者，包括肺动脉压正常而有中等量以上的左至右分流，肺动脉压显著增高但尚无右至左分流者，都可考虑手术治疗。手术宜在 2～14 岁间施行。左至右分流量大而婴儿期即出现心力衰竭者，可先行肺动脉环扎术作为姑息性治疗，以后再施行直视手术，但亦可在婴儿期中行直视纠正。不施行手术的患者要注意预防感染性心内膜炎。

2. 介入治疗

继房间隔缺损介入治疗之后，室间隔缺损的介入封堵治疗也趋于成熟。其适应证为：

（1）膜周部缺损：①年龄＞3 岁；②体重＞10kg；③有血流动力学改变的单纯性缺损，直径＞2mm（儿童），3～14mm（成人）；④缺损上缘距主动脉右冠瓣＞1mm，无主动脉右冠瓣脱入。

(2)肌肉部缺损：儿童直径≥2mm，成人≥3mm。

(3)外科手术后尚有残余分流的缺损：重度肺动脉高压，伴有右至左分流者不宜手术或介入治疗；缺损大，封堵器放置后会影响主动脉瓣、房室瓣功能，影响左心室、右心室流出道者，或影响传导系统功能者，不宜介入治疗。

三、动脉导管未闭

动脉导管未闭多见于女性，男女比例约为1：3。

(一)病理解剖

动脉导管连接肺动脉总干(或左肺动脉)与降主动脉，位于左锁骨下动脉开口处之下；胎儿期肺尚无呼吸作用，故大部分血液不进入肺内，由肺动脉经动脉导管转入主动脉。出生后随肺部呼吸功能的发展和肺血管的扩张，肺动脉阻力和压力迅速下降，动脉导管失去作用，且由于前列腺素E分泌减少等原因动脉导管发生收缩并逐渐闭塞。95%的婴儿在出生后1年闭塞(其中80%的婴儿在出生后第3个月闭塞)，如此时仍未闭塞，即为动脉导管未闭。

未闭的动脉导管按形态分为管型、窗型和漏斗型三种类型，其长度2～30mm，直径1～10mm，有报道大至28mm者，窗型者则几乎没有长度，漏斗型者肺动脉端较窄。本病可与其他先天性心脏血管病合并存在，常见的是主动脉缩窄、大血管错位、肺动脉口狭窄、心房间隔或心室间隔缺损等。

(二)病理生理

分流量大小与导管粗细及主肺动脉压有关，在无并发症的动脉导管未闭，由于主动脉压高于肺动脉压，故无论在心脏收缩期或舒张期中，血液的分流均由左至右，即由主动脉连续地流入肺动脉。于是肺循环接受右心室和主动脉两处的血流，使肺血流量增多，并常达体循环血流量的2～4倍，使肺动脉及其分支扩大，回流至左心房和左心室的血液亦相应增加，使左心室的负荷加重，左心室增大。由于在心脏舒张期中，主动脉血液仍分流入肺动脉，故周围动脉舒张压下降，脉压增宽(图5-19)。

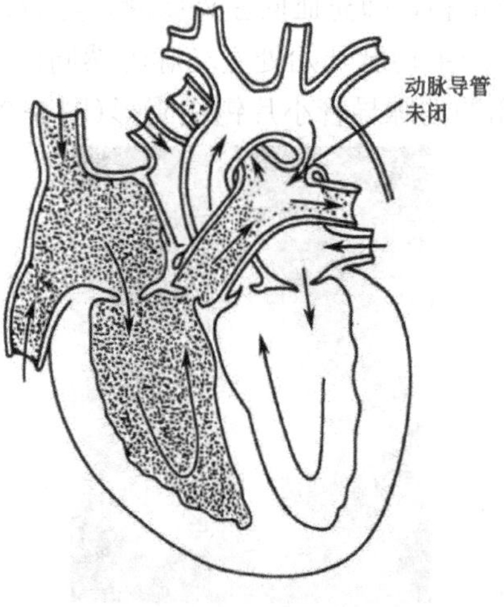

图5-19　动脉导管未闭解剖生理示意

注　图示主动脉的动脉血(无黑点)经未闭的动脉导管进入肺动脉，与其中的静脉血(密集黑点)混合后向前流动(稀疏黑点)

未闭动脉导管较粗，分流至肺动脉血量大者可引起肺动脉压力轻度增高。开始时为动力性高压，久之肺小动脉管壁增厚、硬化，出现梗阻性肺动脉高压。此时肺动脉压显著增高，甚至压力超过主动脉而发生右至左分流，出现发绀，因分流部位在降主动脉左锁骨下动脉远侧，故青紫仅见于下半身，称差异性青紫，晚期可出现口唇发绀、杵状指(趾)。

(三)临床表现

1. 症状

随病变严重程度而不同。轻型者无症状，重的有乏力、劳累后心悸、气喘、胸闷、咳嗽、咯血等。少数有发育不良。部分可发生感染性动脉内膜炎，未经治疗的患者晚期可出现心力衰竭、肺动脉显著高压而有发绀、肺动脉或未闭的动脉导管破裂出血等。

2. 体征

(1)最突出的体征是在胸骨左缘第 2 肋间有响亮的连续性机器声样杂音，占据几乎整个收缩期与舒张期，在收缩末期最响并伴有震颤，向左上胸及背部传播。个别患者杂音最响位置可能在第 1 肋间或第 3 肋间。在婴儿期伴有肺动脉高压或并发充血性心力衰竭者，由于主动脉与肺动脉之间压力阶差发生变化，以致听诊时无此连续性杂音，而只有收缩期杂音或无显著杂音。

(2)分流量较大的患者可有心脏浊音界增大，心尖搏动增强(抬举样心尖搏动)，心尖区有舒张期杂音(相对性二尖瓣狭窄)，肺动脉瓣区第二心音增强或分裂(但多被杂音所掩盖而不易听到)，类似主动脉瓣关闭不全的周围循环体征，包括舒张压降低，脉压增宽、水冲脉、毛细血管搏动和周围动脉枪击声等。

(四)辅助检查

1. X 线检查

在分流量小的患者可无异常发现。在分流量较大的患者，可见肺充血、肺动脉影增粗和搏动强、肺动脉总干弧凸起、主动脉弓影明显、左心室增大。近半数患者可见主动脉在动脉导管附着处呈局部漏斗状凸起，称为漏斗征，其表现在正位片中为主动脉结阴影下方并不内收，而继续膨隆，肺门血管影增粗，肺充血向左外膨隆，随后再向内呈斜波状移行于降主动脉阴影。在左前斜位片中见在降主动脉开始处主动脉骤然向内收缩。偶尔在左侧位片中可见在主动脉弓的下端附近有未闭的动脉导管小片钙化阴影(图 5-20)。

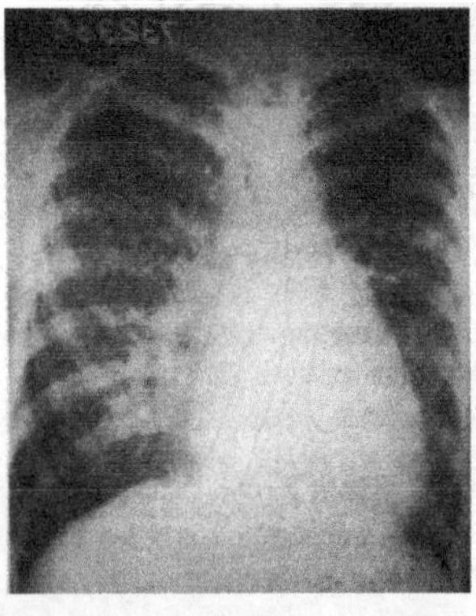

图 5-20　动脉导管未闭的 X 线正位片

注　图示左心室增大，主动脉增宽，肺动脉总干弧膨隆，肺门血管影增粗，肺充血

2. 心电图检查

可有四种类型的变化：正常、左心室肥大、左右心室合并肥大和右心室肥大，后两者均伴有相应程度的肺动脉高压。

3. 超声心动图检查

可见左心室内径增大、二尖瓣活动幅度及速度增加。二维超声心动图可能显示出未闭的动脉导管。彩色多普勒血流显像可探测到从降主动脉经未闭动脉导管进入肺动脉的血流，典型为高速连续性分流。

4. 心脏导管检查

右心导管检查的主要发现是肺动脉血氧含量较右心室的血氧含量高出 0.5Vol%以上，肺血流量增多，肺动脉和右心室压力可能正常或略为增高，心导管可能由肺动脉通过未闭的动脉导管进入降主动脉(图 5-21)。肺动脉压显著增高者可有双向或右至左分流，此时动脉血氧含量尤其是下肢动脉血氧含量降低。

在未闭动脉导管较细左至右分流量少的患者，可用带有铂电极的心导管放在右侧心脏各部和肺动脉，患者吸入氢气做氢稀释曲线测定来发现，此时在肺动脉水平曲线提前到达，到达时间短于 4 秒。

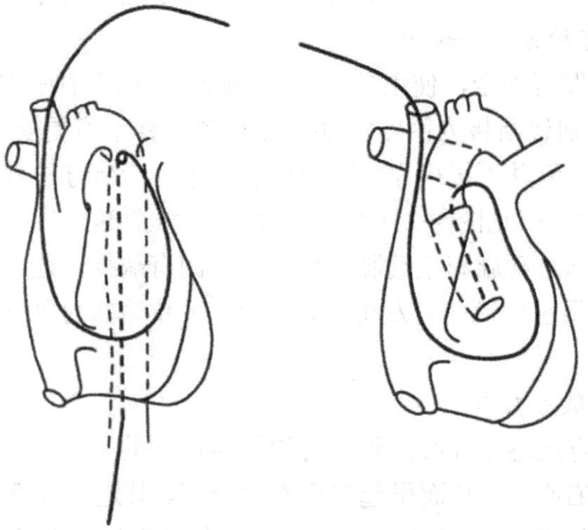

图 5-21　右心导管检查心导管通过未闭动脉导管和主、肺动脉间隔缺损进入主动脉示意

注 A.自左贵要静脉送入心导管，心导管由肺动脉通过未闭动脉导管进入主动脉后折入降主动脉；B.自右贵要静脉送入心导管，心导管由肺动脉通过主、肺动脉间隔缺损进入主动脉后折入升主动脉，其途径与左图不同。心导管进入主动脉后均用虚线来表示

5. 选择性心血管造影

选择性主动脉造影可见主动脉弓显影的同时肺动脉也显影，有时还可显出未闭的动脉导管和动脉导管附着处的主动脉局部漏斗状膨出，有时也可见近段的升主动脉和主动脉弓扩张而远段的主动脉管径较细(图 5-22)。

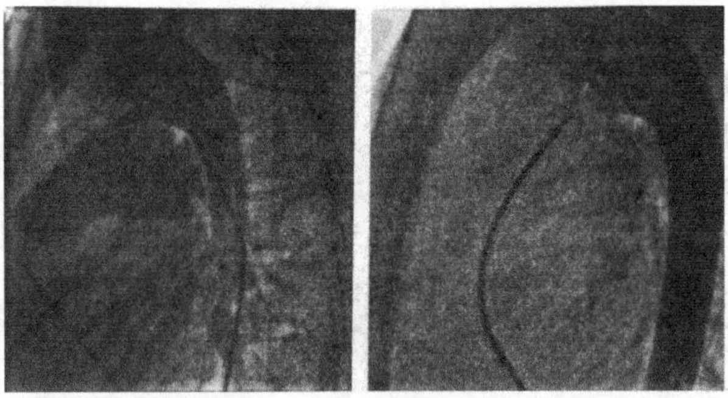

A　　　　B

图 5-22　动脉导管未闭封堵术前后的主动脉造影

注 A.主动脉造影显示主动脉显影的同时未闭的动脉导管和肺动脉显影，未闭的动脉导管呈漏斗状；B.主动脉造影显示未闭的动脉导管已封堵

(五)诊断和鉴别诊断

根据典型的杂音、X 线片、心电图和超声心动图改变，一般可作出诊断；右心导管检查等可以进一步确诊。动脉导管未闭需与其他足以引起心脏连续性杂音的疾病相鉴别。

1. 先天性主动脉-肺动脉间隔缺损

为胎儿期主动脉隔发育不全，使主动脉-肺动脉间隔处留有缺损所致，其临床表现类似大的动脉导管未闭，鉴别诊断极为困难。连续性机器声样杂音更响，位置较低(低一肋间)可作为鉴别诊断的参考，但并不很可靠。比较可靠的鉴别诊断方法是右心导管，查时心导管由肺动脉进入主动脉的升部(见图 5-21B)。逆行升主动脉造影见升主动脉与肺总动脉同时显影。二维超声心动图见肺总动脉和主动脉均增宽，其间有缺损沟通，也有助于诊断。如发生肺动脉显著高压出现右至左分流而有发绀时，其上、下肢动脉的血氧含量相等，这点与动脉导管未闭也不相同。

2. 主动脉窦动脉瘤破入右心

由先天性畸形、梅毒或感染性心内膜炎等原因所产生的主动脉窦部动脉瘤，可侵蚀并穿破至肺动脉、右心房或右心室，从而引起左至右的分流。其连续性机器声样杂音与动脉导管未闭极其类似，但位置较其低 1～2 个肋间。本病多有突然发病的病史，如突然心悸、胸痛、胸闷或胸部不适、感觉左胸出现震颤等，随后有右心衰竭的表现，可助诊断。

3. 室上嵴上型心室间隔缺损伴有主动脉瓣关闭不全

鉴别要点见本节“心室间隔缺损”。

4. 其他

凡足以在左前胸部引起类似连续性机器声样杂音的情况，如冠状动静脉瘘、左上叶肺动静脉瘘、左前胸壁的动静脉瘘、左颈根部的颈静脉营营音等，也要注意鉴别。

(六)预后

视分流量大小而定，分流小者预后好，许多患者并无症状且有些寿命如常人。但分流大者可发生心力衰竭，有肺动脉高压而发生右至左分流者预后均差。个别患者肺动脉或未闭动脉导管破裂出血可迅速死亡。易发生感染性心内膜炎。

（七）治疗

外科手术是传统的治疗方法，结扎或切断未闭的动脉导管后修补，结扎后约有10%的患者可重新畅通。随着导管技术的发展，目前建议凡已确诊动脉导管未闭的患者，年龄≥6个月，体重≥8kg，均应早期采取介入封堵治疗，除非有禁忌证或合并需外科治疗的疾病。

严重肺动脉高压出现右至左分流，不宜封堵或手术治疗。合并感染性动脉内膜炎者需先予以治疗，待体温正常4周后再行介入或外科治疗。目前这种介入封堵技术能完全取代开胸手术。

发生在早产婴儿的动脉导管未闭，可用影响前列腺素的药物吲哚美辛，每次0.3mg/kg，或阿司匹林每6小时20mg/kg，共4次治疗，动脉导管可能在24～30小时关闭。

四、主动脉窦动脉瘤

主动脉窦动脉瘤是一种少见的先天性畸形。患者男性多于女性。本病是在主动脉窦部包括右主动脉窦、后主动脉窦或左主动脉窦（极少）处形成动脉瘤，瘤体逐渐增大而突入心脏内，其后瘤体继续增大，瘤壁逐渐变薄而破裂。可破入右心房、右心室、左心房、肺动脉、左心室或心包腔，如破入心包腔可迅速导致死亡。临床上以右主动脉窦动脉瘤破入右心（尤其是右心室，图5-23）最为常见并具有独特的临床表现。本病常伴有心室间隔缺损。在动脉瘤瘤体未破裂前，一般无临床症状或体征。个别瘤体阻塞右心室流出道可产生肺动脉口狭窄的体征。破裂多发生在20～67岁，破裂的当时患者可突感心悸、胸痛或胸部不适、气喘、咳嗽，并感左胸出现震颤，随后逐渐出现右心衰竭的表现。但有些患者只有右心衰竭逐渐加重而无突然起病的感觉。

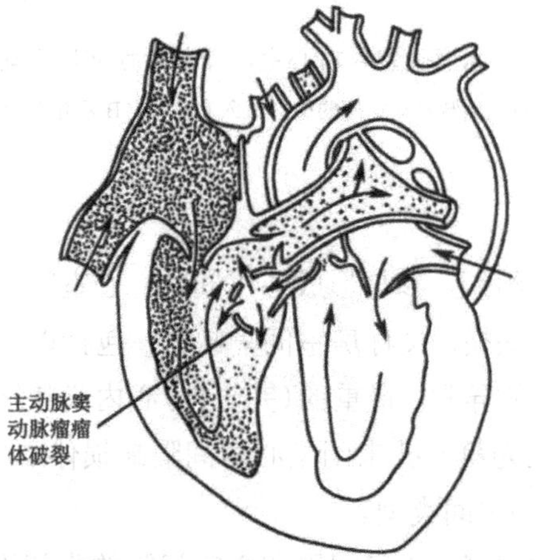

图5-23　主动脉窦动脉瘤破入右心室的解剖生理示意

注　图示主动脉的动脉血（无黑点）经过破裂入右心室的主动脉窦动脉瘤的裂口，流入右心室与静脉血（密集黑点）混合进入肺动脉（稀疏黑点）

体征主要是在胸骨左缘第3、第4肋间听到连续性响亮的机器声样杂音，在舒张期更响，伴有震颤；肺动脉瓣区第二心音亢进，心脏浊音界增大；舒张压降低，脉压增宽，有水冲脉和毛细血管搏动征；肝脏肿大，下肢常有水肿。X线片示肺充血、左心室和右心室增大。

心电图可正常、左心室肥大或左右心室合并肥大。二维超声心动图可显示主动脉窦增大，局部有囊状物膨出，囊底有裂口。彩色多普勒血流显像可显示流经裂口的血液分流。右心导管检查和选择性指示剂稀释曲线测定可发现在右心房、右心室或肺动脉水平有左至右分流，同时该心腔压力增高。经动脉的逆行选择性升主动脉造影可显示出瘤囊(在瘤囊未破裂时)，或见对比剂从升主动脉进入右心房、右心室或肺动脉，从而可判定主动脉-心脏瘘的部位所在(图 5-24A)。本病需与动脉导管未闭、主动脉-肺动脉间隔缺损、室上嵴上型心室间隔缺损伴有主动脉瓣关闭不全等相鉴别。

本病瘤囊一旦破裂，预后不良，多在数星期至数月内因心力衰竭而死亡。

本病可在体外循环的条件下，施行心脏直视手术治疗，切除破裂的瘤体，并予以修补缝合。手术疗效佳，故一旦确诊即宜尽早手术治疗，也可行介入封堵治疗(图 5-24B)。

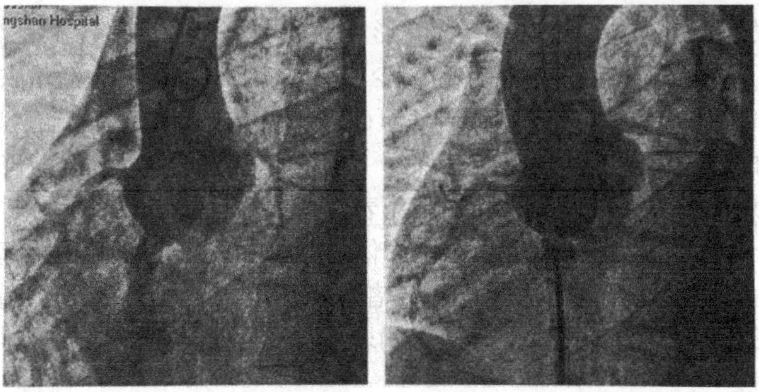

A　　　　　　B

图 5-24　右主动脉窦动脉瘤破裂入右心室，介入治疗前后主动脉根部左前斜位造影

注 A.示主动脉显影时造影剂经右主动脉窦动脉瘤的破口流入右心室；B.示介入治疗后主动脉至右心室的分流消失

五、心内膜垫缺损

心内膜垫是胚胎的结缔组织，参与形成心房间隔、心室间隔的膜部，以及二尖瓣和三尖瓣的瓣叶和腱索。心内膜垫缺损，又称房室间隔缺损，包括以房间隔以下、室间隔流入道部分、房室瓣发育不全为特征的异常。最重的(完全性)心内膜垫缺损形成房室共道永存，最轻的(不完全性)房室间隔缺损为第一孔未闭型心房间隔缺损伴二尖瓣裂缺(见本节“心房间隔缺损”)，此两者之间有一些中间类型。

完全性心内膜垫缺损的患者，心房间隔和心室间隔的膜部均有缺损而形成大缺损，二尖瓣前瓣叶和三尖瓣叶畸形，或二尖瓣和三尖瓣共同形成一个房室瓣，并有房室瓣关闭不全，左心室流出道狭窄。因此，患者不仅有左至右的分流，而且还有房室间的反流，甚至造成心房和心室间的交叉分流，如心室舒张期左心房血液流向右心室，收缩期左心室血液流向右心房。缺损甚大或伴有肺循环阻力增高时，可发生双向分流，常为在心房水平有左至右分流，心室水平有右至左分流。本病还常伴有其他畸形，如双侧上腔静脉、肺动脉口狭窄等(图 5-25)。

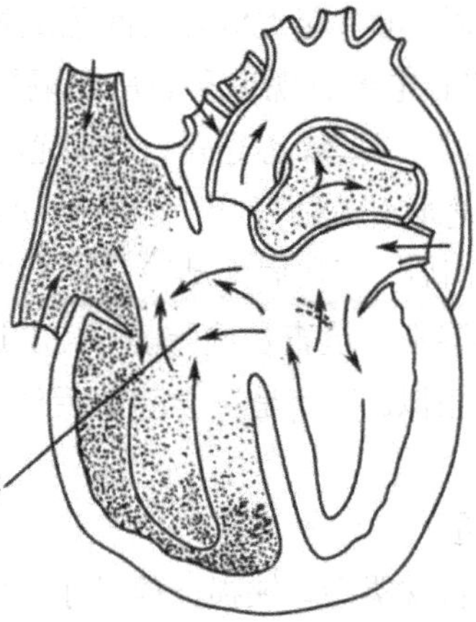

图 5-25 房室共道永存解剖生理示意

注 图示第一孔型心房间隔缺损，高位心室间隔缺损，二尖瓣前瓣叶和三尖瓣隔瓣叶缺损，造成房室间的沟通和二尖瓣及三尖瓣关闭不全，左心房、室的动脉血(无黑点)经房室间的沟通分流入右心房、室，与后者静脉血(密集黑点)混合(稀疏黑点)进入肺动脉。左、右心室血液分别反流入左、右心房

临床表现有乏力、发育不良、易患呼吸道感染、心力衰竭等，且常伴有先天性痴呆；有肺动脉高压或合并肺动脉口狭窄者还有发绀；心尖区可有全收缩期响亮而粗糙的吹风样反流型杂音。X 线片示心脏普遍增大，以左心室增大为主，如有肺动脉高压则右心室增大显著；其他变化类似心房间隔缺损。心电图示 PR 间期延长，电轴左偏，右心室肥大或不完全性右束支传导阻滞和左心室肥大等表现。二维超声心动图示心脏四腔切面的十字交叉消失，4 个心腔均增大，房室瓣呈蓬帆状或分裂状在心室间隔上穿过，或二尖瓣有裂缺并前移，进入左心室流出道，使其狭窄。右心导管检查示心房、心室水平有左至右分流，心导管极易从右心房直接进入左心室，也可发现右至左分流和肺动脉高压。选择性左心室造影可见由于房室瓣畸形使流出道呈“鹅颈状”，对比剂经房室共道流入右心室或右心房，经房室瓣反流入左、右心房，以显示房室瓣的畸形。

本病预后差，多在婴儿期即发生心力衰竭或肺动脉高压而出现右至左分流。少数不完全性房室间隔缺损患者可存活至成人。治疗主要是及早施行直视下修补，包括修补房室共道和重建房室瓣(或作人造瓣膜替换)，手术死亡率较高。

六、其他有左至右分流的先天性心脏血管病

有左至右分流的先天性心脏血管病中较不常见的还有：

(一)部分性肺静脉畸形引流

指部分肺静脉不进入左心房而引流入体循环的静脉系统，如右心房和上、下腔静脉等处。常见的是右侧肺静脉畸形引流入右心房，多同时合并心房间隔缺损。本病的临床特征和预后与房间隔缺损极为相似。当仅有 1 根肺静脉畸形引流时，约 20%的肺静脉血分流到右心房或腔静脉，不引起明显的血流动力改变，一般无症状。有 2 根以上肺静脉畸形引流，使 65%

的肺静脉血分流到右侧心脏时，可引起类似心房间隔缺损的血流动力改变和与心房间隔缺损相同的临床表现。其 X 线和心电图表现也和心房间隔缺损类同。如不合并心房间隔缺损则超声心动图显示心房间隔无回声失落。心导管检查时心导管可从右心房或腔静脉进入畸形引流的肺静脉而达肺野。向有畸形引流肺静脉一侧的肺动脉注入对比剂后，可显影该侧肺静脉的畸形引流情况；注入指示剂后，可在周围动脉记录到左至右分流特征性的曲线且出现时间长。本病需与心房间隔缺损鉴别，检查首选肺静脉 CT 造影，可清晰显示肺静脉回流情况。本病的预后与心房间隔缺损相似。治疗是在学龄前后施行肺静脉改道手术，使其能回流到左心房。

(二)左心室-右心房沟通

是心室间隔缺损的一种特殊类型，缺损一般较小。由于三尖瓣位置低于二尖瓣，因而当室间隔缺损发生在最上部时，发生左心室-右心房的沟通，此时从左侧心腔看它在左心室流出道，但从右侧心腔看它在右心房底部近三尖瓣隔瓣叶附着处，常伴三尖瓣隔瓣叶裂缺。左心室血液部分分流入右心房，从右心房流入右心室，使肺血流量增多，可发生肺动脉高压，故其病理生理变化与心房间隔缺损相仿。缺损小者多无症状，缺损大者可能在婴儿期中发生心力衰竭。在胸骨左缘第 2、第 3 肋间有时还可能在第 4 肋间听到 3～4 级吹风样全收缩期杂音，伴有震颤，肺动脉瓣区第二心音亢进并分裂。X 线片和心电图表现类似心房间隔缺损，但可有左心室增大。超声心动图可见收缩期血流从左心室至右心房分流。心导管检查示右心房水平有左至右分流，但左、右心房压有差别，说明左、右心房之间并无沟通。选择性左心室造影显示左心室显影的同时，增大的右心房同时显影，可以明确诊断。本病预后与心室间隔缺损相似。治疗是在学龄前进行直视下修补手术，通过切开右心房的途径进入，并对有畸形的三尖瓣同时予以修补。

(三)冠状动静脉瘘和其他冠状动脉畸形

冠状动静脉瘘是冠状动脉和冠状静脉的沟通。此时冠状动脉的血液直接流入心腔或冠状静脉，相当于在右心房水平产生左至右分流，同时由于这部分血液不流经心肌，可引起部分心肌缺血。患者多无症状或有心悸、胸痛等。常由于胸前有连续性杂音而被发现，杂音所在部位视分流部位而不同，易被误诊为动脉导管未闭，但由于心肌收缩对瘘管的压缩作用，该杂音在舒张期较收缩期响。此外，该病患者周围动脉体征不明显。X 线检查可能见肺血管影增加。心电图多无变化，少数可能有心肌缺血表现或见左心室或右心室肥大。心导管检查发现在右心房水平有左至右分流，但由于分流量较小往往由选择性指示剂稀释曲线测定才能查出。选择性升主动脉或冠状动脉造影可显示瘘的所在部位。预后一般较好，但也可能发生心肌缺血或心力衰竭。治疗是施行手术结扎，或经心导管行瘘管封堵。

其他冠状动脉畸形还有冠状动脉右心室瘘、冠状动脉右心房瘘、冠状动脉肺动脉瘘、冠状动脉起源于肺动脉等。

有左至右分流的先天性心脏血管病中不常见的还有：主动脉-肺动脉间隔缺损，心房心室联合缺损，心室间隔缺损伴动脉导管未闭等。

第四节 有右至左分流的先天性心脏血管病

一、法洛四联症

法洛四联症是联合的先天性心脏血管畸形，包括肺动脉口狭窄、心室间隔缺损、主动脉右位(骑跨于缺损的心室间隔上)和右心室肥大四种情况，其中主要的是心室间隔缺损和肺动脉口狭窄。本病是最常见的发绀型先天性心脏血管病。

(一)病理解剖

本病的心室间隔缺损位于右心室间隔的膜部。肺动脉口狭窄可能为瓣膜、右心室漏斗部或肺动脉型，而以右心室漏斗部型居多。主动脉根部右移，骑跨在有缺损的心室间隔之上，故与左、右心室均有直接相连。右心室壁显著肥厚。本病合并有卵圆孔未闭或心房间隔缺损时称为法洛五联症，其临床表现与法洛四联症相仿。本病还可合并右位心、双侧上腔静脉、动脉导管未闭、部分性肺静脉畸形引流、房室共道永存、三尖瓣关闭不全等。

(二)病理生理

由于肺动脉口狭窄造成血流入肺的障碍，右心室排出的血液大部分经由心室间隔缺损进入骑跨的主动脉，肺部血流减少，而动静脉血在主动脉处混合被送达身体各部，造成动脉血氧饱和度显著降低，出现发绀并继发红细胞增多症。肺动脉口狭窄程度轻的患者，在心室水平可有双向性的分流。右心室压力增高，其收缩压与左心室和主动脉的收缩压相等，右心房压亦增高，肺动脉压则降低(图 5-26)。

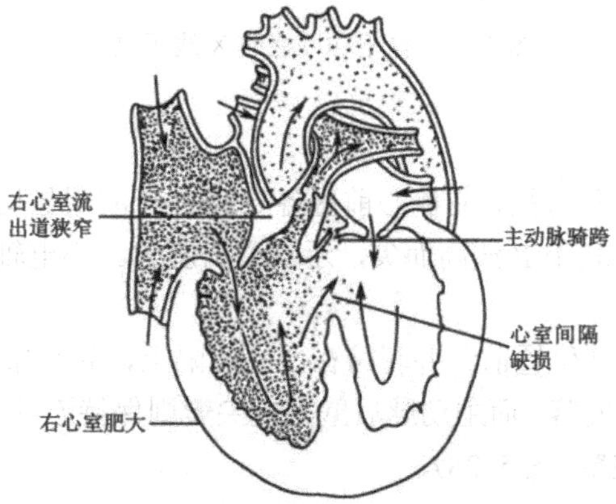

图 5-26 法洛四联症解剖生理示意

注 图示肺动脉口狭窄主要为漏斗部型，同时肺总动脉也狭小，主动脉骑跨在有心室间隔缺损的两心室之上，右心室的静脉血(密集黑点)排入肺动脉受阻，乃大量排入左心室和主动脉，使主动脉和左心室混入静脉血(稀疏黑点)

(三)临床表现

1. 症状

主要是自幼出现进行性发绀或呼吸困难，哭闹时更甚，伴有杵状指(趾)和红细胞增多。病孩易感乏力，劳累后的呼吸困难与乏力常使病孩采取下蹲位休息，部分病孩由于严重的缺氧而引起晕厥发作，甚至有癫痫抽搐。

2. 体征

可见发育较差，胸前部可能隆起，有发绀与杵状指(趾)。胸骨左缘第 2、第 3 肋间有收缩期吹风样喷射性杂音，可伴有震颤。此杂音为肺动脉口狭窄所致，肺动脉口狭窄严重者此杂音几乎消失而可出现连续性杂音，为支气管动脉与肺血管间的侧支循环或合并的未闭动脉导管所引起。肺动脉瓣区第二心音减弱并分裂，但亦可能呈单一而响亮的声音(由主动脉瓣区第二心音传导过来)。心浊音界可无增大或略增大。心前区可有抬举性搏动。

(四)辅助检查

1. X 线检查

肺野异常清晰，肺动脉总干弧不明显或凹入，右心室增大，心尖向上翘起，在后前位片上心脏阴影呈木鞋状。近 1/4 的患者可见右位主动脉弓(图 5-27)。

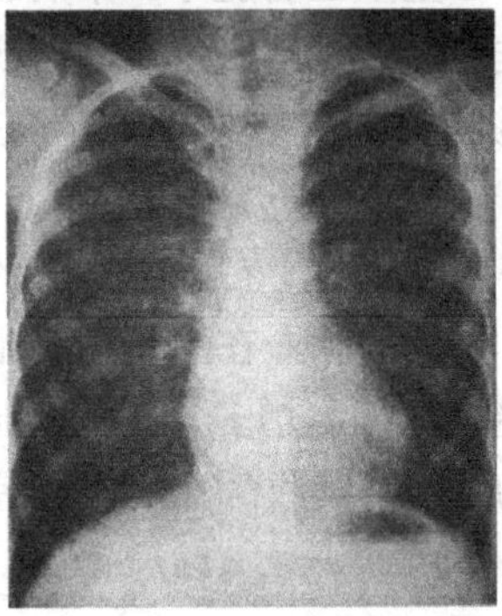

图 5-27　法洛四联症的 X 线正位片

2. 心电图检查

心电图示右心室肥大和劳损，右侧心前区各导联的 R 波明显增高，T 波倒置。部分患者标准导联和右侧心前区导联中 P 波高而尖，示右心房肥大。心电轴右偏。

3. 超声心动图检查

见主动脉根部扩大，其位置前移并骑跨在心室间隔上，主动脉前壁与心室间隔间的连续性中断，该处室间隔回声失落，而主动脉后壁与二尖瓣则保持连续，右心室肥厚，其流出道、肺动脉瓣或肺动脉内径狭窄(图 5-28)。

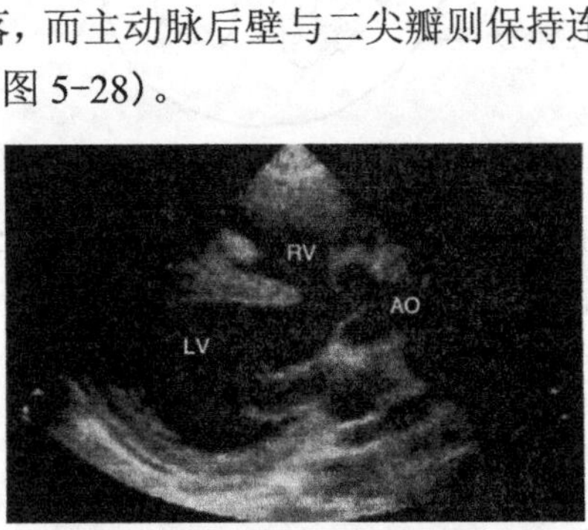

图 5-28　法洛四联症的左心长轴切面二维超声心动图表现

AO：主动脉；RV：右心室；LV：左心室

注 图示室间隔的连续性中断，主动脉根部扩大，骑跨在心室间隔上

4. 磁共振断层显像

显示扩大的升主动脉骑跨于心室间隔之上，而心室间隔有缺损，肺动脉总干小，右心室漏斗部狭窄，肺动脉瓣环亦可见狭窄。

5. 心脏导管检查

右心导管检查可发现肺动脉口狭窄引起的右心室与肺动脉间收缩压阶差，心导管可能由右心室直接进入主动脉，动脉血氧饱和度降低至89%以下，心室间隔缺损较大的患者，主动脉、左心室与右心室的收缩压相等。通过右心导管分别向右心房、右心室和肺动脉注射指示剂，在周围动脉记录指示剂稀释曲线，有助于判定右至左分流的部位。

6. 选择性心血管造影

通过右心导管向右心室注射对比剂，可见主动脉与肺动脉同时显影，并可了解肺动脉口狭窄属瓣膜型、漏斗部型还是肺动脉型，此外，还有可能见到对比剂经心室间隔缺损进入左心室(图5-29)。

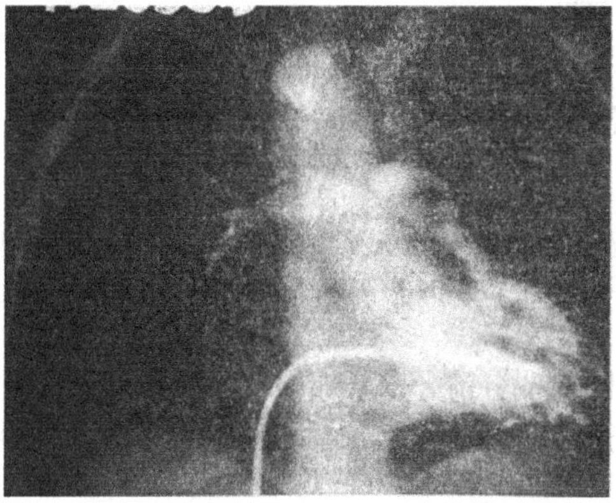

图5-29　法洛四联症的选择性右心室造影正位片

注 图示右心室显影的同时，肺动脉和主动脉均显影，右心室流出道狭窄

7. 血常规检查

红细胞计数、血红蛋白含量和血细胞比容均显著增高。

(五)诊断和鉴别诊断

本病临床表现较具特征性，一般不难诊断，但需与其他有发绀的先天性心脏血管病相鉴别。

1. 肺动脉口狭窄合并心房间隔缺损伴有右至左分流（法洛三联症）

本病发绀出现较晚。胸骨左缘第2肋间的收缩期杂音较响，占时较长，肺动脉瓣区第二心音减轻、分裂。X线片上见心脏阴影增大较显著，肺动脉总干弧明显凸出。心电图中右心室劳损的表现较明显。超声心动图检查、右心导管检查或选择性心血管造影发现肺动脉口狭窄属瓣膜型，右至左分流水平在心房部位，可以确立诊断。

2. 艾森门格综合征

心室间隔缺损、心房间隔缺损、主动脉-肺动脉间隔缺损或动脉导管未闭的患者发生严重肺动脉高压时，使左至右分流转变为右至左分流，形成艾森门格综合征。本综合征发绀出现晚；肺动脉瓣区有收缩喷射音和收缩期吹风样杂音，第二心音亢进并可分裂，可有吹风样舒张期杂音；X 线检查可见肺动脉总干弧明显凸出，肺门血管影粗大而肺野血管影细小；超声心动图检查或右心导管检查发现肺动脉高压和相应的心脏畸形，可资鉴别。

3. 大血管错位

完全性大血管错位时肺动脉源出自左心室，而主动脉源出自右心室，常伴有心房或心室间隔缺损或动脉导管未闭，患者出生时即有发绀，需与本病相鉴别。不完全性大血管错位中右心室双出口患者的主动脉和肺动脉均从右心室发出，常伴心室间隔缺损，超声心动图和选择性右心室造影可确立诊断。

4. 动脉干永存

动脉干永存时只有一组半月瓣，跨于两心室之上，肺动脉和头臂动脉均由此动脉干发出，常伴有心室间隔缺损。法洛四联症患者中如肺动脉口病变严重，形成肺动脉和肺动脉瓣闭锁时，其表现与动脉干永存类似称为假性动脉干永存。须注意两者的鉴别。对此，超声心动图和选择性右心室造影很有帮助。

（六）预后

本病预后差。死亡原因包括并发心力衰竭、脑血管意外、感染性心内膜炎、脑脓肿、肺部感染等。

（七）治疗

本病的手术治疗有姑息性和纠治性两种：

1. 分流手术

在体循环与肺循环之间造成分流，以增加肺循环的血流量，使氧合血液得以增加。本手术并不改变心脏本身的畸形，是姑息性手术，但可为将来的纠治性手术创造条件。

2. 直视下手术

在体外循环的条件下切开心脏修补心室间隔缺损，切开狭窄的肺动脉瓣或肺动脉，切除右心室漏斗部的狭窄，是彻底纠正本病畸形的方法，疗效好，宜在 5～8 岁后施行，症状严重者 3 岁后即可施行。

二、埃勃斯坦畸形

埃勃斯坦畸形，亦称三尖瓣下移畸形。是一种少见的先天性畸形。本病三尖瓣向右心室移位，主要是隔瓣叶和后瓣叶下移，常附着于近心尖的右心室壁而非三尖瓣的纤维环部位，前瓣叶的位置多正常，因而右心室被分为两个腔。畸形瓣膜以上的心室腔壁薄，与右心房连成一大心腔，是为“心房化的右心室”，其功能与右心房相同；畸形瓣膜以下的心腔包括心尖和流出道为“功能性右心室”，起平常右心室相同的作用，但心腔相对地较小。常伴有心房间隔缺损、心室间隔缺损、动脉导管未闭、肺动脉口狭窄或闭锁。可发生右心房压增高，此时如有心房间隔缺损或卵圆孔未闭，则可导致右至左分流而出现发绀(图 5-30)。

症状轻重不一，包括心悸、气喘、乏力、头昏和右心衰竭等，约 50%的患者有发绀，约 20%的患者有阵发性心动过速史。体征示心脏浊音界明显增大，而心前区搏动微弱，心前区可听到 3、4 个心音，第一心音可分裂，第二心音分裂而肺动脉瓣成分减轻，常有心房音。胸骨左下缘可有收缩期吹风样和舒张期隆隆样杂音。肝脏可肿大并有收缩期搏动。

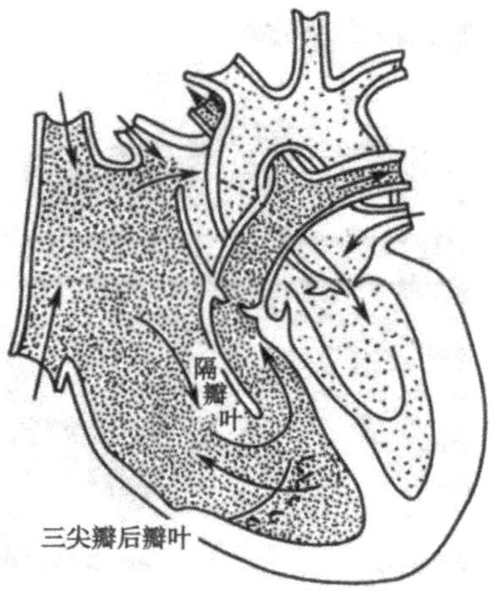

图 5-30 埃勃斯坦畸形解剖生理示意

注 图示三尖瓣后瓣叶和隔瓣叶下移至右心室，部分右心室心房化，右心房增大，三尖瓣关闭不全，右心房压力增高。在有心房间隔缺损或未闭卵圆孔的情况下，右心房的静脉血(密集黑点)可进入左心房与动脉血混合(稀疏黑点)流入左心室和主动脉，有时左心房的动脉血亦可进入右心房

X 线片示心影增大常呈球形，搏动弱，右心房可甚大，肺血管影正常或减少。心电图示右心房肥大，完全性或不全性右束支传导阻滞，PR 间期可延长，胸导联 R 波电压低，V_1～V_4有 ST 段和 T 波改变等，10%～25%的患者有 B 型预激综合征。超声心动图示三尖瓣隔瓣叶和后瓣叶下移，前瓣叶大，关闭延迟且动作异常，右心房巨大(因包括心房化的右心室)(图 5-31)。磁共振断层显像见巨大的右心房、三尖瓣瓣叶下移和右心室流入道的心房化(图 5-32)。右心导管检查和指示剂稀释曲线测定示右心房腔甚大，压力增高，压力曲线的 a 波和 v 波均高大，心导管顶端要在心尖或流出道处才能记录到右心室型的压力曲线；在心房水平可发现右至左的分流；在心房化的右心室内可测到心房型的压力曲线，而同时测得的心腔内心电图则为右心室型的心电图(图 5-33)。

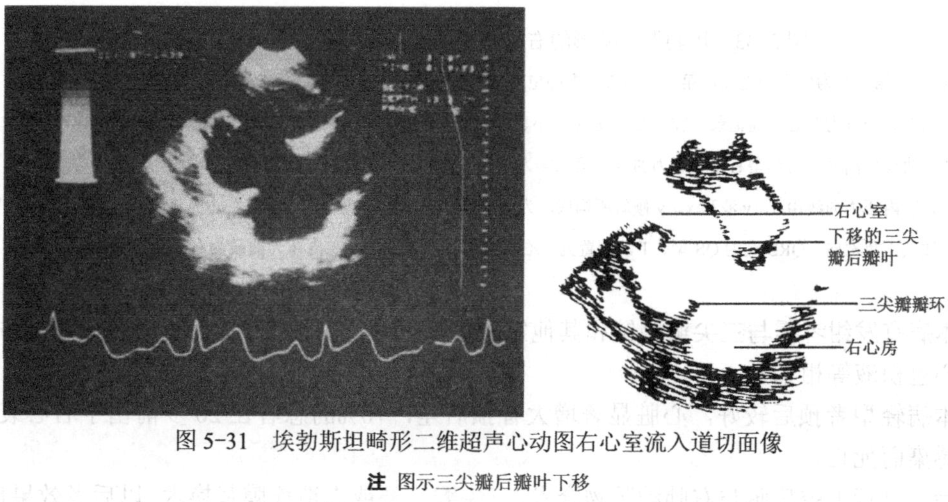

图 5-31 埃勃斯坦畸形二维超声心动图右心室流入道切面像

注 图示三尖瓣后瓣叶下移

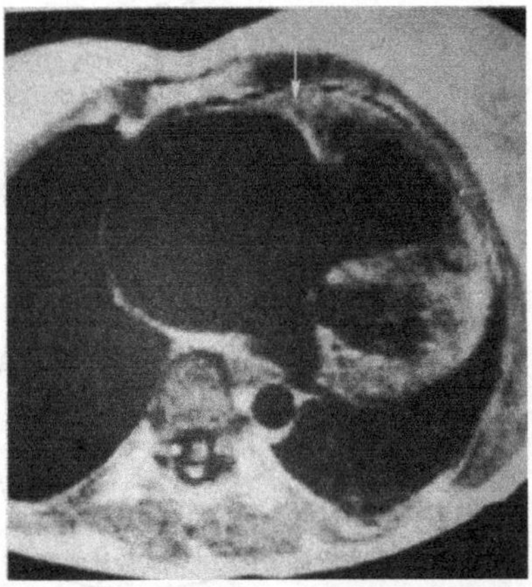

图 5-32 埃勃斯坦畸形的心脏横面磁共振显像

注 图示右心房明显增大，箭头所指处为房室沟

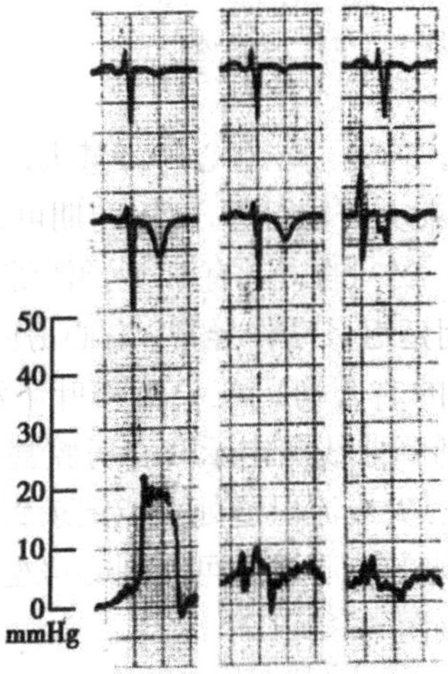

图 5-33 埃勃斯坦畸形的右心房、室腔内心电图和压力曲线记录

注 图中第一行为体表心电图，第二行为心腔内心电图，第三行为腔内压力曲线记录（记录片速 25mm/s）。图示由左至右第一排为右心室腔记录，腔内心电图 A 波小、QRS 波为 rS 型、T 波倒置为右心室腔内心电图波型，腔内压力曲线呈高原型为典型右心室压力曲线。第二排为“心房化的右心室”腔记录，腔内心电图为右心室心电图波型，腔内压力曲线由 a、v 波和 x、y 倾斜所构成，为典型右心房压力曲线。第三排为右心房腔记录，腔内心电图 A 波大正负双向，QRS 波为 QS 型、T 波倒置为右心房腔内心电图波型，腔内压力曲线为右心房型压力曲线

本病有发绀者需与三尖瓣闭锁和其他发绀型先天性心血管病相鉴别，无发绀者需与心肌病和心包积液等相鉴别。

本病轻型者预后较好，心脏显著增大者预后差，70%的患者在 20 岁前由于右心衰竭或肺部感染而死亡。

治疗可行上腔静脉与右肺动脉吻合术、三尖瓣修补或人造瓣膜替换术，以后者效果最好。

心脏增大、发绀或症状明显者为手术的指征。

三、完全性和其他类型大血管错位

由于发育畸形而引起大血管间解剖关系的变化，都可称为大血管错位，包括完全性大血管错位、纠正型大血管错位、右心室双出口、大血管错位伴单心室等，其中以完全性大血管错位最为常见(图 5-34)。

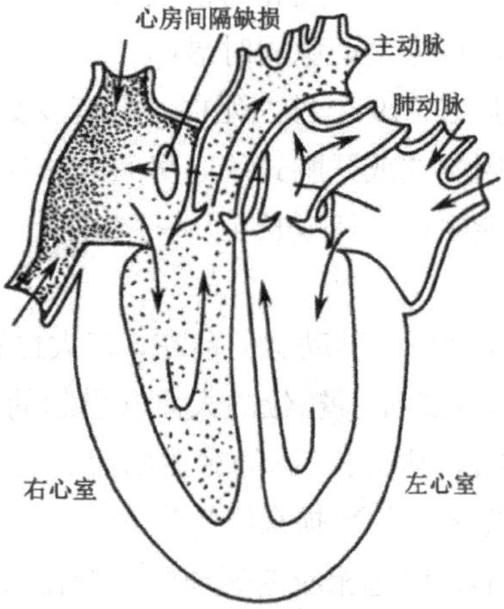

图 5-34 完全性大血管错位的解剖生理示意

注 图示主动脉向前移位于右心室之上，肺总动脉向后移位于左心室之上。右心房的静脉血(密集黑点)流入右心室和主动脉，供应全身后，回流到腔静脉又返回右心房。肺静脉的动脉血(无黑点)流入左心房、左心室和肺动脉，在肺与氧结合后，又回流到肺静脉。此两循环之间依靠心房间隔缺损来沟通，使右心房、右心室和主动脉得以混入动脉血(稀疏黑点)

(一)完全性大血管错位

亦称右型大血管错位，此时主动脉自右心室发出，而肺动脉自左心室发出，主动脉位于肺动脉的前右。常伴有心房间隔缺损、心室间隔缺损、动脉导管未闭、肺动脉口狭窄、主动脉口狭窄、房室共道永存、三尖瓣闭锁等。大血管的完全错位，使从周围静脉回流的未氧合血，到右心房和右心室后不经肺而直接射入主动脉；从肺静脉回流的氧合血到左心房和左心室后，再射入肺动脉回到肺。大小循环之间互不沟通，患者将无法生存。心房间隔缺损、心室间隔缺损和动脉导管未闭等畸形的合并存在，足以沟通此两循环，但周围动脉的血氧含量仍低，其病理生理的改变取决于这些沟通的大小和是否同时有肺动脉口狭窄。病孩出生后即有发绀，婴儿期喂食困难，体重增长慢，气喘、咳嗽，易患呼吸道感染，常在四个月内出现心力衰竭。伴有动脉导管未闭的患者，下半身发绀较轻，杵状指(趾)常在半岁后才出现。心浊音界增大。合并心室间隔缺损者，胸骨左缘特别是第 3 肋间有全收缩期吹风样杂音，常有奔马律。合并肺动脉瓣狭窄者，则心底部有收缩期吹风样喷射性杂音。

X 线片见肺血管影增加(合并肺动脉口狭窄者例外)，心底部血管影较窄，肺动脉总干弧消失，主动脉影小(侧位见升主动脉向前移位)，左、右心室和右心房增大，左心缘长而向外侧凸，使心影如斜置的鸡卵，其尖端向左下方。体、肺循环间沟通小者，心电图常示右心室和右心房肥大，沟通大者常示双侧心室肥大。超声心动图示在同一探测部位中，同时能测到主动脉瓣和肺动脉瓣两种回声。磁共振断层显像横面示主动脉向前向右移位，矢面示主动脉在前从形态为右心室的心腔发出，而肺动脉在后从形态为左心室的心腔发出。右心导管检查示右心室压力增高，收缩压与主动脉收缩压相等，心导管可从右心室进入主动脉，也可能通过合并存在的沟通而得以进入所有四个心腔和两根大血管。血液分流情况随合并存在的沟通情况而异。选择性右心室造影，可见主动脉同时显影。

本病预后差，平均在出生后3～19个月内死亡，只有少数能存活至20～30岁。手术治疗需分两步进行，婴儿期先行闭胸式或开胸式的心房间隔缺损成形术，在心房间隔上造孔，增加两循环之间的沟通使病婴能生存。待成长至2～3岁时，施行直视下纠治术。

(二)纠正型大血管错位

亦称左型大血管错位，主动脉位于肺动脉的前左，在大血管错位的同时有心室和房室瓣的转位，由于心室的转位从功能上纠正了错位的大血管引起的血流异常。即周围静脉血回流到左心室(执行右心室的功能)喷入肺动脉；肺静脉血回流到右心室(执行左心室的功能)射入主动脉。患者不需要依靠其他先天性的缺损来维持生命，多无症状，也无发绀，其本身不需要治疗。但本病常合并其他畸形并引起相应的病理生理变化，需加以处理(图5-35)。

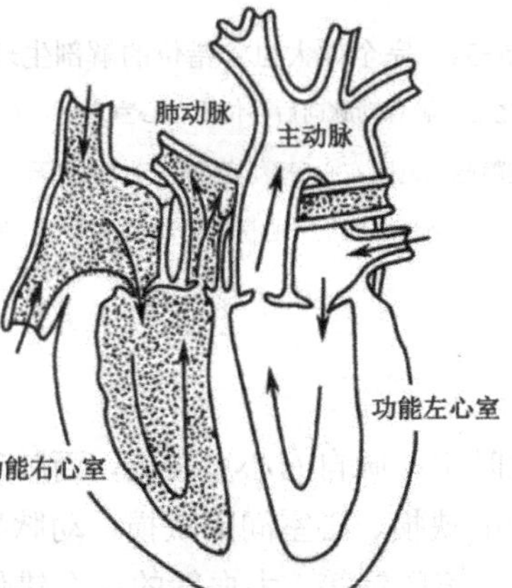

图5-35　纠正型大血管错位的解剖生理示意

注 主动脉向前移位于右心室，但右心室转向左侧并接受左心房来的动脉血(功能左心室)；肺总动脉向后移位于左心室，但左心室转向右侧并接受右心房来的静脉血(功能右心室)。大血管虽然错位，但由于心室转位而得到纠正，心脏大血管内血流情况和正常时相同

(三)右心室双出口

由于大血管错位不够完全，以致主动脉和肺动脉都从右心室发出，或肺动脉骑跨在左、右心室之上；常同时伴有心室间隔缺损等畸形。病孩出生后即有发绀。预后差。选择性右心室造影可明确诊断。婴儿期可行姑息性手术，2岁以后行纠治手术(图5-36)。

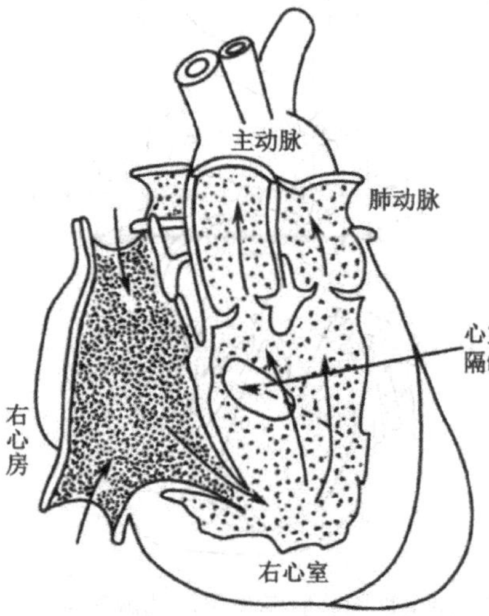

图 5-36　不完全性大血管错位(右心室双出口伴心室间隔缺损)的解剖生理示意

注　主动脉向前移位于右心室之上，肺总动脉向后移但仍源出于右心室，形成右心室双出口。右心房的静脉血(密集黑点)流入右心室后被同时送到主动脉和肺总动脉。心室间隔缺损的存在，使左心室的动脉血得以混入右心室中，从而也进入主动脉和肺总动脉(稀疏黑点)

(四)大血管错位伴单心室

这是左型或右型大血管错位伴有单心室畸形；除非有严重的肺动脉口狭窄，否则发绀不太严重。常同时伴有其他先天性畸形。预后差。右心导管检查和选择性右心室造影，可明确诊断。可行姑息性或纠治手术。

四、完全性肺静脉畸形引流

完全性肺静脉畸形引流，是肺静脉分别或总汇成一支后，引流到左无名静脉、上腔静脉、右心房、左侧上腔静脉、冠状静脉窦、奇静脉或门静脉等处，而非引流入左心房。由于右心房同时接受来自肺静脉和腔静脉的血液，血量将大增，而左心房将无血，患者将无法生存。但此类患者均有心房间隔缺损或卵圆孔未闭，使混合于右心房的氧合和未氧合血液得以流入左心房，从而进入体循环动脉，供应身体各部。完全性肺静脉畸形引流到膈以下的静脉者，常易发生阻塞，导致肺静脉淤血，因而引起肺动脉高压(图 5-37)。

患者有发绀、进行性呼吸困难、乏力、发育不良，可出现右心衰竭。体检可无特异性杂音或胸骨左缘第 2 肋间有收缩期吹风样喷射性杂音，肺动脉瓣区第二心音分裂并亢进，胸骨左下缘可能有舒张期隆隆样杂音，在相当于畸形引流部位的胸壁上可听到连续性血管杂音。心浊音界增大，心前区可有抬举性搏动，杵状指(趾)一般较轻。X 线片示肺血管影增多，肺动脉总干弧凸出，右心室、右心房增大，畸形引流入左上腔静脉的患者，上纵隔阴影增宽，整个心影呈“8”字形。心电图检查示右心室和右心房肥大。超声心动图可显示位于左心房后的畸形肺总静脉。右心导管检查示右心房压力增高，其血氧含量亦高，肺血流量和肺动脉压力增高，周围动脉血氧含量低，心导管可进入畸形引流的肺静脉。

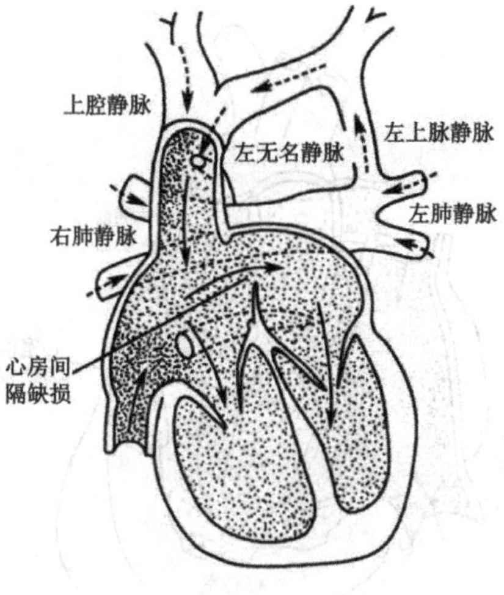

图 5-37　完全性肺静脉畸形引流的解剖生理示意

注 图示所有肺静脉的动脉血汇流至永存的左上腔静脉，经左无名静脉进入上腔静脉，与来自上、下腔静脉的静脉血(密集黑点)混合，从右心房流入右心室(稀疏黑点)，并经心房间隔缺损流入左心房、左心室。图中未绘出主动脉和肺动脉，虚线箭头表示未剖开的血管内血流方向

选择性肺动脉造影可显影肺静脉，从而显示其畸形引流的情况。

本病预后差，患者多在婴儿期死亡。偶有存活到青年期者。治疗主要是施行手术将畸形引流的肺静脉(肺总静脉)改道，使回流到左心房，手术宜及早在婴幼儿期施行。

五、动脉干永存

动脉干永存是由于球嵴与球间隔发育缺陷，未能将原始动脉干分隔成主动脉和肺动脉，而留下共同的动脉干。永存的动脉干只有一组半月瓣，跨于两心室之上。从升部发出左、右肺动脉，从远端再发出头臂动脉，常同时有心室间隔缺损，可合并右位主动脉弓、单心室、主动脉弓闭锁或左侧上腔静脉永存。周围静脉血进入右心房、右心室后射入动脉干，肺血流量大增，其血流动力变化为大量左至右分流和较少量的右至左分流(图 5-38、图 5-39)。

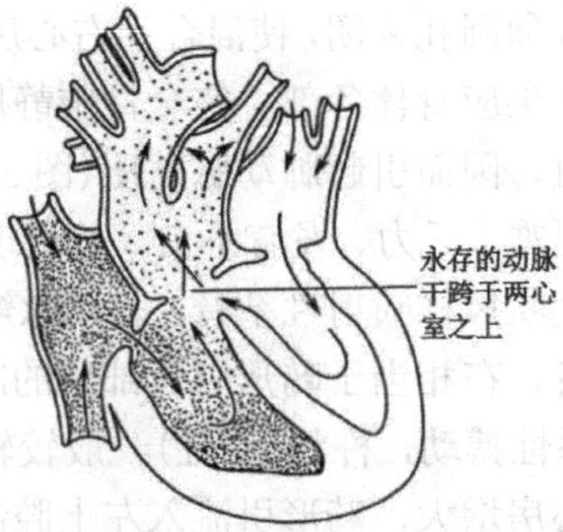

图 5-38　动脉干永存的解剖生理示意

注 图示主、肺动脉隔完全缺如，只有一个半月瓣跨于两心室之上，同时有心室间隔缺损。来自右心室的静脉血(密集黑点)和来自左心室的动脉血(无黑点)混合进入动脉干再流入主动脉和肺动脉(稀疏黑点)

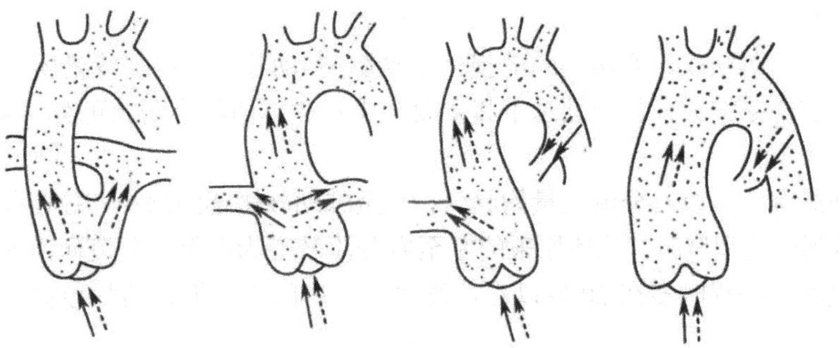

图 5-39　动脉干永存四种类型的解剖生理示意

注 图中实线箭头表示来自左心室的血液，虚线箭头表示来自右心室的血液。动、静脉血混合于动脉干(稀疏黑点)进入体循环和肺循环

患者有气喘、乏力、早期发生心力衰竭和肺动脉高压。可并发肺炎、感染性心内膜炎和脑脓肿等。发绀于出生后即有，胸骨左缘第 3、第 4 肋间有全收缩期吹风样杂音偶伴震颤，并可有叹气样舒张期杂音(主动脉瓣反流)，胸骨左缘第 2、第 3 肋间可有收缩喷射音，第二心音增强并呈单一性。心尖可有舒张期杂音(相对性二尖瓣狭窄)，胸骨右缘第 2 肋间可有收缩期杂音(动脉干口相对狭窄)。

X 线片示左、右心室增大，肺血管影增多，肺动脉总干弧不见，“主动脉”影增宽而搏动强，可能见到左肺动脉位置靠近主动脉弓的水平，或见右位主动脉弓。心电图示左、右心室肥大和左心房肥大。超声心动图可显示心室间隔之上骑跨一个扩大的主动脉根，但只见“主动脉”而不见“肺动脉瓣”的回声。磁共振断层显像示扩大的动脉干骑跨在心室间隔之上。心导管检查和选择性指示剂稀释曲线测定示右心室压力增高，其收缩压等于周围动脉收缩压，右心室流出道血氧含量高，在大动脉水平有右至左分流，心导管可从右心室进入头臂动脉。选择性右心室造影显示一个动脉干，一组半月瓣和从动脉干分出的肺动脉。

本病预后差，多在出生后一年内死亡，存活至成年者极少。

有心力衰竭或临床情况恶化的婴儿，可施行肺动脉环扎术以减少肺动脉血流。在儿童期可考虑行纠治术，包括修补心室间隔缺损、右心室流出道成形、在右心室流出道与肺动脉之间移植带有主动脉瓣的一段同种异体主动脉或带有人造瓣膜的人造血管，建立分开的肺血流。

六、艾森门格综合征

艾森门格复合病一词，以往曾用以称一种复合的先天性心脏血管畸形，包括心室间隔缺损、主动脉右位、右心室肥大而肺动脉正常或扩大者。患者有发绀。本病与法洛四联症不同之处在于并无肺动脉口狭窄。自心脏导管检查在临床上广泛应用以来，通过对先天性心脏血管病的血流动力学研究，艾森门格综合征一词多用以指心室间隔缺损合并肺动脉显著高压伴有右至左分流的患者。推而广之，心房间隔缺损、动脉导管未闭、主动脉-肺动脉间隔缺损等发生肺动脉显著高压而有右至左分流时，都可有类似的临床表现，亦可以归入本综合征的范畴。因此本综合征可以称为肺动脉高压性右至左分流综合征。

1. 病理解剖

原有的心室间隔缺损、心房间隔缺损、主动脉-肺动脉间隔缺损或未闭的动脉导管均颇大，右心房和右心室增大，肺动脉总干和主要分支扩大，而肺小动脉可有闭塞性病变。

2. 病理生理

本综合征原有的左至右分流流量均颇大，及至肺动脉压逐渐增高，右心室和右心房压也逐渐增高，达到一定程度时，就使原来的左至右分流转变为右至左分流而出现发绀。此种情况发生在心室间隔缺损时多在 20 岁以后，发生在心房间隔缺损、动脉导管未闭时也多在青年期后。

3. 临床表现

轻至中度发绀，于劳累后加重，原有动脉导管未闭者下半身发绀较上半身明显，逐渐出现杵状指(趾)。气急、乏力、头晕，以后可发生右心衰竭。体征示心脏浊音界增大，心前区有抬举性搏动，原有左至右分流时的杂音消失(动脉导管未闭连续性杂音的舒张期部分消失)或减轻(心室间隔缺损的收缩期杂音减轻)，肺动脉瓣区出现收缩喷射音和收缩期吹风样喷射性杂音；第二心音亢进并可分裂，以后可有叹气样舒张期杂音(相对性肺动脉瓣关闭不全)，胸骨左下缘可有收缩期吹风样反流性杂音(相对性三尖瓣关闭不全)。

4. 辅助检查

X 线片示右心室、右心房增大，肺动脉总干弧及左、右肺动脉均扩大，肺野轻度充血或不充血而血管变细，原有动脉导管未闭或主动脉-肺动脉间隔缺损者左心室增大，原有心室间隔缺损者左心室可增大(图 5-40)。

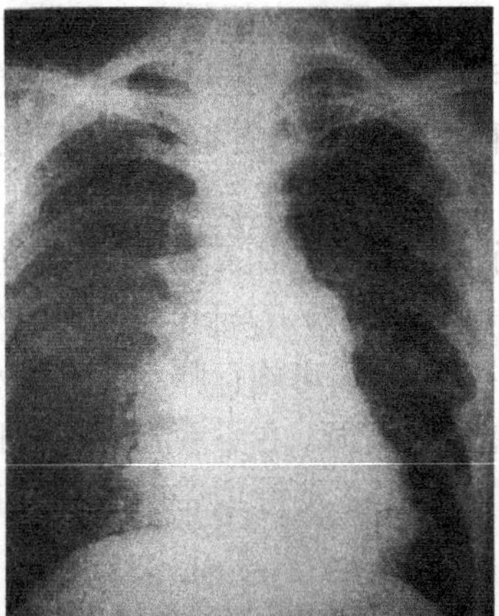

图 5-40　艾森门格综合征的 X 线正位片

注 图示右心室增大，肺动脉总干弧明显膨出，肺门血管影增多，肺野血管影少，患者原有心室间隔缺损

心电图示右心室肥大及劳损，右心房肥大。超声心动图检查和磁共振断层显像可发现缺损所在部位。右心导管检查示肺动脉压显著增高和动脉血氧饱和度降低。此外，右心室、右心房和肺动脉水平有右至左或双向分流，心导管可从该部位进入左侧心脏的相应心腔。选择

性指示剂稀释曲线测定、超声心动图造影法或选择性心血管造影有助于确定右至左分流的所在部位。其中心血管造影对本综合征患者有一定的危险性，宜尽可能避免。

5. 鉴别诊断

需与其他有发绀的先天性心脏血管病，特别是法洛四联症（见本节“法洛四联症”）相鉴别。

6. 预后

本综合征一般已不宜行手术治疗或介入治疗以纠正其原有的畸形。治疗主要是针对肺动脉高压及其引起的心力衰竭和防治肺部感染。原为动脉导管未闭的患者，如发绀不太重，可先试行阻断未闭动脉导管，观察肺动脉压，如肺动脉压下降，还可考虑施行未闭动脉导管的切断缝合或介入封堵术。原为心室间隔缺损的患者，有人主张施行间隔缺损处活瓣手术。原为心房间隔缺损的患者则不宜手术。近年有提出如无禁忌，估计其一年存活率低于50%的患者，可考虑心肺移植或肺移植同时纠治心脏畸形的手术。

七、其他有右至左分流的先天性心脏血管病

较不常见的有右至左分流的先天性心脏血管病还有：

(一)法洛三联症

即肺动脉口狭窄合并心房间隔缺损（或卵圆孔未闭）有右至左分流。在肺动脉口狭窄很显著的患者，右心室血液排入肺动脉有困难，右心室压力增高，右心房压力亦逐渐增高。当右心房压力超过左心房压力时，右心房内血液将经心房间隔缺损（或将卵圆孔再行打开）流入左心房而出现发绀。本病发绀出现晚，在儿童期甚至成年才出现。在未出现发绀之前其临床表现与单纯性肺动脉口狭窄相似，出现发绀后则与法洛四联症相似。症状有发育差、气急、乏力、胸痛、头昏、晕厥、偶有下蹲习惯，可出现右心衰竭。体征主要为胸骨左缘第2肋间有极响的喷射性收缩期杂音，伴有震颤；肺动脉瓣区第二心音减轻并分裂；有杵状指(趾)。X线片示右心室和右心房增大，肺动脉总干弧明显凸出，肺门血管影小，肺野血管纹细。心电图示右心房肥大，右心室肥大和劳损。超声心动图显示肺动脉口的畸形情况，心房间隔的缺损和心房水平的右至左分流的血流情况。本病预后较差，易发生心力衰竭而死亡，可并发感染性心内膜炎、脑脓肿和肺部感染。治疗主要为直视下纠治，扩张狭窄的瓣膜和切除肥厚的心肌（常有继发性的右心室流出道肥厚）以及修补心房间隔缺损。

(二)肺动静脉瘘

为肺动脉和肺静脉间的异常直接沟通，此时肺血管曲张或形成海绵状血管瘤，多为先天性畸形，偶亦可由后天性的肺部病变（如炎症）引起。多见于青年男性，可为单个或多发性。肺动脉血不经过肺泡的氧合而直接流入肺静脉，产生右至左分流。右至左分流量少者无症状，多者有发绀、气急、心悸、胸痛、咯血、头昏、晕厥、抽搐等。心脏浊音界可增大，动静脉瘘所在的相应部位处胸壁上听到连续性血管杂音，皮肤或黏膜可能有血管瘤。X线检查示肺部有单个或多个分叶结节状搏动性阴影与肺血管影相连接，可有左心室增大。心电图可无异常变化或有左心室肥大。心导管检查除见右至左分流外，可无其他发现。肺动脉造影能清楚显示此动静脉瘘。预后视病变范围和严重程度而定。切除有动静脉瘘的肺叶或肺段为本病的治疗措施。

(三)单心房和单心室

单心房患者心房间隔完全缺失，形成一房两室的三腔心。其病理生理与大型心房间隔缺损相似，但在心房水平有不同程度的右至左分流，较早发生肺动脉高压。临床表现与大型心房间隔缺损相似，但有轻度发绀和杵状指(趾)，心尖区可有全收缩期杂音(二尖瓣裂缺所致)。X线表现也与心房间隔大缺损相似。心电图表现与房室共道永存患者类似，常出现房室交界性心律。超声心动图显示心房间隔完全缺失和在心房水平有双向分流。磁共振断层显像可见一房二室的三腔心像。本病预后与大型心房间隔缺损相似。治疗是手术重建心房间隔。

单心室患者心室间隔完全缺失，形成两房一室的三腔心，常伴有大血管错位、肺动脉口狭窄等畸形。其病理生理与大型心室间隔缺损相似，但在心室水平有右至左分流，肺血流量增多；有肺动脉口狭窄者则右至左分流显著，肺血流量不增多或减少。临床表现与大型心室间隔缺损相似，同时有肺动脉口狭窄者有明显发绀类似法洛四联症；同时有大血管错位而无肺动脉口狭窄者发绀不太明显，心底部和心前区有收缩期杂音，第二心音响。X线示心影增大，其左缘中部可见局部隆起。可有大血管错位的变化和肺血流增多，但有肺动脉口狭窄者肺血流不增多或减少。心电图变化较多可出现右心房或左心房肥大，右心室或左心室肥大。超声心动图和磁共振断层显像可显示心室间隔的缺失。本病预后差，常由于合并其他畸形在婴儿期死亡，偶可存活至成年。治疗在于手术重建心室间隔，并同时纠治其他合并存在的畸形。

第六章　肺源性心脏病

肺源性心脏病是指由支气管-肺组织、胸廓或肺血管病变致肺血管阻力增加，产生肺动脉高压，继而右心室结构和(或)功能改变的疾病。根据起病缓急和病程长短，可分为急性和慢性肺心病两类。临床上以后者多见。

第一节　急性肺源性心脏病

急性肺源性心脏病是指由于肺循环阻力突然增加，心输出量降低，引起右心室急剧扩张和急性右心功能衰竭的临床病理生理综合征。

一、病因

引起急性肺源性心脏病的主要原因是肺动脉压的急性升高，当右心室无法适应肺动脉压升高时，会出现右心室扩张失代偿并不伴有右室壁肥厚为主要特征的疾病表现，常见病因包括肺动脉栓塞和重度急性呼吸窘迫综合征(ARDS)。其中肺动脉栓塞是以各种栓子阻塞肺动脉系统为其发病原因的一组疾病或临床综合征的总称，包括肺血栓栓塞症、脂肪栓塞综合征、羊水栓塞、空气栓塞等。肺血栓栓塞症是肺动脉栓塞最常见的类型，也是导致急性肺源性心脏病的最主要原因，通常所称的肺动脉栓塞即指肺血栓栓塞症。

肺血栓栓塞症是由来自静脉系统或右心的血栓阻塞肺动脉或其分支所致的疾病，以肺循环和呼吸功能障碍为其主要临床和病理生理特征。栓子可来自：①右心房[如有心力衰竭和(或)心房颤动时]、右心室(如心肌梗死波及右心室心内膜下引起附壁血栓时)、肺动脉瓣或三尖瓣(如发生心内膜炎时)；②周围静脉，绝大多数见于下肢和盆腔深静脉。在我国，血栓性静脉炎和静脉曲张是下肢深静脉血栓形成的最主要原因。

二、病理解剖和病理生理

静脉血栓脱落后，可通过静脉系统到达肺循环，如果栓子为大块型，可以停留在肺总动脉分叉处，形成鞍形栓子或分别阻塞左、右肺动脉。小的栓子位于肺动脉分支可致肺梗死，多发生在下叶，尤其在肋膈角附近，常呈楔形。栓子阻塞肺动脉及其分支达一定程度后，通过机械阻塞作用，加之神经体液因素(例如5-羟色胺等缩血管物质的释放)和低氧所引起的肺动脉收缩，导致肺循环阻力增加、肺动脉高压，右心室后负荷增高，右心室扩张，室壁张力增加，继而功能不全，回心血量减少，静脉系统淤血，至一定程度引起急性肺源性心脏病。右心室排血量减少，加上右心室扩张导致的室间隔移向左心室，可进一步降低左心室的前负荷，左心室充盈不足排血量减少，体循环血流量和压力均降低，进而可引起体循环低血压或休克；冠状动脉灌注压下降，心肌血流减少，特别是心室内膜下心肌处于低灌注状态，加之右心室心肌需氧量增加，而右心室跨室壁张力增加，冠脉灌注减少，进一步导致氧供减少，心脏氧供氧需不平衡，极少患者可能因为肺动脉的扩张压迫冠状动脉左主干，引起心肌缺血，出现心绞痛。

此外，肺栓塞后可导致下述病理生理改变：①栓塞部位的肺血流减少，肺泡无效腔量增大，肺内血流重新分布，通气/血流比例失调；②右心房压升高可引起功能性闭合的卵圆孔开放，产生心内右向左分流；③刺激性受体反射性兴奋导致过度换气；④支气管收缩，气道阻力增加；⑤肺水肿、肺出血、肺泡表面活性物质减少，肺顺应性降低。以上因素导致呼吸功能不全，出现低氧血症，代偿性过度通气(低碳酸血症)或相对性低肺泡通气。

肺血管阻塞的程度和潜在的心肺疾病，是决定最终是否发生右心功能不全的最重要的因素。此外，个体反应的差异及血栓溶解的快慢，对发病过程和预后也有重要影响。若急性肺动脉栓塞后肺动脉内血栓未完全溶解，或反复发生栓塞，则可能形成慢性血栓栓塞性肺动脉高压(CTEPH)，继而出现慢性肺源性心脏病，右心代偿性肥厚和右心衰竭。

三、临床表现

(一)症状

起病急骤，有呼吸困难、胸痛、窒息感。重者有烦躁不安、出冷汗、神志障碍、晕厥、发绀、休克等。可迅速死亡，亦可表现为猝死。如能度过低血压阶段，可出现肺动脉压增高和心力衰竭。亦可有剧烈咳嗽、咯血、中度发热等。

(二)体征

常见呼吸急促、肤色苍白或发绀，脉细速、血压低或测不到，心率增快等。心底部肺动脉段浊音可增宽，可伴明显搏动。肺动脉瓣区第二心音亢进、分裂，有响亮收缩期喷射性杂音伴震颤，也可有高频舒张期杂音。三尖瓣区可有反流性全收缩期杂音。可出现阵发性心动过速、心房扑动或颤动等心律失常。右心室负荷剧增时，可有颈静脉怒张、外周性水肿、胸腹腔积液、肝脏肿大等右心衰竭体征出现。气管有时向患侧移位，与常见的左心功能不全相比，急性肺源性心脏病最后出现的体征才是肺底湿啰音。

(三)辅助检查

1. 血液检查

白细胞可正常或增高，血沉可增快，血清肌钙蛋白、乳酸脱氢酶、肌磷酸激酶(CK)、CK-MB常正常或轻度增高。血浆D-二聚体增高，如小于500μg/L提示无肺栓塞存在。动脉血气分析动脉氧分压可降低或正常。

2. 心电图检查

心电图不仅有助于除外急性心肌梗死，而且可对某些严重肺源性心脏病患者做出快速鉴别，此类患者的心电图上存在右心室劳损的表现。最常见的改变为窦性心动过速。当有肺动脉及右心压力升高时，可出现V_1～V_4的T波倒置、完全或不完全性右束支传导阻滞、肺型P波、或出现S_I-Q_{III}-T_{II}，(Ⅰ导联S波深，Ⅲ导联Q波显著和T波倒置)的表现，也可表现为正常的心电图。上述变化多为一过性的，动态观察有助于对本病的诊断。

3. 胸部X线检查

急性肺源性心脏病本身X线表现的特异性不强：①栓塞部位肺血减少(Westermark征)，上腔静脉影扩大，肺门动脉扩张，右肺下动脉横径可增宽，也可正常或变细；②肺梗死时可发现肺周围浸润性阴影，形状不一，常累及肋膈角，患侧膈肌抬高，呼吸轻度减弱及少量至中量胸腔积液；③心影可向两侧扩大。

4. 超声心动图

经胸超声心动图可发现右心室扩大及心脏收缩过程中室间隔反常凸向左心室，室壁不同步收缩，右心室运动减弱，肺动脉增宽，重度三尖瓣反流等，且有助于排除心脏压塞、严重左室功能不全等引起休克的其他疾病。尤其适用于血流动力学不稳定的重症患者。经食管二维超声心动图可见右心室或肺动脉内游浮血栓。

5. CT 扫描

多排 CT 扫描和肺动脉增强扫描，似乎可以取代肺动脉造影，成为诊断肺栓塞影像学上的金标准。CT 可显示肺栓塞的部位、形态、范围和栓塞的肺动脉，表现为肺动脉内的充盈缺损或出现缺支、截断现象。

6. 放射性核素肺扫描

^{99m}Tc-标记聚合人血清白蛋白(MAA)肺灌注扫描是安全、无创且有价值的肺栓塞诊断方法，尤其是对于肺栓塞可能性较小、年轻女性、妊娠妇女、碘造影剂过敏、严重肾功能不全等患者。典型所见是呈肺段分布的灌注缺损，不呈肺段性分布者诊断价值受限。肺灌注扫描的假阳性率较高，为减少假阳性可同时加做肺通气扫描以提高诊断的准确性。

7. 选择性肺动脉造影

是诊断肺栓塞最可靠的方法，如今已很少进行。这是因为新一代的多排 CT 扫描仪解决了大多数诊断上遇到的难题。然而，选择性肺动脉造影仍适用于准备进行介入治疗的患者，如导管介导的溶栓，吸出性栓子切除术，机械性血栓粉碎等。肺动脉造影检查有一定危险性，特别是并发肺动脉高压的患者应谨慎使用。

8. 磁共振成像（MRI）

常规采用自旋回波和梯度回波脉冲序列扫描，对肺总动脉和左、右肺动脉主干的栓塞诊断有一定价值。但是，由于 MRI 对中央型肺栓塞诊断的敏感性与特异性均低于多排 CT，且在大部分急诊室均无法应用。因此，目前仅作为二线检查方法用于诊断。

四、诊断

急性肺源性心脏病需与其他原因引起的休克和心力衰竭，尤其是急性心肌梗死及心脏压塞等相鉴别。肺动脉栓塞由于诊断困难，易被漏诊或误诊，因此非常重要的是提高对肺栓塞的诊断意识。若患者出现突发“原因不明”的气短，特别是劳力性呼吸困难，窒息、心悸、发绀、剧烈胸痛、晕厥和休克，尤其发生在长期卧床或手术后，应考虑肺动脉栓塞引起急性肺源性心脏病的可能；如发生体温升高，心悸、胸痛和血性胸腔积液，则应考虑肺梗死的可能。结合相关检查有助于诊断。诊断仍不明确时可行选择性肺动脉造影。

五、治疗

急性肺源性心脏病的治疗分为三个生理学目标：①降低右心室后负荷即降低肺动脉压：主要是治疗原发病。对于重度 ARDS 患者导致急性肺源性心脏病应实施保护右心室通气策略，肺动脉栓塞性疾病应考虑针对原发病肺血管再通治疗；②优化右心室前负荷：急性肺源性心脏病患者右心室前负荷也常升高，甚至影响左心室充盈，适当的减少右心室前负荷治疗能改善血流动力学状态，但需要密切的监测及评估；③改善右心室收缩功能：静脉应用正性肌力药物应为已出现血流动力学不稳定患者的抢救治疗措施，如多巴胺、多巴酚丁胺和左西孟旦。

大块肺动脉栓塞引起急性肺源性心脏病时，必须紧急处理以挽救生命。治疗措施包括：①一般处理：密切监测呼吸、心率、血压、心电图及血气等变化。为防止栓子再次脱落，绝对卧床，吸氧，保持大便通畅，勿用力排便。适当使用镇静药物缓解焦虑和惊恐症状，胸痛严重者予以止痛；②急救处理：右心功能不全如血压正常者，可予具有肺血管扩张作用和正性肌力作用的多巴酚丁胺和多巴胺，出现血压下降者，可用其他血管活性药物，如去甲肾上腺素，并迅速纠正引起低血压的心律失常，如心房扑动、心房颤动等。扩容治疗会加重右室扩大，减低心输出量，不建议使用，液体负荷量控制在500mL以内。溶栓主要用于2周内的新鲜血栓栓塞，愈早愈好，两周以上也可能有效。主要用于心源性休克和(或)持续性低血压的高危肺栓塞患者。溶栓治疗结束后继以肝素或华法林抗凝治疗。

外科疗法：①取栓术，仅适用于致命性肺动脉主干或主要分支堵塞的大面积肺栓塞，静脉溶栓失败或有溶栓禁忌的，以及需要进行右心房血块切除或关闭卵圆孔的患者；②置入下腔静脉滤网，其主要指征为：存在抗凝禁忌，充分抗凝治疗后肺栓塞复发等。

介入治疗：置入心导管粉碎或吸出栓子，同时可局部行溶栓治疗，本治疗不宜用于有卵圆孔未闭的患者，以免栓子脱落流入左心，引起体循环栓塞。

第二节 慢性肺源性心脏病

慢性肺源性心脏病简称肺源性心脏病，是指由肺组织、胸廓或肺动脉系统病变引起的肺动脉高压，伴或不伴有右心衰竭的一类疾病。

肺源性心脏病在我国是常见病、多发病，平均患病率为0.48%，病死率在15%左右。我国北部及中部地区15岁以上人口患病率为3%，估计全国有2500万人罹患此病，与吸烟密切相关。但约有30%为非吸烟人群，而且以农村女性多见，个体易感因素、遗传、气道高反应性、环境因素、职业粉尘和化学物质、空气污染等与本病的发病密切相关。

一、病因

影响支气管-肺为主的疾病，主要包括：①阻塞性肺疾病：COPD(慢性阻塞性支气管炎、肺气肿及其相关疾病)、支气管哮喘、肺囊泡化纤维化，支气管扩张，细支气管炎等，其中在我国80%～90%的慢性肺源性心脏病病因为COPD；②限制性肺疾病：神经肌肉疾病，脊柱后侧突，肺结核后遗症，肉瘤样病，肺尖症，药物相关性肺疾病，过敏性肺泡炎，结缔组织病，特发性肺间质纤维化，明确病因引起的肺间质纤维化，肺纤维化合并肺气肿等；③“中枢”性呼吸功能不全：中枢性肺泡通气不足，肥胖通气综合征(以往称为Pickwickian综合征)，睡眠呼吸暂停综合征等；④其他：肺泡低通气综合征，慢性高原缺氧暴露，肺发育不良等。在上述四类疾病中，COPD、间质性肺病和睡眠呼吸暂停综合征最为多见。

二、病理解剖

慢性阻塞性肺病常反复发作支气管周围炎及肺炎，炎症可累及邻近肺小动脉，使腔壁增厚、狭窄或纤维化，肺细动脉Ⅰ及Ⅲ型胶原增多；此外可有非特异性肺血管炎，肺血管内血栓形成等。最后致右心室肥大、室壁增厚、心腔扩张、肺动脉圆锥膨隆、心肌纤维肥大、萎缩、间质水肿，灶型坏死，坏死灶后为纤维组织所替代。部分患者可合并冠状动脉粥样硬化性病变。

三、发病机制

肺的功能和结构改变致肺动脉高压是导致肺源性心脏病的先决条件。

在新的肺动脉高压诊断分组中，肺源性心脏病与肺动脉高压第三组相关，即继发于支气管-肺疾病或低氧血症的平均肺动脉压力升高＞25mmHg，且必须和特发性肺动脉高压及临界性肺动脉高压(第一组)，肺静脉高压(第二组)以及血栓栓塞性肺动脉高压(第四组)区别开来。

(一)肺动脉高压

慢性肺疾病时，许多原因可引起肺血管阻力增加。目前认为低氧和慢性炎症是导致肺血管收缩和重构、PAH 的主要因素。低氧作用于肺血管平滑肌细胞膜上的离子通道，引起钙内流增加和钾通道活性阻抑；刺激血管内皮细胞，使内皮衍生的收缩因子如内皮素-Ⅰ合成增加而内皮衍生的舒张因子，如一氧化氮和降钙素产生和释放减少；某些血管活性物质如血栓素 A_2、血管紧张素Ⅱ、血小板激活因子及肿瘤坏死因子等形成和释放均促使肺血管收缩。缺氧又使肺血管内皮生长释放因子分泌增加，使血管平滑肌增殖，肺血管顺应性下降，管腔变窄，血管阻力增加。慢性炎症使肺血管数量减少，肺微动脉中原位血栓形成，均更加重了PAH。

(二)呼吸功能改变

由于支气管及肺泡病变造成阻塞性通气功能障碍。限制性肺部疾病或胸部活动受限制可出现限制性通气功能障碍，使肺活量、残气量和肺总量减低。

(三)心脏负荷增加，心肌功能抑制

肺源性心脏病由于心肌氧张力减低，红细胞增多和肺血管分流，使左、右心室尤其是右心室负荷增加，右心室扩大，右心室排血不完全，最后产生右心衰竭。

(四)多脏器损害

肺源性心脏病可引起多脏器衰竭，这与炎症介质的释放，抗原抗体复合物形成，激活补体、释出补体 C3 等活性物质有关。

四、临床表现

本病病程进展缓慢，可分为代偿与失代偿两个阶段。

(一)功能代偿期

患者都有慢性咳嗽、咳痰或哮喘史，逐步出现乏力、呼吸困难。体检示明显肺气肿表现，包括桶状胸、肺部叩诊呈过度清音、肝浊音上界下降、心浊音界缩小甚至消失。听诊呼吸音低，可有干湿啰音，心音轻，有时只能在剑突下听到。肺动脉区第二心音亢进，剑突下有明显心脏冲动，是病变累及心脏的主要表现。颈静脉可有轻度怒张，但静脉压并不明显增高。6 分钟步行试验是评价患者运动能力的简便方法，若 6 分钟步行距离小于 400m，患者的死亡及临床症状恶化风险明显升高。

(二)功能失代偿期

肺组织损害严重引起缺氧、二氧化碳潴留，可导致呼吸和(或)心力衰竭。

1. 呼吸衰竭

多见于急性呼吸道感染后。缺氧早期主要表现为发绀、心悸和胸闷等。病变进一步发展时发生低氧血症，可出现各种精神神经症状，称为肺性脑病。

2. 心力衰竭

亦多发生在急性呼吸道感染后，因此常合并有呼吸衰竭，以右心衰竭为主，可出现各种心律失常。

此外，由于肺源性心脏病是以心、肺病变为基础的多脏器受损害的疾病，在重症患者中，可有肾功能不全、弥散性血管内凝血、肾上腺皮质功能减退所致面颊色素沉着等表现。

五、辅助检查

(一)血液检查

红细胞计数和血红蛋白增高，血细胞比容正常或偏高，全血黏稠度、血浆黏稠度和血小板黏附率及聚集率常增高，血沉一般偏快；动脉血氧饱和度常低于正常，二氧化碳分压高于正常，以呼吸衰竭时显著。右心功能不全时，血清脑钠肽(BNP)或N-末端脑钠肽(NT-ProBNP)升高，尤其在严重COPD患者中更加明显。BNP及NT-ProBNP的敏感性及特异性均较高，因此当其阴性时，可以排除患者有明显的PAH。心力衰竭期亦可有丙氨酸氨基转移酶和血浆尿素氮、肌酐、血及尿β_2微球蛋白(β_2-M)增高等肝肾功能受损表现。合并呼吸道感染时，可有白细胞计数增高。

(二)痰细菌培养

旨在指导抗生素的应用。

(三)放射学检查

胸部X线片仍有价值，其诊断标准：①右肺下动脉横径；②肺动脉中度凸出或其高度≥3mm；③右心室增大。通常分为三型：①正常型：心肺无异常表现；②间质型：非血管性纹理增多、粗乱，多见于肺下野或中下野，或兼有一定程度的肺气肿；③肺气肿型：表现为肺过度膨胀，肺血管纹理自中或内带变细、移位变形，有肺大泡或不规则局限透明区，但这些影像学改变的敏感性与特异性均较差。CT也可以用来评估PAH的严重程度，肺动脉直径与主动脉直径之比≥1，与COPD急性发作、mPAP呈相关性。

(四)心电图检查

通过心电图发现右心室肥大具有较高的特异性，但其敏感性较差。心电图常表现为右心房和右心室增大，ST段与T波改变和各种心律失常。

(五)超声心动图

超声心动图是评估肺动脉压力和右心功能的重要无创性检查方法。其诊断PAH的敏感性较差，但诊断右心室肥大的特异性高。常表现为右心房和右心室增大，左心室内径正常或缩小，室间隔增厚。通过测量三尖瓣反流速度，用Bernoulli公式可得到右心室收缩压。三尖瓣环收缩期运动幅度、横断面收缩期位移等指标亦可作为筛查PAH的指标。

(六)肺功能检查

在心肺功能衰竭期不宜进行本检查，症状缓解期中可考虑测定。患者均有通气和换气功能障碍。表现为时间肺活量及最大通气量减低，残气量增加。

(七)磁共振检查

磁共振(MRI)检查能帮助诊断 PAH 以及右心室结构和功能的改变，尤其是增强 MRI 能提供良好的右心室图像，但磁共振检查不常规用于怀疑合并 PAH 的呼吸系统疾病患者，因为在 COPD 患者中，肺部过度充气会遮挡心脏图像。

(八)右心导管检查

右心导管检查是评估肺动脉压力的金标准。2011 年科隆会议共识认为 PAH 第三组的患者右心检查结果至少应符合下列标准中的 2 条：①mPAP＞35mmHg；② mPAP≥25mmHg 且心输出量(CI)＜$2.0L/(min\cdot m^2)$；③肺血管阻力(PVR)＞$480dyn\cdot s\cdot cm^{-5}$。由于该检查有创且费用较高，而慢性支气管-肺疾病中 PAH 多为轻、中度，且现有针对 PAH 的治疗在此类患者中无明确指征，故不作为肺源性心脏病患者的常规检查项目，除非患者有肺移植准备或严重的右心功能不全表现。

六、诊断和鉴别诊断

(一)诊断

本病由慢性广泛性肺、胸部疾病发展而来，呼吸和循环系统的症状常混杂出现，故早期诊断比较困难。一般认为凡有慢性广泛性肺、胸部疾病患者，一旦发现有 PAH、右心室增大而同时排除了引起右心增大的其他心脏疾病可能时，即可诊断为本病。PAH 和右心室增大是肺源性心脏病早期诊断的关键。

(二)鉴别诊断

①冠状动脉粥样硬化性心脏病(冠心病)：慢性肺源性心脏病和冠状动脉粥样硬化性心脏病均多见于老年人，且均可有心脏扩大、心律失常及心力衰竭，少数患者心电图的胸导联上可出现 Q 波。但前者无典型心绞痛或心肌梗死的表现，其酷似心肌梗死的图形多发生于急性发作期严重右心衰竭时，随病情好转，酷似心肌梗死的图形可很快消失；②风湿性心瓣膜病：慢性肺源性心脏病的右房室瓣关闭不全与风湿性心瓣膜病的右房室瓣病变易混淆，但依据病史及临床表现，结合 X 线片、心电图、超声心动图、血气分析等检查所见，不难鉴别；③其他：原发性心肌病(有心脏增大、心力衰竭以及房室瓣相对关闭不全所致杂音)、缩窄性心包炎(有颈静脉怒张、肝大、水肿、腹水及心电图低电压)及发绀型先天性心脏病伴胸廓畸形时，均需与慢性肺源性心脏病相鉴别。一般通过病史、X 线、心电图及超声心动图检查等进行鉴别诊断。

七、并发症

最常见为酸碱平衡失调和电解质紊乱。其他尚有上消化道出血和休克，其次为肝、肾功能损害及肺性脑病，少见的有自发性气胸、弥散性血管内凝血等。

八、治疗

肺源性心脏病是原发于重症胸、肺、肺血管基础疾病的晚期并发症，因此积极防治这些疾病是避免肺源性心脏病发生的根本措施。应讲究卫生、戒烟和增强体质，提高全身抵抗力，减少感冒和各种呼吸道疾病的发生。对已发生肺源性心脏病的患者，应针对缓解期和急性期分别加以处理。呼吸道感染是发生呼吸衰竭的常见诱因，故需要积极予以控制。

(一)缓解期治疗

是防止肺源性心脏病发展的关键。

1. 一般治疗

①长期氧疗可以明显改善有缺氧状态的慢性肺源性心脏病患者的生存率；②若出现心功能不全，应注意限盐、限水；③提高机体免疫力药物，如核酸酪素、气管炎菌苗、卡介苗素等；④冷水擦身和膈式呼吸及缩唇呼气以改善肺脏通气等耐寒及康复锻炼；⑤中医中药治疗，宜扶正固本、活血化瘀，以提高机体抵抗力，改善肺循环情况。对缓解期的患者进行康复治疗及开展家庭病床工作能明显降低急性期的发作；⑥对于睡眠呼吸暂停综合征患者，建议坚持使用呼气末正压通气。

2. 药物治疗

目前尚无证据表明肾素-血管紧张素-醛固酮系统(RAAS)抑制剂对右心功能不全有效。另外，治疗肺动脉高压的常见血管扩张剂如磷酸二酯酶-5抑制剂，内皮素受体拮抗剂，前列腺素等，根据现有资料，并不能显著改善肺源性心脏病患者的死亡率和临床症状。其他可以考虑使用的药物包括：

(1)钙离子通道阻断药(CCB)：有研究提示CCB可以作为肺血管扩张剂以提高患者的运动功能和生活质量，有研究支持的CCB包括非洛地平、氨氯地平、硝苯地平。但是考虑到CCB的系统性不良反应，如血压降低、水肿、头痛、面红等，须权衡利弊、慎重使用。

(2)他汀类药物：一些研究认为此类药物，如普伐他汀，可以降低内皮素-Ⅰ水平，从而改善COPD患者的PAH和运动耐量。

3. 手术治疗

肺减容术或肺移植术可在严格评估适应证和禁忌证后采用。

(二)急性期治疗

1. 控制呼吸道感染

呼吸道感染是发生呼吸衰竭和心力衰竭的常见诱因，故需积极应用药物予以控制。目前主张联合用药。宜根据痰培养和致病菌对药物敏感的测定选用，但不要受痰菌药物试验的约束。可考虑经验性抗菌药物治疗。急性发作的COPD分为单纯型、复杂型和慢性化脓型三型，其中单纯型推荐的经验性治疗抗菌药物是阿莫西林、多西环素；复杂型推荐的是喹诺酮类、β_2内酰胺酶抑制剂复方制剂、第2代或第3代头孢菌素、新大环内酯类；慢性化脓型推荐的是环丙沙星、其他静脉用抗假单胞菌抗生素(哌拉西林钠、头孢他啶、头孢吡肟、碳青霉烯类、氨基糖苷类)。除全身用药外，尚可局部雾化吸入或气管内滴注药物。长期应用抗生素要防止真菌感染。一旦真菌已成为肺部感染的主要病原菌，应调整或停用抗生素，给予抗真菌治疗。

2. 改善呼吸功能，抢救呼吸衰竭

采取综合措施，包括缓解支气管痉挛、清除痰液、畅通呼吸道，可用盐酸氨溴索15mg，每天2次，雾化吸入；或60mg，口服每天2次。持续低浓度给氧，应用呼吸兴奋剂，Bipap正压通气等，必要时施行气管切开、气管插管和机械呼吸器治疗等。

3. 控制心力衰竭

轻度心力衰竭给予吸氧，改善呼吸功能，控制呼吸道感染后，症状即可减轻或消失。较重者需要加用以下药物予以控制。

(1)利尿药：一般以间隙、小量呋塞米及螺内酯交替使用为妥，目的为降低心脏前、后负荷，增加心输出量，降低心腔充填压，减轻呼吸困难。使用时应注意到可引起血液浓缩，使痰液黏稠，加重气道阻塞；电解质紊乱尤其是低钾、低氯、低镁和碱中毒，诱致难治性水肿和心律失常。若需长时间使用利尿药，可合用有保钾作用血管紧张素转换酶抑制剂，如卡托普利、培哚普利、福辛普利等，以避免肾素分泌增加、血管痉挛，增强利尿作用。

(2)洋地黄类：呼吸功能未改善前，洋地黄类药物疗效差，且慢性肺源性心脏病患者肝、肾功能差，因此用量宜小，否则极易发生毒性反应，出现心律失常。急性加重期以静脉注射毛花苷丙(毛花苷 C)或毒毛花苷 K 为宜，见效快，可避免在体内蓄积，若心力衰竭已纠正，可改用地高辛维持。

(3)血管扩张剂：除减轻心脏的前、后负荷，还可扩张肺血管，降低肺动脉压。全身性血管扩张药大多对肺血管也有扩张作用，如直接扩张血管平滑肌药物肼屈嗪、α受体阻断药酚妥拉明、茶碱类等，均可不同程度的降低肺动脉压力。但应注意这些药物对心输出量及动脉血压的影响，应从小剂量开始。慢性肺源性心脏病是以右心病变为主的全心病变，往往与呼吸衰竭并存。因此，治疗心力衰竭前应先治疗呼吸衰竭，一般随着呼吸功能的改善，急性增高的肺动脉压可随之下降，右心室负担减轻，轻症心力衰竭患者可得到纠正。

4. 控制心律失常

除常规处理外，需注意治疗病因，包括控制感染、纠正缺氧、纠正酸碱和电解质平衡失调等。病因消除后心律失常往往会自行消失。此外，应用抗心律失常药物时还要注意避免应用普萘洛尔等β受体阻断药，以免引起气管痉挛。

5. 应用肾上腺皮质激素

在有效控制感染的情况下，短期大剂量应用肾上腺皮质激素，对抢救早期呼吸衰竭和心力衰竭有一定作用。通常用氢化可的松 100～300mg 或地塞米松 10～20mg 加入 5%葡萄糖溶液 500mL 中静脉滴注，每日一次，后者亦可静脉推注，病情好转后 2～3 天停用。胃肠道出血时肾上腺皮质激素的使用应十分慎重。

6. 并发症的处理

及时治疗并发症，如酸碱平衡失调和电解质紊乱、消化道出血、休克、弥散性血管内凝血等。

九、预后和预防

本病常年存在，但多在冬季由于呼吸道感染而导致呼吸衰竭和心力衰竭，病死率较高。1973 年前肺源性心脏病住院病死率在 30%左右，1983 年已下降到 15%以下，目前仍在 10%～15%，这与肺源性心脏病发病高峰年龄向高龄推移、多脏器并发症、感染菌群的改变等多因素有关，主要死因依次为肺性脑病、呼吸衰竭、心力衰竭、休克、消化道出血、弥散性血管内凝血、全身衰竭等。本病病程中多数环节是可逆的，因此需要积极控制感染、宣传戒烟、治理环境污染，这些对保护肺源性心脏病者的肺功能有着重要意义。对已发生肺源性心脏病的患者，应针对病情加以处理，通过适当治疗，心肺功能都可有一定程度的恢复。

第七章　心肌炎

心肌炎是由各种病原菌感染引发心肌细胞、心内膜、心外膜的炎症反应。心肌炎的病理改变可呈局限性或弥散性，故心肌炎的临床症状与体征不具特异性，其病原学证据常常依赖于心外发现，尸解组织病原学检测最为特异。

第一节　病毒性心肌炎

病毒性心肌炎(viral myocarditis，VMC)系由病毒感染所致的局限性或弥散性心肌炎性病变。大多数可以自愈，部分可迁延而遗留有各种心律失常，少数可演变为扩张型心肌病(dilated cardiomyopathy，DCM)，导致心力衰竭甚至心源性猝死。

一、流行病学

VMC 可发生在婴幼儿到老年人各个年龄段，以儿童和 40 岁以下的成年人居多，35%的患者在 10～30 岁。男性略高于女性，多见于夏秋季。多为散发，少数有小范围暴发流行。我国湖北、云南等地曾发生小范围 VMC 暴发流行，其时发病率为 26.8%～50%，病死率高达 23.6%。国外文献报道，急性病毒感染者中 VMC 发病率为 1%～5%，暴发时可达 50%。

二、病原学

几乎所有的人类病毒感染均可累及心脏，引起 VMC，其中以柯萨奇 B 组病毒最常见；近年，腺病毒、细小病毒 B19、丙型肝炎病毒和疱疹病毒 6 型等其他病毒也已成为心肌炎的重要病原体。

三、发病机制

病毒损伤和病毒感染后自身免疫应答是 VMC 发生发展的主要机制。

(一)病毒的直接作用

病毒经肠道或呼吸道感染后，可经血液进入心肌，急性期病毒大量在宿主心肌细胞中复制，直接导致心肌细胞损伤、凋亡和坏死。

(二)病毒介导的免疫损伤作用

病毒感染形成抗病毒免疫在清除病毒的同时也损伤了心肌细胞，但毕竟清除了病毒，终止了病毒对心肌的损害，从而使绝大部分心肌组织得以保存，故大部分急性 VMC 具有自限性。然而，当病毒与心肌组织存在共同的抗原或免疫介导的心肌细胞损害，使一些自身抗原如心肌肌凝蛋白暴露或释放时，通过激活自身反应 T 细胞和诱导抗心肌自身抗体产生，致心肌组织慢性持续损伤形成慢性心肌炎，甚至演变成 DCM。

四、病理

病变较重者肉眼见心肌松弛，呈灰色或黄色，心腔扩大。病变较轻者大体检查无发现，仅在显微镜下表现为心肌纤维之间与血管四周的结缔组织中单核细胞浸润。心肌细胞可有变性、溶解或坏死。病变如在心包下则可合并心包炎，成为病毒性心包心肌炎。病变可涉及心肌与间质，也可涉及心脏的起搏与传导系统，是心律失常的发病基础。病毒的毒力越强，病变范围越广。

五、临床表现

取决于病变的广泛程度与部位。轻者几无症状，重者可致猝死。

(一)症状

多数患者在发病前有发热、全身酸痛、咽痛、腹泻等症状。常诉胸闷、心前区隐痛、心悸、乏力、恶心、头晕等。临床上诊断的 VMC 90%左右以心律失常为主诉或首见症状，其中少数患者可由此而发生晕厥或阿-斯综合征。极少数患者起病后发展迅速，出现心力衰竭或心源性休克。

(二)体征

1. 心脏增大

轻者心界不增大，也可暂时性心界增大，不久即恢复。心脏增大显著者反映心肌炎症范围广泛而病变严重。

2. 心率改变

心率增速与体温不相称，或心率异常缓慢，均为 VMC 的可疑征象。

3. 心音改变

心尖区第一心音可减低或分裂。心音呈胎心样。心包摩擦音反映有心包炎存在。

4. 杂音

心尖区可能有收缩期吹风样杂音或舒张期杂音，前者为发热、贫血、心腔扩大所致，后者因左心室扩大造成的相对性二尖瓣狭窄。杂音响度都不超过 3 级，病情好转后消失。

5. 心律失常

各种心律失常都可出现，以房性与室性期前收缩最常见，其次为房室传导阻滞；此外，心房颤动、病态窦房结综合征均可出现。心律失常是造成猝死的原因之一。

6. 心力衰竭

重症弥漫性 VMC 患者可出现急性心力衰竭，属于心肌泵血功能衰竭，左右心同时发生衰竭，引起心输出量过低，故除一般心力衰竭表现外，易合并心源性休克。

六、辅助检查

(一)血液检查

白细胞计数可升高，急性期血沉可增速，部分患者血清心肌标志物增高，反映心肌坏死。各种测定项目中以心肌肌钙蛋白 I 或 T(CTnI/cTnT)、心肌肌酸激酶同工酶(CK-MB)的定量测定增高最有诊断价值。

(二)心电图

1. ST-T 变化

T 波低平或倒置常见，ST 段可有轻度移位。

2. 心律失常

除窦性心动过速与窦性心动过缓外，异位心律与传导阻滞常见。房性、室性、房室交界性期前收缩均可出现，约 2/3 患者以室性期前收缩为主要表现。大多数期前收缩无固定的联律间距，部分符合并行收缩，可能来自局灶性病变。期前收缩可为单源性，也可为多源性。室上性或室性心动过速比较少见，但室速的发生有可能引起晕厥。心房颤动与扑动也可见。心室颤动较少见，为猝死的原因。一至三度窦房、房室传导阻滞，束支或分支传导阻滞都可出现。上述各种心律失常可合并出现。心律失常多见于急性期，在恢复期消失，也可随瘢痕形成而造成持久性的心律失常。

（三）超声心动图

左心室扩张多不明显，可有收缩或舒张功能异常、节段性及区域性室壁运动异常、心肌回声反射增强和不均匀、右心室扩张及运动异常。三维超声心动图检查测量的射血分数更准确和客观些。如果累及心包，可有不同程度心包积液。

（四）X 线检查

局灶性 VMC 无异常变化。弥漫性 VMC 或合并心包炎的患者心影增大，严重者可见肺淤血或肺水肿。

（五）核素心肌灌注显像

由于 VMC 病变心肌摄取核素的能力下降，^{99m}Tc-MIBI 心肌灌注显像可显示心肌的血流灌注及心肌受损部位、程度。

（六）PET 扫描

氟-18 标记的脱氧葡萄糖行正电子发射断层扫描成像已有报道，但相关资料较少。

（七）磁共振成像（MRI）

心脏磁共振 T_1 加权像局部心肌组织早期强化提示充血及毛细血管渗出，T_2 加权像局部或整体心肌信号强度增加提示心肌组织水肿，而非缺血区域心肌组织钆剂延迟增强（LGE）提示坏死或瘢痕形成及心肌纤维化（图 7-1）。这 3 种检查中任意 2 种的结果呈阳性更有利于心肌炎的诊断。

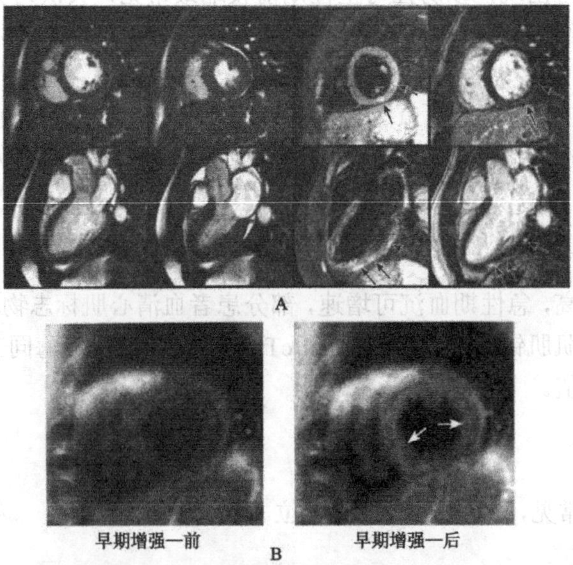

图 7-1　病毒性心肌炎的磁共振成像

A.T_2 加权像心肌信号强度增加（箭头所示）；B.心肌组织钆剂延迟增强（LGE）（箭头所示）

(八)病毒学检查

咽拭子或粪便或心肌组织中分离出病毒，血清中检测特异性病毒抗体滴度，心肌活检标本中找到特异抗原或在电镜下发现病毒颗粒，以及用 PCR 技术从血清、心肌组织中检测病毒 RNA 等可辅助诊断。

七、诊断

仍沿用 1999 年成人急性 VMC 诊断参考标准：

(一)病史与体征

在上呼吸道感染、腹泻等病毒感染后 3 周内出现心脏表现，如不能用一般原因解释的感染后重度乏力、胸闷、头昏、心尖第一心音明显减弱、舒张期奔马律、心包摩擦音、心脏扩大、充血性心力衰竭或阿-斯综合征等。

(二)上述感染后 3 周内出现下列心律失常或心电图改变

①窦性心动过速、房室传导阻滞、窦房阻滞、束支阻滞；②多源、成对室性期前收缩、自主性房性或交界性心动过速、阵发性或非阵发性室性心动过速、心房或心室扑动或颤动；③两个以上导联 ST 段呈水平型或下斜型下移≥0.05mV 或 ST 段抬高或出现异常 Q 波。

(三)心肌损害的参考指标

病程中血清定量 cTnI 或 cTnT、CK-MB 明显增高。超声心动图示心腔扩大或室壁活动异常和(或)核素心功能检查证实左心室收缩或舒张功能减弱。

(四)病原学依据

①在急性期从心内膜、心肌、心包或心包穿刺液中检测出病毒、病毒基因片段或病毒蛋白抗原；②病毒抗体第二份血清中同型病毒抗体滴度较第一份血清升高 4 倍(2 份血清应相隔 2 周以上)或一次抗体效价≥1∶640 者为阳性，1∶320 者为可疑阳性(若以 1∶32 为基础者则宜以≥1∶256 为阳性，1∶128 为可疑阳性，根据不同实验室标准作决定)；③病毒特异性 IgM 以≥1∶320 者为阳性(按各实验室诊断标准，需在严格质控条件下)，如同时有血中肠道病毒核酸阳性者更支持有近期病毒感染。

对同时具有上述(一)和(二)的①②③中任何一项、(三)中任何两项，在排除其他原因心肌疾病后，临床上可诊断急性 VMC。如同时具有(四)中①项者，可从病原学上确诊急性 VMC；如仅具有(四)中②③项者，在病原学上只能拟诊急性 VMC。如患者有阿-斯综合征发作、充血性心力衰竭伴或不伴心肌梗死样心电图改变、心源性休克、急性肾衰竭、持续性室速伴低血压或心肌心包炎等一项或多项表现，可诊断为重症 VMC。如仅在病毒感染后 3 周内出现少数期前收缩或轻度 T 波改变，不宜轻易诊断为急性 VMC。对难以明确诊断者，可进行长期随访，有条件时可做心内膜心肌活检(EMB)进行病毒基因检测及病理学检查。在考虑 VMC 诊断时，应除外β受体功能亢进、甲状腺功能亢进、二尖瓣脱垂综合征及影响心肌的其他疾病，如风湿性心肌炎、中毒性心肌炎、冠心病、结缔组织病、代谢性疾病以及克山病等。

虽然 EMB 被认为是心肌炎诊断的“金标准”，但存在一定的局限性，近年心脏磁共振的研究进展，对心肌炎的诊断提供了不小的帮助。

八、病程和预后

大多数 VMC 患者可以自愈，少数可发生高度或三度房室传导阻滞，需安装永久心脏人工起搏器。少数 VMC 可急性暴发以致心力衰竭或猝死，也可有急性期后的持续心腔扩大和(或)心力衰竭，类似 DCM。部分 VMC 后迁延而遗留有各种心律失常(如期前收缩、房室传导阻滞等)。

九、治疗

VMC 患者应注意休息(重症者应卧床休息)，进易消化和富含维生素和蛋白质的食物。

α干扰素(IFN-α)具有广谱抗病毒能力，可抑制病毒的繁殖。用量为 300IU/mL，每日 1 次，肌内注射，一周为 1 个疗程，必要时可再用 1～2 个疗程。IFN-α副作用少，偶有倦怠、感冒样症状，但反复使用后症状可消失。

心力衰竭应及时控制，应用洋地黄类药时须谨慎，宜从小剂量开始。血管紧张素转换酶抑制剂(ACEI)、血管紧张素受体阻断药(ARB)、扩血管药和利尿药也可应用。

期前收缩频繁，或有快速心律失常者用抗心律失常药。如因高度房室传导阻滞、快速室性心律或窦房结损害而引起晕厥或低血压，则需用电起搏或电复律，多数三度房室传导阻滞患者借起搏器度过急性期后得到恢复。

关于激素的治疗问题一直存在争议，多数学者认为，在发病 10～14 日内不主张应用激素，以免病灶扩散。出现下述情况使用激素不必考虑感染时间：①严重毒血症；②心源性休克；③严重心力衰竭；④高度或完全性房室传导阻滞；⑤持续性室速及其他恶性室性心律失常。激素的应用可抑制抗原抗体反应，有利于局部炎症和水肿的消失。此时激素虽可能延长病程，却能帮助患者度过危险期，为抢救赢得时间。通常可大剂量氢化可的松 200～300mg/d 或地塞米松 20～30mg/d 冲击治疗 3 天，病情非常严重者可延至 1 周左右。后改口服泼尼松龙 10～30mg/d，待病情稳定逐渐减量到停药。总之，激素总疗程不应大于 1 个月，对反复发作、病情迁延不愈者，可考虑适当延长治疗时间，然而，早期轻症 VMC 不宜常规应用激素。

促进心肌代谢药物，如腺苷三磷酸、辅酶 A、肌苷、环化腺苷酸、极化液、维生素 C、辅酶 Q10 等在治疗中有辅助作用。近年来，对 VMC 合并心功能不全的患者已有应用曲美他嗪治疗。黄芪对提高免疫功能及改善心功能效果显著。

第二节 立克次体性心肌炎

立克次体侵入机体后随血流进入小血管内皮细胞繁殖，引起全身性血管炎，或者在白细胞内繁殖(无形体)。心肌受累时表现为间质性心肌炎，严重时可有心肌坏死。除抗菌和支持治疗外，重症患者可考虑短期应用肾上腺皮质激素。

(一)落基山斑疹热

由立氏立克次体引起，可引起心内膜炎、心包炎和心肌炎，血中心肌标志物升高，心电图可有低电压、左心室肥厚、ST-T 改变、QT 间期延长、心动过速(窦性、房性或交界性)和一度房室传导阻滞，超声心动图可有左心室扩大、收缩活动减弱、射血分数下降。

(二)恙虫病

由恙虫病东方体引起，心肌炎常出现在重症患者。可有与体温升高不相适应的相对性心动过缓或窦性心动过速，心电图出现非特异性 ST-T 改变、一度房室传导阻滞等。暴发型心肌炎可出现左心室扩大、心力衰竭和休克。

第三节 细菌性心肌炎

任何细菌感染都有可能引起心肌功能障碍。这既可以是细菌直接破坏心肌或其产生的毒素所致，也可以是细菌感染时释放的炎症介质或机体对细菌产物的免疫反应损害心肌所致。

(一)白喉

心肌炎可在 1/4 的白喉患者中发生，是最常见的死亡原因。心肌炎的轻重与局部感染病变的严重程度以及血清门冬氨酸氨基转移酶升高的水平相关。心脏毒性可以表现为急性心力衰竭和休克；也可以比较隐伏，在病程的第 1～2 周出现进行性加重的呼吸困难和虚弱。体检可有舒张期奔马律和肺淤血的表现。心电图有 ST-T 改变、心律失常和不同程度的房室传导阻滞。部分患者心电图显著异常，而没有心肌炎的临床表现。出现三度房室传导阻滞和左束支传导阻滞者，病死率高达 60%～90%，幸存者多遗留永久性传导阻滞。治疗上应尽早使用抗毒素，并给予抗生素。支持治疗也很重要。

(二)链球菌感染

β溶血性链球菌感染时产生的毒素可以导致非风湿性心肌炎，常与急性感染(如咽炎)同时出现，或是在急性感染发生后的数天内出现。心电图常见 ST 段抬高(可酷似急性心肌梗死)、PR 间期和 QT 间期延长，也可有心律失常。

(三)心肌结核

心肌结核均为继发性。可表现为房颤、室速、房室传导阻滞、心力衰竭、室壁瘤，甚至猝死。

(四)Whipple 病

本病可累及胃肠道、关节、心、肺、脑、眼和浆膜腔。瓣膜受累时可闻及主动脉瓣关闭不全和二尖瓣狭窄的杂音，可出现三度房室传导阻滞，甚至发生心力衰竭。

(五)莱姆病

本病为博氏疏螺旋体感染，表现为蜱咬后 3～32 天出现皮肤游走性红斑，持续数周后出现神经、关节和心脏异常。心脏受累最常见的表现是房室传导阻滞。抗生素可以预防并发症发生、缩短病程。皮质激素也可以缩短心脏阻滞的病程。

第四节 美洲锥虫病

美洲锥虫病又称恰加斯病，由枯氏锥虫感染引起，急性期主要表现为轻度的发热性疾病。由急性期自发缓解后，大多数进入慢性恰加斯病的隐匿期，患者没有明显的锥虫血症和症状，但是容易检测到 IgG 型锥虫抗体；少部分慢性恰加斯病患者出现慢性心肌炎、食管扩张和巨结肠。

一、病原和病理

本病流行于从美国南部到阿根廷南部的美洲大陆地区，主要为农村地区的贫困人群。感染枯氏锥虫的锥蝽在吸血的同时排出粪便，其中含有锥虫，可经由皮肤和黏膜破损处进入人体。其他传播途径尚有输血、器官移植、摄入被锥虫或其粪便污染的食物、母婴传播等。枯氏锥虫从皮肤黏膜进入人体后，在皮下组织细胞和白细胞内繁殖，出现间质水肿、淋巴细胞浸润、邻近淋巴结反应性增生。当锥虫循淋巴和血流播散后，常累及肌肉(包括心肌)和神经节。

慢性枯氏锥虫病的主要病理改变是受累器官的慢性炎症。心脏受累时出现双心室增大、心室壁变薄、心尖室壁瘤和附壁血栓。镜下有广泛淋巴细胞浸润、弥散性间质纤维化和心肌细胞萎缩。胃肠道受累时，食管和结肠有不同程度的扩张，镜下可见局灶性炎症，淋巴细胞浸润，肌层神经丛缩小。

二、临床表现和诊断

潜伏期 1～3 周，潜伏期过后可进入急性期，免疫抑制患者易使潜在的感染激发。最先出现的体征是皮肤破口处的硬结性红肿(美洲锥虫结节)，伴有局部淋巴结肿大。当锥虫从结膜侵入时，可出现单侧无痛性眶周及眼睑水肿、结膜炎及耳前淋巴结肿大，称为 Romana 征。随后出现发热、倦怠、厌食以及面部和下肢水肿，也可出现全身淋巴结肿大和肝脾肿大。

明显的中枢神经系统征象少见，有脑膜炎时预后差。极少数人在急性期发生严重的心肌炎，出现心力衰竭，多导致死亡。几乎所有未经治疗的患者在 4～8 周内症状自发缓解，大多数进入没有症状的慢性隐匿期。

约 10%～30%的慢性期患者在急性感染后数年至数十年出现症状。心脏最常受累，出现扩张型心肌病、心律失常和血栓栓塞的症状。心力衰竭常是双侧性的，晚期患者右心衰竭更为明显。心电图常见右束支传导阻滞、房室传导阻滞、室性期前收缩和心动过速。慢性恰加斯病的主要死因是猝死，其次是心力衰竭和卒中。患巨食管症时有吞咽困难、吞咽疼痛、胸痛和胃食管反流，严重时可发生吸入性肺炎。患巨结肠症时有腹痛、便秘和粪结，晚期可出现肠梗阻、肠扭转和败血症。

确诊急性恰加斯病需要检测到枯氏锥虫。慢性恰加斯病的诊断主要基于检测到针对枯氏锥虫抗原的 IgG 抗体，但是有假阳性。

三、治疗和预防

在急性恰加斯病，硝呋噻氧显著缩短症状和锥虫血症的持续时间，降低死亡率，治愈率约 70%。用法：成人每天 8～10mg/(kg·d)，11～16 岁儿童每天 12.5～15mg/(kg·d)，1～10 岁儿童每天 15～20mg/(kg·d)，分 4 次口服，疗程 3～4 个月。

苄硝唑的效果比硝呋噻氧稍好。用法：成人及 12 岁以上儿童每天 5mg/(kg·d)，12 岁及 12 岁以下儿童每天 5～10mg/(kg·d)，分 2～3 次口服，疗程 2 个月。

对所有年龄在 19 岁以下的慢性恰加斯病以及近期感染枯氏锥虫的成人也应给予抗锥虫治疗。上述两种药物副作用大，常有严重的胃肠道反应和周围神经病变。

出现心力衰竭应给予相应的治疗，严重的房室传导阻滞应予安装永久心脏起搏器，晚期恰加斯心脏病患者是否应该安装植入式心脏复律除颤器尚有争论。终末期心肌病患者可进行心脏移植，成功率较高。巨食管的治疗与贲门失弛缓症相同。巨结肠症早期可通过高纤维素膳食，使用轻泻剂和灌肠来减轻症状；严重者需手术治疗。

在恰加斯病流行地区控制枯氏锥虫传播主要依靠喷洒杀虫剂消灭住家范围内的锥蝽、改善居住条件、对易感人群进行教育，以及对献血者进行血清学筛查。

第八章　心肌病

心肌病是一组异质性心肌疾病，包括心脏机械和电活动的异常，通常(但并非总是)表现为心室不适当的肥厚或扩张，这是由多种病因(常为遗传性病因)导致的。心肌病可局限于心脏，也可作为广泛的系统性疾病的一部分，经常导致心血管性死亡或进展性心力衰竭。

2006 年美国心脏病学会临床心脏病、心力衰竭和移植委员会将心肌病分类为两类：原发性心肌病(主要累及心脏)和继发性心肌病(伴有其他器官系统受累)。原发性心肌病又被进一步分为遗传性、混合性(以非遗传性心肌病为主；遗传性心肌病较少见)或获得性心肌病。遗传性心肌病包括 HCM、ARVC/D、左心室心肌致密化不全、PRKAG2 和 Danon 糖原贮积症、传导缺陷、线粒体肌病以及离子通道病。混合性心肌病包括 DCM 和 RCM 获得性心肌病包括心肌炎、应激性心肌病(章鱼壶心肌病)、围生期心肌病、心动过速性心肌病、胰岛素依赖型糖尿病母亲的婴儿所患的心肌病。继发性心肌病是指伴有其他器官系统受累的心肌病，即以往所指的特异性心肌病，例如，浸润性疾病、中毒性疾病、内分泌疾病、神经肌肉性疾病、自身免疫性疾病、癌症治疗并发症等累及心肌者。该分类方法首次将引起致命性心律失常的原发心电异常，如长 QT 综合征和 Brugada 综合征等归于原发性心肌病，引导我们从分子遗传学角度认识心肌病的发病机制，并且理顺了心肌病与其他心脏病之间的关系。

2007 年欧洲心脏病学会为了方便临床诊断和治疗，依据心室形态和功能将心肌病分为扩张型心肌病、肥厚型心肌病、致心律失常型右心室心肌病、限制型心肌病和未定型心肌病(包括心肌致密化不全和心尖球囊样综合征)五大类，每一类心肌病又分为家族性/遗传性和非家族性/非遗传性两种。

本章综合上述的分类方法，将分节介绍扩张型心肌病、肥厚型心肌病、限制型心肌病、致心律失常型右心室心肌病、心肌致密化不全、心尖球囊样综合征以及继发性心肌病。

第一节　扩张型心肌病

扩张型心肌病，其特征为单侧或双侧心室扩大和收缩功能受损，伴或不伴充血性心力衰竭。首发表现可包括房性和(或)室性心律失常，在 DCM 的任何阶段均可发生猝死。DCM 是临床诊断中最常见的心肌病，也是造成心力衰竭和心脏移植的最主要原因。

一、发病情况

据估计，DCM 的发病率为 5/10 万～8/10 万，患病率为 36/万。这些数据可能低估了该病的发生率，因为许多 DCM 患者的疾病表现不完全，从而未被发现。有研究显示，在中老年人群中，无症状性左心室收缩功能障碍所占的比例高达 14%。

二、病因和发病机制

病因迄今未明，目前已发现本病与下列因素有关：

(一)病毒感染

动物模型显示嗜心性柯萨奇 B 组病毒或脑心肌炎病毒感染引起的心肌炎可发展为扩张

型心肌病。临床前瞻性随访观察提示急性病毒性心肌炎可转化为扩张型心肌病。总的报道约15%的心肌炎患者可演变为扩张型心肌病，但约10%的扩张型心肌病患者的心内膜心肌活检中呈现有炎症浸润的心肌炎证据。用分子生物学技术在本病患者的心肌活检标本中发现有肠道病毒或巨细胞病毒的RNA，提示本病可能是持续存在感染的。心肌炎导致的心肌病是一系列心脏重构的病理反应，其中心肌纤维化的发生是关键，心肌局部微环境的改变和胶原合成与分解动态平衡之间的相互作用是VMC向DCM演变的重要环节。

（二）免疫功能异常

在DCM患者血清中能检测到抗肌凝蛋白抗体、抗线粒体腺苷载体（ATP/ADP载体抗体）、抗M7抗原抗体、抗α-酮戊二酸脱氢酶支链复合物抗体、抗β受体（AR-β）抗体，抗心肌胆碱能受体（MR）主要是M2R抗体——一种特异的抗G蛋白结合受体抗体等增高，认为在本病患者中出现抗AR-β自身抗体增高可能是导致电生理不平衡而易发生心律失常的机制之一，血清中MR自身抗体的增高，减少cAMP而降低心肌收缩力。因此，抗体的产生可能是心肌受损的结果而非其原因。DCM患者体内有人类白细胞因子（HLA）异常表达，包括HLA-B27、HLA-A2、HLA-DR4、HLA-DQ4、HLA-DQ8表达增加，HLA-DRW6表达明显减少。这些都可能是扩张型心肌病的易感基因。在DCM患者心肌中有T细胞浸润，外周血中包括杀伤性T细胞（$CD8^+$）、辅助性T细胞（$CD4^+$）和自然杀伤细胞均有异常，由此发生细胞介导的免疫反应，引起血管和心肌损伤。

（三）遗传基因

通过家系调查和超声心动图对DCM患者家族筛查证实约25%～50%的患者为家族性DCM。目前已发现的家族性DCM遗传表型有下列特点：①遗传异质性：不同基因的多种突变均可致病；②遗传基因的外显不全：家族成员的患病比例不一致，很多DCM患者亲属仅在超声心动图上有轻微心脏异常，为无症状的致病基因携带者；③遗传方式多样：有常染色体显性遗传、隐性遗传、X连锁遗传和线粒体遗传，其中常染色体显性遗传最为常见；④外显率呈年龄依赖性：0～20岁占10%，20～30岁占34%，0～40岁占60%，40岁以上占90%；⑤临床期型多样：一部分为单纯DCM，一部分患者有电生理异常（如房室传导阻滞）。至今已发现超过20个基因与DCM相关，95%以上的DCM基因突变集中于其中12个基因。对这些主要突变基因进行检测可以帮助临床对有症状患者进行确诊，还可评估家族其他成员的患病风险，为早期干预治疗提供指导。

（四）交感神经系统异常

本病患者通过β受体兴奋收缩装置的G-蛋白系统信号传输抑制的增强而导致心肌收缩功能减退。

（五）其他

内分泌异常、化学或毒素作用、心肌能量代谢紊乱，冠脉微血管痉挛或阻塞导致心肌细胞坏死、瘢痕等可能也是致病因素。

三、病理

心脏重量增加，外观心肌呈灰白色而松弛。四个心腔均可增大扩张，多见两心室腔明显扩大，偶尔一侧较另一侧更明显，尤以左心室扩大为甚。心肌虽肥大，但因心室腔扩大而室壁厚度仍近乎正常。二尖瓣、三尖瓣环扩大，乳头肌伸张。心腔内附壁血栓形成不少见，心腔内血栓脱落可导致肺栓塞或周围动脉栓塞。冠状动脉正常。心肌纤维化常见，尤多累及左心室心内膜下心肌。心脏的起搏传导系统均可受到侵犯。本病的心肌显微镜检查缺乏特异性发现，可以见到心肌纤维肥大，细胞核固缩、变形或消失，胞质内有空泡形成。纤维组织增多，因间质胶原组织增多或因局灶性心肌纤维被纤维组织替代所致。电镜检查见心肌细胞水肿，线粒体增多、增大或缩小，嵴断裂或消失。

四、病理生理

心肌收缩力减弱，心脏泵血功能障碍。早期由于反射性调节或神经兴奋，通过加速心率以维持足够的心输出量，后期随左心室排空受限，心室舒张和收缩末期容量增多、射血分数减少，心脏逐渐增大，产生相对性二尖瓣与三尖瓣关闭不全，导致充血性心力衰竭。此时，心室舒张末期压增高，尤以左心室为甚，心房压亦增高，肺循环和体循环静脉压增高、淤血；晚期由于肺小动脉病变和反复发生肺小动脉血栓栓塞而出现肺动脉压力明显增高，使右心衰竭更为明显。心肌肥厚引起的相对性缺血缺氧时可出现心绞痛。心肌纤维化以及由于心肌受损心室重构等影响心肌细胞内钙、钾等离子通道异常，可引起各种心律失常。

五、临床表现

各年龄均可发病，但以中年居多。起病多缓慢，患者常先被发现有心脏扩大，心功能代偿而无自觉不适。经过一段时间后症状逐步出现，这一过程有时可达10年以上。症状以充血性心力衰竭为主，其中以气急和水肿为最常见。最初在劳动或劳累后气急，以后在轻度活动或休息时也有气急，或有夜间阵发性气急。由于心输出量低，患者常感乏力。体检发现心率加速，心尖搏动向左下移位，可有抬举性搏动，心浊音界向左扩大，常可听得第三心音或第四心音，心率快时呈奔马律。由于心腔扩大，可有相对性二尖瓣或三尖瓣关闭不全所致的收缩期吹风样杂音，此种杂音在心功能改善后减轻。血压多数正常，但晚期病例血压降低，脉压小，出现心力衰竭时舒张压可轻度升高。脉搏常较弱，交替脉的出现提示左心衰竭，心力衰竭时两肺基底部可有湿啰音。右心衰竭时肝脏肿大，从下肢开始出现水肿，胸腔积液和腹水在晚期患者中不少见。各种心律失常都可出现，为首见或主要的表现，并有多种心律失常合并存在而构成比较复杂的心律，可以反复发生，有时甚顽固。高度房室传导阻滞、心室颤动、窦房阻滞或窦房结暂停可导致阿-斯综合征，成为致死原因之一。此外，尚可有脑、肾、肺等处的栓塞。

六、辅助检查

(一)X线检查

示心影扩大，晚期外观如球形，说明各心腔均增大，外形颇似心包积液。少数患者以左心室、左心房或右心室增大为主，外观类似二尖瓣病变。透视下见心脏冲动较正常为弱。主动脉一般不扩大。病程较长的患者常有肺淤血和肺间质水肿，两肺肋膈角处可有间隔线，肺静脉和肺动脉影可扩大；胸腔积液不少见。

(二)心电图检查

在有症状的患者中几乎都不正常，无症状者不少已有心电图改变，改变以心脏肥大、心肌损害和心律失常为主。左心室肥大多见，常合并心肌劳损，晚期常有右心室肥大；也可有左或右心房肥大。心肌损害常见，以 ST 段压低、T 波平坦、双相或倒置为主要表现，有时 T 波呈缺血型改变。少数患者可有病理性 Q 波，类似心肌梗死，其部位多在前间隔(V_1、V_2 导联)，可能为间隔纤维化所致。心律失常常见，以异位心律和传导阻滞为主。异位心律可来自心房、房室交接处或心室，由期前收缩逐步演变为心动过速，以致扑动或颤动，亦可有病态窦房结综合征表现、房室交接处逸搏或逸搏心律，或心室自身心律等。一至三度房室传导阻滞均可发生。心室内传导阻滞常见，左、右束支或左束支分支的传导阻滞都可出现。

(三)超声心动图

在本病早期即可见到心腔轻度扩大，尤其是左心室，后期各心腔均扩大，室壁运动普遍减弱。二尖瓣、三尖瓣收缩期不能退至瓣环水平，彩色血流多普勒显示二尖瓣和三尖瓣反流。左心室射血分数常减至 50%以下，心肌缩短率减小。可能有少量心包积液(图 8-1)。

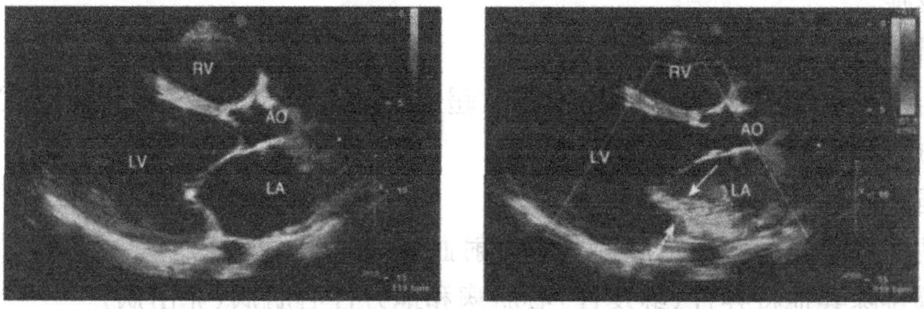

图 8-1 扩张型心肌病的超声心动图表现

LA：左心房；LV：左心室；RV：右心室；AO：主动脉

注 A.胸骨旁左室长轴切面，二维超声心动图显示左室明显扩大，关闭时二尖瓣不能退至瓣环水平；B.同一切面，彩色多普勒示轻中度二尖瓣反流(箭头所示)

(四)化验检查

①cTnT、cTnI 是诊断心肌损伤的高敏感性、高特异性心肌损伤指标，DCM 病程中血清 cTnT 或 cTnI、CK-MB 增高常提示预后不良；②心力衰竭是 DCM 最常见的临床表现之一，血浆脑利钠肽，尤其是氨基末端脑钠素前体(NT-proBNP)水平与心力衰竭的严重程度相关，是 DCM 心力衰竭诊断的重要依据；③近年来研究认为，检测 DCM 患者血清中抗心肌肽类抗体，如抗心肌线粒体 ADP/ATP 载体抗体、抗肌球蛋白抗体、抗β_1-受体抗体、抗 M2 胆碱能受体抗体阳性，也有助于作为 DCM 的辅助诊断方法，并与 DCM 心力衰竭的严重程度相关；④也有研究发现，DCM 患者心肌β受体敏感性降低，并与血儿茶酚胺浓度和 cTnT 浓度、心力衰竭的严重程度负相关。采用 ELISA 法和免疫转印法检测 DCM 患者血清抗肌球蛋白抗体、抗肌球蛋白重链和轻链抗体发现患者的阳性率高于冠心病和正常对照者，提示该抗体的检测也有助于 DCM 和冠心病鉴别。

(五)磁共振成像

左心室腔扩大、室壁变薄以及运动功能减低伴室间隔壁间强化是 DCM 常见的 CMR 征象。26%～42%的 DCM 患者会出现 LGE，其中以室间隔壁间细线状强化最常见，也可呈点片状或弥散状强化，多呈沿外膜下或中层内分布。LGE 与左心室壁所受应力及心肌质量密切相关，提示更严重的左心室重构。

(六)核素心肌显像

^{201}铊或 ^{99m}锝平面或单光子发射断层扫描(SPECT)心肌灌注显像可示左心室腔扩大，室壁变薄，部分病例显示有小斑块状稀疏或灌注缺损，放射性分布不均匀。使用 PET 作 ^{11}C-棕榈酸心肌显像，可发现本病病变处 ^{11}C-棕榈酸分布不均及 ^{123}I-BMIPP 灌注缺损等改变。

七、诊断

1995 年中华心血管病学会组织专题研讨会，提出本病的诊断参考标准如下：

(一)临床表现

心脏扩大、心室收缩功能减低伴或不伴有充血性心力衰竭，常有心律失常，可发生栓塞和猝死等并发症。

(二)心脏扩大

心影可呈球形，X 线检查心胸比＞0.5，超声心动图示全心扩大，尤以左心室扩大为明显，左心室舒张期末内径＞2.7cm/m^2。

(三)心室收缩功能减低

超声心动图检测室壁运动弥漫性减弱，射血分数小于正常值。

(四)必须排除其他特异性(继发性)心肌病和地方性心肌病(克山病)

包括缺血性心肌病、围生期心肌病、酒精性心肌病、代谢性和内分泌性疾病如甲状腺功能亢进、甲状腺功能减退、淀粉样变性、糖尿病等所致的心肌病、遗传家族性神经肌肉障碍所致的心肌病、全身系统性疾病如系统性红斑狼疮、类风湿关节炎等所致的心肌病，以及中毒性心肌病等才可诊断特发性扩张型心肌病。

心内膜心肌活检。病理检查对本病诊断无特异性，但有助于与特异性心肌病和急性心肌炎的鉴别诊断。用心内膜心肌活检标本进行聚合酶链式反应(PCR)或原位杂交，有助于感染病因的诊断；或进行特异性细胞异常的基因分析。

八、鉴别诊断

本病需与下列疾病相鉴别：

(一)冠心病

中年以上患者，若有心脏扩大、心律失常或心力衰竭而无其他原因者须考虑冠心病和心肌病。存在高血压、高血脂或糖尿病等冠心病易患因素，室壁活动呈节段性异常者有利于诊断冠心病。心肌活动普遍减弱则有利于诊断扩张型心肌病。由冠状动脉病变引起心肌长期广泛缺血而纤维化，发展为心功能不全时称之为“缺血性心肌病”。若过去无心绞痛或心肌梗死，则与扩张型心肌病难以区别，且扩张型心肌病亦可有病理性 Q 波及心绞痛，此时鉴别须靠冠状动脉造影。

(二)风湿性心脏病

DCM 亦可有二尖瓣或三尖瓣区收缩期杂音，听诊类似风湿性心脏病，但一般不伴舒张期杂音，且在心力衰竭时较响，心力衰竭控制后减轻或消失，风湿性心脏病则与此相反。DCM 常有多心腔同时扩大，而风湿性心脏病以左心房、左心室或右心室为主，心脏超声检查有助于鉴别诊断。

（三）左心室致密化不全

是一种较少见的先天性疾病，有家族发病倾向，其特征包括左心室扩大，收缩舒张功能减退，左心腔内有丰富的肌小梁和深陷其中的隐窝，交织成网状，其间有血流通过。伴或不伴右心室受累。病理检查发现从心底到心尖致密心肌逐渐变薄，心尖最薄处几乎无致密心肌组织。受累的心室腔内显示多发、异常粗大的肌小梁和交错深陷的隐窝，可达外 1/3 心肌。病理切片发现病变部位心内膜为增厚的纤维组织，其间有炎症细胞，内层非致密心肌肌束粗大紊乱，细胞核异形，外层致密心肌肌束及细胞核形态基本正常。扩张型心肌病的左心室腔内没有丰富的肌小梁和交织成网状的隐窝，超声检查有助于诊断。

（四）继发性心肌病

全身性疾病如系统性红斑狼疮、硬皮病、血色病、淀粉样变性、糖原贮积症、神经肌肉疾病等都有其原发病的表现可资区别。较重要的是与心肌炎的区分。急性心肌炎常发生于病毒感染的当时或不久以后，区别不十分困难。慢性心肌炎若确有急性心肌炎史则与 DCM 难以区分，实际上不少 DCM 是从心肌炎发展而来，即所谓“心肌炎后心肌病”，也可称慢性心肌炎。

九、预后

预后取决于左心室功能和血流动力学的代偿、稳定性和恶化程度。一般与纽约心脏病学会（NYHA）心功能分级相平行，据国外资料统计扩张型心肌病患者心功能Ⅰ级者，1 年病死率为 10%；Ⅱ级者为 10%～15%；Ⅲ级者为 20%～25%；Ⅳ级者达 50%。如左心室射血分数（LVEF）＜25%预后很严重。此外，左心室内径大小，右心室功能保持情况以及血浆钠水平，心肌氧耗峰值等与预后均相关。病程长短不一，短者发病后一年死亡，长者可存活 20 年或以上。以往 5 年存活率在 50%左右。近年来，由于治疗手段的改进，国内外 5 年存活率已明显提高，可达 65.5%～75%，

十、防治

由于病因未明，预防较困难。部分病例由病毒性心肌炎演变而来，因此预防病毒感染有实际意义。本病常伴有心力衰竭，呼吸道感染常为其诱发或加重的因素，应预防和及时治疗。

治疗以针对临床表现为主：

（1）注意休息及避免劳累，有心脏扩大或心功能减退者更应注意长期休息，防止病情恶化。

（2）治疗心力衰竭者原则与治疗一般心力衰竭相同，采用正性肌力、利尿和扩血管药，由于心肌损坏较广泛，洋地黄类应用要谨慎。非洋地黄类正性肌力兴奋剂，如肾上腺素能受体兴奋剂和磷酸二酯酶抑制剂能短期静脉应用。利尿药有益，但在低肾小球滤过时，氢氯噻嗪可能失效，此时需用袢利尿药呋塞米等。螺内酯可以阻断醛固酮效应，对抑制心肌重构，改善预后有很好的作用。扩血管药，包括血管紧张素转换酶抑制剂都可用，用时须从小剂量开始，注意避免低血压。近年来发现本病有心力衰竭时用β受体阻断药有效，其机制可能是慢性心力衰竭时肾上腺素能神经过度兴奋，β受体密度下调，除了临床常用的高选择性β_1受体阻断药，如美托洛尔、比索洛尔外，卡维地洛作为一种新型的非选择性肾上腺素受体阻断

药无内在拟交感活性，避免了反射性交感神经兴奋所引起的周围血管收缩及外周阻力增加；此外，它有极强的抗氧自由基、调节细胞因子、抗心肌重构等多种作用。因此，已有许多学者将卡维地洛(10～20mg，口服，每日 2 次)用于治疗扩张型心肌病。近来研究报道钙通道阻断药(如地尔硫䓬)也能改善心功能，应从小剂量开始。此外，脑钠素(BNP)类药物奈西立肽可以均衡地扩张动脉和静脉，增加心输出量和尿量，可用于治疗急性心力衰竭。

(3)治疗心律失常，尤其有症状者需用抗心律失常药或电学方法治疗，对快速室性心律与高度房室传导阻滞而有猝死危险者治疗应更积极。

(4)有心腔明显扩大伴低射血分数、NYHA 心功能Ⅳ级、长期卧床、尤其是有血管栓塞史或深静脉有血栓形成的患者可使用华法林抗凝，但需及时监控凝血酶原时间，使国际正常化比率(INR)控制在 2～3 为妥。

(5)改善心肌代谢的药物，如维生素 C、腺苷三磷酸、辅酶 A、环化腺苷酸、辅酶 Q10、曲美他嗪等，抗病毒的干扰素都可作为辅助治疗。

(6)国内在中医药调节免疫、抗病毒、改善心肌代谢的基础上采用中西医结合治疗 DCM 方面取得了明显有益的效果。研究发现，黄芪、牛磺酸、生脉制剂等既能抗病毒，又能调节机体免疫，改善心脏功能的作用，不失为一种可取的 DCM 药物治疗手段。

(7)心脏再同步化治疗主要适用于药物效果不佳、QRS 波群时限延长＞150ms、EF≤35%、QRS 波呈完全性左束支传导阻滞或心室内传导阻滞的扩张型心肌病患者，可考虑安装左右心室同步起搏的双腔、三腔或四腔心腔起搏器治疗扩张型心肌病难治性心力衰竭，通过调整左右心室收缩顺序，改善心功能，缓解症状。对伴顽固性持续快速室性心律失常的患者可考虑安置植入式心脏复律除颤器(ICD)。

(8)左心室减容成形术通过切除部分扩大的左心室，同时置换二尖瓣，减小左心室舒张末容积，减轻反流，以改善心功能，被认为是难治性患者的可选用的治疗方法之一。但减容手术后心力衰竭加重和心律失常有关的死亡率较高，妨碍该手术在临床上的广泛应用。

(9)左心机械辅助循环是将左心的血液通过机械装置引入主动脉，以减轻左心室做功。为晚期 DCM 患者维持全身循环、等待有限心脏供体及不能进行心脏移植患者的一种有效治疗方法。目前的左心机械辅助循环装置由于价格昂贵，其广泛使用受到一定限制。

(10)终末期心肌病患者可考虑心脏移植，术后应积极控制感染，改善免疫抑制，纠正排斥反应，1 年后生存率可达 85%以上。限制心脏移植的主要因素是供体严重短缺。

第二节　肥厚型心肌病

肥厚型心肌病是指并非完全因心脏后负荷异常引起的心肌肥厚，需除外高血压、主动脉瓣狭窄、浸润性疾病等因素导致的心肌肥厚。典型者在左心室，以室间隔为甚，常呈不对称性肥厚，左心室腔容积正常或减小，偶尔有病变发生于右心室。根据有无流出道梗阻可分为梗阻性/非梗阻性肥厚型心肌病。

一、发病情况

肥厚型心肌病是年轻人猝死的常见原因，也是心力衰竭的重要病因。北美、日本和中国的患病率相似，约为 1∶500。本病发病可为家族性亦可为散在性。50 多年前人们才认识到该病具有家族遗传性，通常为常染色体显性遗传，60%～70%的患者家族中有本病的患者。女性患者症状出现较早也较重。临床病例中男性多于女性。各年龄均可发生本病，儿童期发病者死亡率较高，心肌肥厚在 40 岁以下者比 40 岁以上者严重。发病年龄越大者预后较好。

二、病因

病因不完全清楚。目前认为遗传因素是主要病因，其依据是本病有明显的家族性发病倾向，常合并其他先天性心血管畸形，家族性病例的缺陷基因尚不明，可能与肌原纤维蛋白基因突变，包括β肌球蛋白重链（MYH7），心肌球蛋白结合蛋白 C（MYBPC3），肌钙蛋白Ⅰ，肌钙蛋白 T，α-原肌球蛋白等有关。非家族性病例与肥胖、患糖尿病母亲的婴儿、淀粉样变性等有关。

肌原纤维蛋白基因突变可见于 60%的患者中，而且多数表现为家族性和非对称性室间隔肥厚。目前已发现 9 个肌原纤维蛋白基因上超过 1400 个突变可能与该病有关，其中 80%的突变集中在 MYH7 或 MYBPC3 上，表现为年龄相关性和表型不完全外显的特点，即心肌肥厚很少见于出生时，多数是日后出现，因此针对家系成员的筛查应该从青春期开始，并贯穿于整个成年期。MYBPC3 突变携带者发病的平均年龄是 40 岁，有 30%的携带者在 70 岁以后仍无心肌肥厚表现。携带同一突变的不同个体表型也不尽相同，如：心肌肥厚可能为对称性也可能是非对称性、有或无流出道梗阻、是否合并房颤以及有无猝死发生。

三、病理

病变以心肌肥厚为主，心脏重叠增加。心肌肥厚可见于室间隔和游离壁，以前者为甚，常呈不对称（非同心）性肥厚，即心室壁各处肥厚程度不等，部位以左心室为常见，右心室少见。根据左心室流出道梗阻与否，可将肥厚型心肌病分成梗阻性和非梗阻性。室间隔高度肥厚向左心室腔内突出，收缩时引起左心室流出道梗阻者，称为“梗阻性肥厚型心肌病”。室间隔肥厚程度较轻，收缩期未引起左心室流出道明显梗阻者，称为“非梗阻性肥厚型心肌病”。前乳头肌也可肥厚，常移位而影响正常的瓣膜功能。心肌高度肥厚时，左心室腔减小。不成比例的心肌肥厚常使室间隔的厚度与左心室后壁厚度之比＞1.3，少数可达到 3。此外，以心尖区肥厚为特征的属于原发性肥厚型心肌病中的特殊类型，由日本学者 Yamaguchi 等于 1976 年首先报告。

肌原纤维蛋白基因突变会导致钙敏性增强、ATP 酶活性改变，引起肌细胞能量代谢异常、舒张受损，从而引起心肌肥厚。这种肥厚往往是杂乱无序的心肌细胞增大。显微镜下见心肌细胞排列紊乱，细胞核畸形，细胞分支多，线粒体增多，心肌细胞极度肥大，细胞内糖原含量增多。虽然肥厚是该病的显著特点，但纤维化和微循环的异常也可出现，而且在明显的肥厚发生前已可检测到间质纤维化，局灶的纤维化可以通过磁共振检测出来，这常常是室性心律失常发生的基础。同时，心肌肥厚会使肌间血管的管腔减小，引起微循环障碍和心绞痛。随病程发展，心肌纤维化增多，心室壁肥厚减少，心腔狭小程度也减轻，甚至扩大，此为晚期表现。

四、病理生理

(一)左心室流出道梗阻

在收缩期，肥厚的心肌使心室流出道狭窄。在非梗阻型，此种影响尚不明显，在梗阻型则比较突出。心室收缩时，肥厚的室间膈肌凸入左心室腔，使处于流出道的二尖瓣前叶与室间隔靠近而向前移位，引起左心室流出道狭窄与二尖瓣关闭不全，此作用在收缩中、后期较明显。左心室射血早期，流出道梗阻轻，射出约30%心搏量，其余70%在梗阻明显时射出，因此，颈动脉波示迅速上升的升支，下降后再度向上形成一切迹，然后缓慢下降。流出道梗阻指在收缩期左心室腔与流出道之间存在压力阶差，流出道与主动脉间无压力阶差。30%的患者静息时即可发现左室流出道梗阻，还有30%的患者运动时可激发出流出道梗阻。左室腔面积减小或收缩力增加均会加重梗阻，如脱水、血管舒张药物，都有可能导致患者出现一过性的低血压甚至晕厥。

(二)舒张功能异常

肥厚的心肌顺应性减低，使心室舒张期充盈发生障碍，舒张末期压可以升高。舒张期心腔僵硬度增高，左心室扩张度减低，充盈速率与充盈量均减小，由此心搏量减少。

(三)心肌缺血

由心肌需氧超过冠状动脉血供，心室壁内张力增高等引起。

五、临床表现

主要症状为：①呼吸困难，多在劳累后出现，是由于左心室顺应性减低，舒张末期压升高，继而肺静脉压升高，肺淤血之故。与室间隔肥厚伴存的二尖瓣关闭不全可加重肺淤血；②心前区疼痛，多在劳累后出现，似心绞痛，但可不典型，是由于肥厚的心肌需氧增加而冠状动脉供血相对不足所致；③乏力、头晕与晕厥，多在活动时发生，是由于心率加快，使原已舒张期充盈欠佳的左心室舒张期进一步缩短，加重充盈不足，心输出量减低。活动或情绪激动时由于交感神经作用使肥厚的心肌收缩加强，加重流出道梗阻，心输出量骤减而引起症状；④心悸，由于心功能减退或心律失常所致；⑤心力衰竭，多见于晚期患者，由于心肌顺应性减低，心室舒张末期压显著增高，继而心房压升高，且常合并心房颤动。晚期患者心肌纤维化广泛，心室收缩功能也减弱，易发生心力衰竭与猝死。体检可发现心脏轻度增大，一般可听到第四心音。对于梗阻性肥厚型心肌病患者，在胸骨左缘3～4肋间可听到粗糙的喷射性收缩期杂音，心尖部也可常听到收缩期杂音。该杂音的产生，除了心肌肥厚引起的流出道梗阻之外，另外一个重要的原因是收缩期血流经过狭窄处引起文丘里(Venturi)效应，使二尖瓣前移靠近室间隔，进一步加重流出道梗阻。值得注意的是，由于心尖部二尖瓣关闭不全，这一杂音会随着心肌收缩力和左心室容量的变化而出现相应变化：当服用硝酸酯类药物时，会使左心室容量减少；或者做Valsalva动作时，胸腔压力增加，回心血量下降，均可导致杂音增强；反之，使用β受体阻断药或采取下蹲体位时，使心肌收缩力减弱、左心室容量增加，杂音就相应减弱。

六、辅助检查

(一)X 线检查

一般显示为左心室扩大，晚期患者还伴有左心房或右心室同步增大。主动脉不扩大，肺动脉段一般也无明显突出。核素心血管造影可显示室间隔增厚，左心室腔缩小。核素心肌显像则可显示心肌肥厚的部位和程度。

(二)心电图检查

心电图改变以左心室肥厚及左束支传导阻滞为主，伴有心肌损伤，心律失常也较多见。由于心肌缺血，ST 段压低；对于心尖部局限性肥厚的患者，由于冠状动脉在心肌内分布异常可出现巨大倒置的 T 波；多数患者有异常 Q 波出现，V_5、V_6、aVL、Ⅰ导联上有深而不宽的 Q 波，反映不对称性室间隔肥厚，易误诊为心肌梗死；在Ⅱ、Ⅲ、aVF、V_1、V_2 导联上也有病理性 Q 波，其发生可能与左心室肥厚后心内膜下与室壁内心肌中冲动不规则和延迟传导有关；此外，少数患者还有左心房异常波形，部分患者合并预激综合征。

(三)超声心动图

对于疾病诊断有重要意义。①左心室肥厚，一般呈现为非对称性室间隔肥厚，舒张期室间隔厚度与心肌后壁之比≥1.3，肥厚也可限于心尖部。病变部位室壁运动幅度明显减低，收缩期增厚率减小。心肌肥厚且有梗阻的患者，室间隔流出道向左心室内突出，严重者可出现收缩期心室腔明显变小甚至闭塞；②梗阻性肥厚型心肌病的另一特征，二尖瓣前叶或腱索在收缩期前移(SAM 征)，造成左室流出道进一步狭窄和二尖瓣关闭不全；③左心室舒张功能障碍，包括顺应性减低，快速充盈时间延长，等容舒张时间延长；④应用多普勒法可以了解杂音的起源和计算梗阻前后的压力差。

(四)心导管造影和检查

心导管检查示左心室舒张末期压增高，有左室流出道梗阻者会在左心室腔与流出道之间存在收缩期压力阶差。左心室造影示心腔缩小变形，心室壁增厚，室间隔呈不规则性增厚且向内突入心腔，双心室同时造影可判断室间隔的肥厚程度。

七、诊断

肥厚型心肌病临床表现多样，无特异性心电图指示，与常见的冠心病难以区分，均有心绞痛，心电图 ST 段改变和异常 Q 波。在诊断冠心病依据不足又不能用其他心脏疾病进行合理解释时，结合患者的年龄可以考虑肥厚型心肌病的可能。目前，超声心动图检查诊断该病是经典的无创性检查方法，无论对梗阻性与非梗阻性的患者都有帮助，此外利用心导管检查显示左心室腔与流出道的压力阶差可以辅助诊断。而应用连续多普勒测量左心室流出道压差，结合影像上室间隔明显肥厚伴有二尖瓣前叶或腱索收缩期前移，可以区分梗阻性与非梗阻性心肌肥厚。心室造影对诊断也有价值。临床上在胸骨下段左缘有收缩期杂音应考虑本病，用生理动作或药物作用影响血流动力学而观察杂音改变有助于诊断。此外，考虑遗传因素导致肥厚型心肌病的发生，对于致病基因的突变筛查对于诊断也有重要意义。一个疾病先证者的 DNA 变异位点的发现，可遵循遗传规律用基因测序等技术评估家族成员的基因突变情况，判断是否为突变携带者以及预测发病的可能性。

八、鉴别诊断

(一)高血压性心脏病

高血压患者的超声心动图也可出现左心室非对称性肥厚表现，易与本病的鉴别混淆。鉴别要点是高血压患者，一般不出现左心室流出道梗阻；没有肥厚型心肌病的家族史；而肥厚型心肌病起病年龄一般较早，无高血压史等。

(二)心室间隔缺损

此病收缩期杂音部位相近，但为全收缩期，心尖区多无杂音，超声心动图、心导管检查及心血管造影可以区别。

(三)主动脉瓣狭窄

此病症状和杂音性质相似，但杂音部位较高，并常有主动脉瓣区收缩期喷射音，第二心音减弱，还可能有舒张早期杂音。X线示升主动脉扩张。生理动作和药物作用对杂音影响不大。左心导管检查显示收缩期压力阶差存在于主动脉瓣前后。超声心动图可以明确病变部位。

(四)运动型心肌肥厚

严格的运动训练可能导致一定程度的心室肥大，与肥厚型心肌病的早期症状较难区分。但是，生理性心肌肥厚较为均一，很少出现非对称性肥厚，且没有舒张功能不全；而肥厚型心肌病由于心肌缺血会出现心脏磁共振钆对比剂延迟强化；此外，通过停止训练后心肌肥厚是否缓解也可鉴别。

九、防治

本病由于病因复杂，且存在症状突发情况，因此要尽量避免劳累、情绪激动和突然用力，同时预防患者发生猝死和卒中等。治疗策略上，增强心肌收缩力的药物如洋地黄类、异丙肾上腺素，以及动静脉血管扩张剂，如硝酸盐类药物和磷酸二酯酶抑制剂要慎用或不用。推荐使用β受体阻断药作为一线用药，可有效减慢心率，改善舒张功能，降低收缩力；对于症状严重患者，剂量可升至最大耐受剂量，并考虑合用L形钙通道阻断药，维拉帕米120～480mg/d，3～4次口服，可使症状长期缓解，对血压过低、窦房功能或房室传导障碍者慎用。而对于不耐受或使用禁忌者应考虑滴注地尔硫䓬改善症状。当左室射血分数(LVEF)＜50%，除了应用β受体阻断药以外，可考虑加用ACEI或低剂量的袢利尿剂，以改善心力衰竭和降低死亡率。同时，对于左室流出道梗阻患者应考虑手术治疗，作室间膈肌纵深切开术和肥厚心肌部分切除术，部分患者需要同时进行二尖瓣置换术或成形术以缓解症状。NYHA功能分级Ⅲ～Ⅳ级，且静息或刺激后左室流出道(LVOT)最大压差≥50mmHg的患者，建议行室间隔消融手术改善症状。而对于手术禁忌患者，或术后发生心传导阻滞风险较高者，应考虑房室顺序起搏，优化AV间期，以降低LVOT压差，促进药物治疗效果。对于NYHA功能分级Ⅲ～Ⅳ级，且LVEF＜50%的患者，推荐原位心脏移植手术。

鉴于本病的发病机制不明确，且病程缓慢，多数患者在确诊时已经处于疾病中晚期，因此本病的早期预防非常有意义。对于疑似患者年龄小于60岁者，应每年进行临床检查，包括询问详细的家属病史，超声心动图检查、24或48小时动态心电图检查等，进行风险评估。此外，医院具有诊断实验室资质的可以开展遗传检测，筛查致病基因的工作。对于先证者明确携带致病的突变基因的患者，其家族成员要进行逐层遗传筛查；通过临床检查等方法进行风险评估，并长期随访。

第三节　限制型心肌病

限制型心肌病是一种不常见的疾病，具有特征性的形态学和生理学变化，即原发性心肌和(或)心内膜纤维化，或是心肌的浸润性病变，引起心脏充盈受阻，舒张功能障碍。

一、发病情况

任何年龄都可出现特发性RCM，但老年人的发病率有所增加；该病在年长女性比男性中更常见。

二、病因

往往缺乏明确的病因。由于限制性生理功能还见于有许多其他疾病的患者，故RCM为一种排除性诊断。

三、病理

心脏外观轻度或中度增大，心内膜显著纤维化与增厚，以心室流入道与心尖为主要受累部位，房室瓣也可被累及，纤维化可深入心肌内。附壁血栓易形成。心室腔缩小。心肌心内膜也可有钙化。显微镜下见心内膜表层为玻璃样变性的纤维组织，其下为胶原纤维层，间有钙化灶，再下面为纤维化的心肌，心肌有间质水肿和坏死灶。心室病变主要在流入道并延伸到心尖，可累及乳头肌、腱索、二尖瓣和三尖瓣。

四、病理生理

心内膜与心肌纤维化使心室舒张发生障碍，还可伴有不同程度的收缩功能障碍。心室腔减小，心室的充盈受限；心室的顺应性降低，回血障碍，随之心输出量也减小，造成类似缩窄性心包炎时的病理生理变化。房室瓣受累时可以出现二尖瓣或三尖瓣关闭不全。

五、临床表现

起病比较缓慢。最常见的症状包括呼吸困难、外周性水肿、心悸、疲劳等。晚期可出现肝脾大、腹水和全身性水肿。脉搏正常或弱而快。颈静脉压可升高。S1和S2正常，由于心室快速充盈突然终止，常出现S3。功能性二尖瓣和三尖瓣反流的柔和收缩期杂音较为常见。心包积液也可存在。内脏栓塞不少见。

六、辅助检查

X线检查示心影扩大，可能见到心内膜心肌钙化的阴影。心室造影见心室腔缩小。心电图检查示低电压，心房或心室肥大，束支传导阻滞，ST-T改变，心房颤动，也可在导联上有异常Q波。超声心动图可见下腔静脉和肝静脉显著增宽，心肌心内膜结构超声回声密度异常，呈毛玻璃样改变。左、右心房扩大，左、右心室腔不大或缩小，右心室心尖部心内膜增厚，甚至心腔闭塞，形成一僵硬变形的异常回声区，使整个心腔变形。心肌壁可以增厚，也可正常或厚度不均，室壁收缩活动减弱。当病变累及房室瓣时，可见二尖瓣和三尖瓣反流，心包膜一般不增厚(图8-2)。心导管检查示心室的舒张末期压逐渐上升，造成下陷后平台波型，以左心室为主者肺动脉压可增高，在右心室为主者右心房压力高，右心房压力曲线中显著的 v 波取代 a 波。收缩时间间期测定不正常。心脏磁共振 LGE 出现在 31.8%的 RCM 患者中。

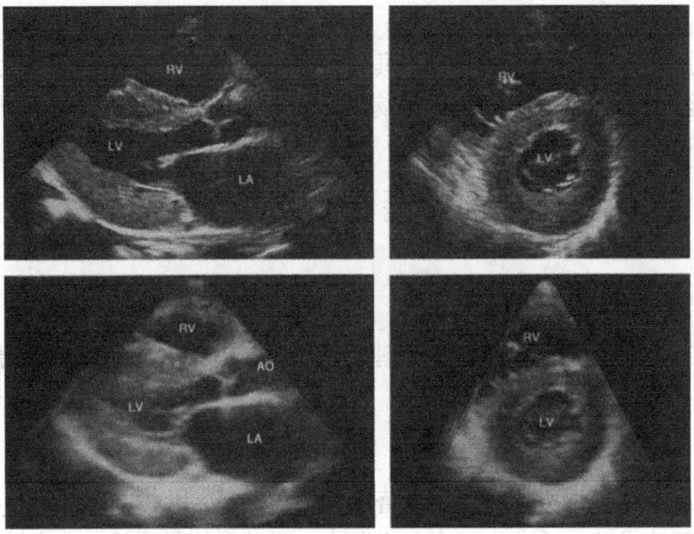

图 8-2　限制型心肌病的超声心动图表现

LA：左心房；LV：左心室；RA：右心房；RV：右心室

注 胸骨旁长轴切面及二尖瓣水平短轴切面显示左心室心肌壁增厚，呈毛玻璃样改变

七、诊断

由于本病的早期临床表现不明显，诊断较困难。若心电图示低电压、束支传导阻滞，收缩时间间期不正常；超声心动图发现心尖部心腔闭塞及心内膜增厚可确立本病的诊断。对于诊断困难病例可作心室造影和心内膜心肌活检。

八、鉴别诊断

1. 缩窄性心包炎

尤其以心室病变为主的病例，两者临床表现相似。有急性心包炎史、X 线片示心包钙化，胸部 CT 或磁共振检查示心包增厚，支持心包炎。

2. 非浸润性疾病

肥厚型心肌病、硬皮病、弹力纤维性假黄瘤和糖尿病性心肌病。

3. 浸润性疾病

结节病、Gaucher 病、Hurler 综合征及脂肪浸润。

4. 累积病

血色病、Fabry 病和糖原贮积症。

5. 其他疾病

心内膜心肌纤维化、辐射、化疗、嗜酸性粒细胞增多综合征、类癌心脏病、转移性癌及药物引起的纤维性心内膜炎(5-羟色胺、美西麦角、麦角胺、汞剂和白消安)。心内膜肌疾病

（如心内膜心肌纤维化，嗜酸性粒细胞增多综合征）以心内膜心肌瘢痕形成且限制充盈为特征，通常累及一侧或双侧心室。房室瓣受累常见，但不累及流出道。

九、治疗

特发性 RCM 无特异性治疗。袢利尿剂可减轻体循环静脉淤血和肺静脉淤血，然而，RCM 患者需要较高充盈压以维持其心输出量，因此，应通过体检及测定血尿素氮和肌酐浓度来密切监测全身灌注情况，无其他原因的血肌酐和尿素氮水平升高提示灌注不足，应避免进一步利尿。降低心率的钙通道阻断药（如维拉帕米）通过控制心率增加充盈时间来改善舒张功能；β受体阻断药可抑制代偿性交感刺激对心肌细胞功能的长期有害作用；ACEI/ARB 通过减少心肌血管紧张素Ⅱ的产生而降低心肌僵硬度。地高辛增加细胞内钙离子，应谨慎使用。出现高度房室传导阻滞时需要安置永久性双腔起搏器。心房颤动患者应行抗凝治疗以降低发生血栓栓塞的风险。对难治性心力衰竭者行心脏移植。

十、预后

尽管目前研究数据有限，但症状性特发性 RCM 预后不良。

第四节　致心律失常型右心室心肌病

致心律失常型右心室心肌病，又称致心律失常型右心室发育不全，致心律失常型心肌病，是一种临床少见的疾病，以起源于右心室的心律失常和右心室的特殊病理改变为特征。据估计，一般成人人群中 ARVC 的患病率为 1/5000～1/2000，是年轻成人心脏性猝死的一个重要原因，一项来自于意大利北部的研究表明，ARVC 所致 SCD 约占总体病例的 11%，而在运动员中约占 22%。

一、病因和发病机制

迄今不明。在临床上散发病例较多见，有些患者有家族史，提示其发病机制中遗传因素的作用。

二、病理

本病的病理改变主要集中在心外膜和心室肌，而心内膜结构正常。右心室病变多发于右心室漏斗部、心尖和膈面或下壁，通常称为“发育不良三角”或“危险三角”，如病变广泛，则右心室明显扩大。本病的主要异常是右室流入道、流出道和（或）心尖部的瘢痕形成，心肌被脂肪-纤维组织替代，此改变与部分性 Uhl 畸形（羊皮纸心脏）很相似，但又不完全相同，因为后者右心室的心肌缺如，而本病的右心室心内膜、心肌和心外膜各层仍能清楚辨认。部分患者同时有不同程度的左心室累及。

三、病理生理

基于本病的病理学改变，推测夹杂在无传导特性的脂肪和纤维组织中的孤立的心肌纤维会发生传导延缓，从而易与邻近的正常心肌间产生折返现象，致使右心室源性室性心动过速反复发作。同时，右心室心肌纤维中的病理改变，使右心室心肌薄弱，可导致右心室形态异常和机械收缩功能减低，从而引起一系列右心衰竭的临床表现。

四、临床表现

ARVC 的表现可多种多样，包括心悸、晕厥、胸痛、呼吸困难，以及在极少数情况下发生 SCD。然而很多患者数十年隐匿无临床症状，导致很难识别该病，尤其是对于那些无家族受累的散发病例。

五、诊断

在无明显器质性心脏病的、具有左束支传导阻滞图形的频发室性期前收缩或室性心动过速患者，应考虑本病。心电图表现为频发室性期前收缩或室性心动过速，且为左束支传导阻滞图形，可有右心室肥大，还可显示 QT 间期离散度增加。超声心动图提示右室流出道增大伴右室功能减退和发现右室运动减弱、消失或室壁瘤形成(图 8-3)。X 线检查正常或显示右心室扩大。核素心肌显像提示右心室扩大，射血分数下降。心血管造影可显示平均右心室收缩末期及舒张末期内径，右、左心室收缩末期及舒张末期内径之比和容积之比增大。在 ARVC 的诊断性评估中，CMR 成像是一项重要的研究方法。表现为整体和局部的心室扩张、心室功能异常(室壁无运动或室壁运动障碍或右室收缩不同步)，且合并右室舒张末期容积增大(男性≥110mL/m^2；女性≥100mL/m^2)或 RVEF 降低≤40%、心肌内脂肪、LGE，以及局部室壁变薄。多排螺旋计算机断层扫描可发现右心室腔增大、右室肌小梁形成增加、心肌内脂肪和贝壳波浪边形改变，可作为 CMR 的一项替代选择用于因起搏器或 ICD 植入而禁用 CMR 的患者。难治性室性心律失常的患者中，可能需要进行 EP 检查合并射频消融术。

ARVC 的鉴别诊断包括多种类型的先天性心脏病，特别是存在左向右分流的先天性心脏病、其他累及右室的心肌病、尤尔氏畸形、特发性右室心动过速、心肌炎和结节病。

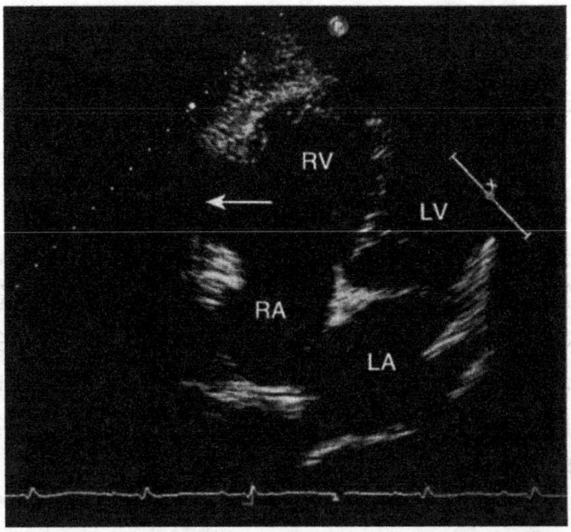

图 8-3 致心律失常型右心室心肌病的超声心动图

RA：右心房；RV：右心室；LA：左心房；LV：左心室

注 变异胸骨旁四腔心切面，二维超声心动图显示右心室心底部瘤样膨出(箭头所示)

六、防治

避免参加竞技性体育运动。治疗目标是控制心律失常，防止猝死。β受体阻断药有良好的风险-获益比。发生持续性室性心动过速（VT）或心室颤动（VF）的患者应将ICD作为SCD的二级预防。如果频发室性心律失常和ICD电击，可辅助抗心律失常药物治疗包括胺碘酮、索他洛尔等，效果不满意可考虑射频消融术。

七、预后

病程预后不定，猝死为主要死亡原因，多见于年轻人。

第五节　心肌致密化不全

心肌致密化不全，又称海绵状心肌或心肌窦状隙持续状态。NVM是一种散发性或家族性心肌病，特征为心肌小梁突出和小梁间隐窝深陷。可与其他先天性心脏畸形并存。所有病例均累及左心室，但右心室也可受累。该病的患病率估计为0.014%～1.3%。

一、发病机制

本病的发病机制目前尚不清楚，有非单一遗传背景，国外文献报道家族发病率为44%，国内有报道为11%。有研究发现，儿童发病与Xq28染色体*G*4.5基因突变有关，成人发病与常染色体11p15关系密切。此外，肿瘤坏死因子转换酶异常、心内膜下心肌缺氧以及多种致畸因素均可能参与本病的发生。

二、病理解剖

正常胚胎发育的第1个月，心脏冠状动脉循环形成前，胚胎心肌是由海绵状心肌组成，心腔的血液通过其间的隐窝供应相应区域的心肌。胚胎发育5～6周，心室肌逐渐致密化，隐窝压缩成毛细血管，形成冠状动脉微循环系统，致密化过程从心外膜到心内膜，从基底部到心尖部。本病表现为心室肌正常致密化过程停止，形成过多突起肌小梁和深陷的小梁间隙。本病可以是孤立的心脏病变，称为“孤立性心室肌致密化不全”。“心肌窦状隙持续状态”则常用来描述并发于复杂的发绀型先天性心脏病、左心室或右心室梗阻性病变和冠状动脉先天畸形患者的。继发性心肌致密化不全为压力负荷过重和心肌缺血阻止正常胚胎心肌窦隙的闭合所致。但也有人认为此种深陷的间隙衬以内皮细胞，并与心内膜相延续，因此它并非心肌内的窦状隙。目前尚未明确孤立性和继发性心室肌致密化不全是否为同一种疾病。

患者心脏扩大、心肌重量增加、冠状动脉通畅。受累的心室腔内见多发、异常粗大的肌小梁和交错深陷的隐窝，病变可不同程度地累及心室壁的内2/3，肥大肌束的细胞核异形，纤维组织主要出现在心内膜下，其间可见炎症细胞浸润。外层致密心肌厚度变薄，肌束行走及形态学基本正常，细胞核大小均匀。

三、病理生理

（一）心室收缩和舒张功能不全

舒张功能不全可能是由于异常的心室肌松弛和心腔内过多肌小梁产生心室充盈受限的

联合作用所致。过多突起的肌小梁由于血流供需间的不匹配，产生慢性心肌缺血可能是发生进行性收缩功能不全的原因。

(二)心律失常

可能与肌束极其不规则的分支和连接，等容收缩时室壁张力增加，局部的冠状动脉灌注减低引起组织损伤和激动延迟等潜在的致心律失常原因有关。

(三)体循环栓塞

这可能由于心房颤动和深陷隐窝中的缓慢血流引起血栓形成、栓子脱落发生血栓栓塞而造成的。尸检中曾报道在肌小梁间隙内有血栓形成。

四、临床表现

本病分为左心室型、右心室型及双心室型，以左心室型最多见。心力衰竭、心律失常、血栓形成是本病的三大特点，临床表现无特异性。有些患者出生即发病，有些患者直到中年才出现症状或终身没有症状。临床表现主要有：①心力衰竭，可首发急性左心衰竭；②心律失常，包括快速性室性心律失常，束支传导阻滞，预激综合征等；③体循环栓塞；④异形面容，在本病的某些儿童中可以观察到非特异性面容，如前额突出、斜视、低耳垂、小脸面等。一些患儿可表现为胸痛、心音异常(包括心脏杂音)、心电图或超声心动图异常。

五、诊断

超声心动图是该疾病的筛查和诊断的主要手段，主要的超声表现有：①心室腔内多发、过度隆突的肌小梁和深陷其间的隐窝，形成网状结构，称为“海绵样心肌”或“非致密心肌”，病变以近心尖部 1/3 室壁节段最为明显，可波及室壁中段，一般不累及基底段。多累及后外侧游离壁，很少累及室间隔。病变区域室壁外层的致密化心肌明显变薄呈中低回声，局部运动减低。而内层强回声的非致密化心肌疏松增厚，肌小梁组织丰富，收缩期非致密化心肌：致密化心肌(NC：C)的最大比值大于 2 是 LVNC 最具鉴别性的特征；②彩色多普勒可测及隐窝间隙之间有低速血流与心腔相通；③晚期受累的心腔扩大，舒张及收缩功能依次受损。组织多普勒显像研究显示，患者左心室前壁、侧壁和后壁中段及心尖段收缩延迟，室壁节段运动不协调，收缩期最大应变值明显减低；④少数患者可于病变区域的心腔内发现附壁血栓(图 8-4)。与 CMR 相比，超声心动图在收缩末期低估了心肌 NC：C 比值。因此，CMR 在评估非致密化程度方面似乎优于标准的超声心动图。

六、鉴别诊断

本病要与下列疾病进行鉴别：

(一)扩张型心肌病

心脏扩大、重量增加、冠状动脉通畅、心肌纤维呈不均匀性肥大是两者的共同病理特点，扩张型心肌病室壁多均匀变薄、心内膜光滑，心肌细胞肥大但排列规则，间质纤维化以血管周围常见。而主要为受累的心室腔内有多发、异常粗大的肌小梁和交错深陷的隐窝，可达外 1/3 心肌。非致密心肌的室壁厚度明显增加，非致密心肌肌束明显肥大并交错紊乱，纤维组织主要出现在心内膜下。扩张型心肌病也可有较多突起的肌小梁数量上远不如本病且缺乏深陷的肌小梁间隙，室壁厚度均匀变薄也不同于本病的室壁厚度薄厚不均。

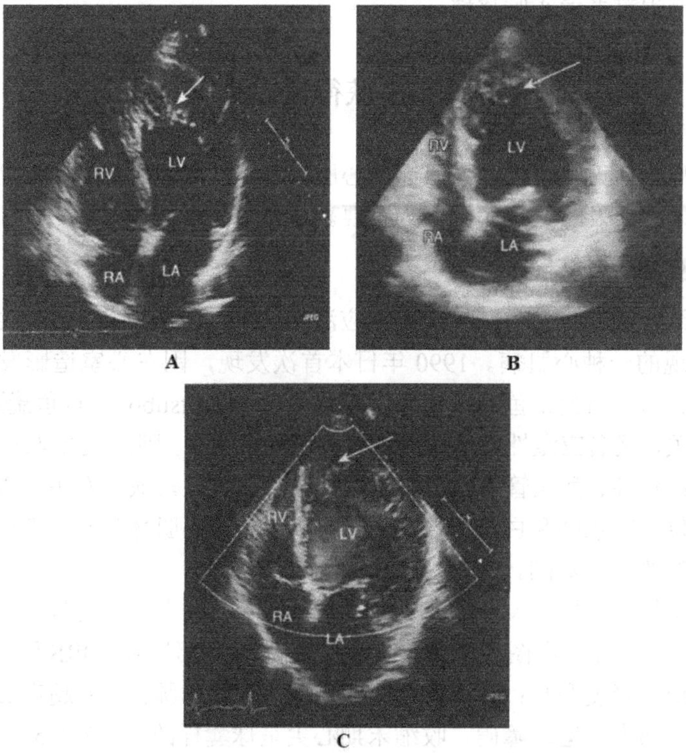

图 8-4　左室心肌致密化不全的超声心动图

LA：左房；LV：左室；RA：右房；RV：右室

注 A.二维超声心动图显示左心腔内丰富的肌小梁组织（箭头所示）和隐窝；B.实时三维超声心动图立体显示左心腔内丰富的肌小梁组织（箭头所示）；C.彩色多普勒示左心室腔隐窝间隙之间的彩色血流（箭头所示）

（二）肥厚型心肌病

肥厚型心肌病可以有粗大的肌小梁，但缺乏深陷的隐窝。

（三）缺血性心肌病

除 NVM 特征性超声表现外，NVM 患者的冠状动脉造影多显示正常，而缺血性心肌病的冠状动脉造影显示一支或多支冠状动脉明显狭窄。

（四）心尖部血栓

可被误诊为心肌致密化不全，但心尖部血栓回声密度不均匀，没有深陷的肌小梁间隙，血栓内没有彩色血流。

七、预后

预后与发病年龄及发病时的心功能有关，总体预后差，主要死因是猝死，顽固性心力衰竭。

八、治疗

主要是支持对症治疗及抗凝治疗，持续室性心动过速可安置 ICD 以便在发作时及时转复，终末期心力衰竭可考虑心脏移植。

第六节　获得性心肌病

获得性心肌病指后天获得性因素引起的心肌病。一旦病因纠正后，心肌疾病可缓解甚至治愈，因此早期诊断、及时处理病因极为重要。

一、心尖球囊样综合征

心尖球囊样综合征是一种与精神或躯体应激相关的、以暂时性左室心尖部和中部室壁运动异常为主要表现的一种心肌病。1990 年日本首次发现，因左心室造影发现左心室收缩末期呈圆底窄颈形、形似捕捉章鱼的章鱼罐，而命名为“takotsubo”(章鱼罐)心肌病。因大部分起病与应激有关，又名应激性心肌病。发病机制尚未完全阐明，可能与应激性儿茶酚胺风暴导致的直接心脏毒性、微血管功能障碍、冠脉痉挛和雌激素缺乏有关。心肌活检学表现为室壁运动障碍部位心肌水肿和白细胞浸润、不伴或伴微量心肌坏死和心肌纤维化，这是应激性心肌病预后较佳的病理基础。

本病好发于绝经后女性，大多数有应激因素，临床表现类似于急性心肌梗死，如突发心绞痛样胸痛，心肌梗死样心电图表现(ST 段明显抬高、T 波倒置和 QRS 波异常)。不同的是，心肌标志物正常或仅轻度升高；冠状动脉造影无显著冠状动脉狭窄；超声心动图和左心室造影发现心尖部、中部室壁运动障碍，收缩末期心尖呈球囊样改变(图 8-5)；心肌磁共振特点是出现 T_2 加权心肌水肿信号但无明显的心肌坏死和纤维化影像；最显著特征是受损心肌的收缩功能可迅速恢复。梅奥诊所四项诊断标准：①一过性左心室中部(伴或不伴心尖部)运动障碍或无运动，室壁运动异常的区域超过单支冠状动脉分布的区域；可以存在或不存在应激因素；②冠状动脉造影无血管阻塞、畸形、斑块破裂的证据；③心电图有 ST 段抬高和(或)T 波倒置等新出现的异常，或肌钙蛋白轻度升高；④排除嗜铬细胞瘤和心肌炎。

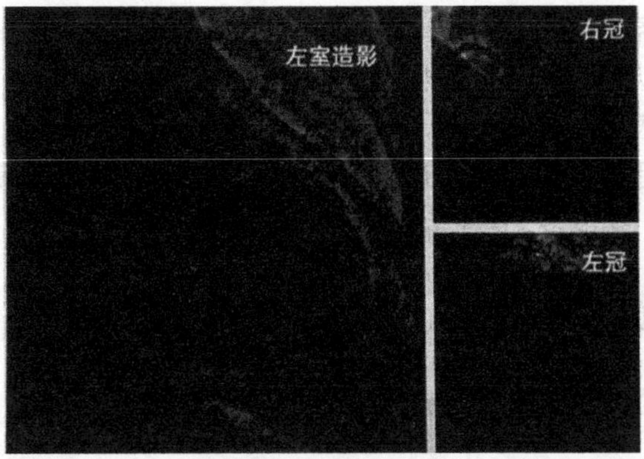

图 8-5　心尖球囊样综合征左室造影和冠状动脉造影

心尖球囊样综合征为心肌可逆性损伤，大多数患者左心室收缩功能在 4～8 周完全恢复，预后良好。故确诊后以支持性治疗为主。基于发病机制，可考虑使用β受体阻断药和血管紧张素转换酶抑制剂。严重血流动力学障碍者，可使用主动脉内球囊反搏等机械循环辅助装置，慎重使用儿茶酚胺类正性肌力药物。本病复发率高达 10%，在避免应激刺激基础上，有人建议β受体阻断药长期维持以防复发。

二、炎症性心肌病

炎症性心肌病指心肌炎基础上并发心功能不全，可以认为是心肌炎和扩张型心肌病的中间阶段。

三、围生期心肌病

围生期心肌病指妊娠最后 1 个月至产后 5 个月内出现以左心室收缩功能障碍为主的心力衰竭，且无其他致心力衰竭的病因存在。左心室不一定扩张，但 LVEF＜45%。早期表现为下肢水肿、疲倦、劳力性呼吸困难等，与妊娠血容量增加的相关症状类似，易漏诊。治疗原则与扩张型心肌病类似，但需注意以下几点：①妊娠药物安全性。孕期禁忌使用潜在致畸性药物如血管紧张素转换酶抑制剂、血管紧张素受体阻断药和醛固酮拮抗剂；β受体阻断药首选β_1受体选择性制剂，减少对子宫舒缩活动的影响；噻嗪类和袢利尿剂、肼屈嗪和硝酸酯类等药物可安全使用；②常有高凝状态，LVEF＜35%应考虑抗凝治疗；③发病可能与自身免疫和催乳素有关，因此在传统治疗基础上加用免疫抑制剂（如糖皮质激素和硫唑嘌呤）或催乳素释放抑制剂（溴隐亭）可能有效，但证据有限。

四、心动过速性心肌病

心动过速性心肌病是由持续或频繁发作的心动过速引起心肌重构、心脏扩大和心功能不全，心动过速根治后心功能和心脏结构可得到不同程度的逆转。各种快速性心律失常如心房颤动、心房扑动、无休止室上性心动过速、室性心动过速和室性期前收缩，当其频繁发作（如每天发作持续超过总时间的 10%～15%）均可以诱发心肌病。对持续心律失常伴有心功能不全的患者，应考虑心动过速性心肌病的可能。诊断主要根据心动过速和心力衰竭的先后顺序，以及治疗心动过速后心功能的恢复情况来判定。各种常规治疗心力衰竭的药物对改善心力衰竭有效，但关键是病因治疗，即射频或药物治疗心动过速。

五、酒精性心肌病

酒精性心肌病指长期过量饮酒导致的以心脏扩大、心律失常和心功能不全为主要表现的继发性心肌病，戒酒后病情可自行缓解或痊愈。发病可能与乙醇及其代谢产物的直接心肌毒性、能量代谢障碍和维生素缺乏有关。起病隐匿，多发生于 30～55 岁男性，通常有 5～10 年以上过度嗜酒史，主要临床表现为心脏扩大和心功能不全，部分患者以心房颤动和冠状动脉痉挛为首发表现。该病是可逆性心肌病，治疗关键是尽早诊断并彻底戒酒。各种常规治疗心力衰竭的药物对改善心力衰竭有效，辅助性治疗包括心肌能量代谢和心肌营养药物（如曲美他嗪、左卡尼汀、辅酶 Q_{10}、维生素 B 和维生素 C）等。

第七节　继发性心肌病

原发性心肌病的病变局限于心脏，而继发性心肌病的心肌病变是全身系统性疾病的一部分。本类疾病累及心肌的程度和频度变化很大。

淀粉样变性心肌病是由不可溶性淀粉样蛋白沉积于心肌组织间隙导致的以心室舒张功能不全为主要表现的一种继发性限制型心肌病。

50 岁以上患者出现难治性右心衰竭，伴有下列情况应该疑及本病：①超声心动图发现心肌肥厚，伴心肌内出现颗粒样回声增强；②超声心动图发现心肌肥厚而心电图呈低电压；③血压不高或高血压自行转变为正常血压甚至低血压；④伴有顽固性肾病综合征、巨舌征、眶周水肿紫癜、腕管综合征等心外表现。一旦疑诊本病即应进行活检(心肌、腹壁脂肪、齿龈、直肠、肾或骨髓)，刚果红染色阳性即可明确诊断。血清 M 蛋白、尿液免疫球蛋白轻链(κ/λ)增高，可诊断为原发性淀粉样变性。本病无特异性治疗方案，主要是对症支持治疗，心脏移植疗效不佳，原发性患者可尝试化疗。本病预后不良，70%患者在出现心力衰竭症状后 1 年内死亡。

第九章　心包炎

正常心包是由脏层和壁层组成，二者之间为封闭的囊袋状心包腔，内含＜50mL 左右的液体，具有润滑作用。脏层心包由外纤维层和单层间皮细胞共同组成内浆膜层，紧贴于心脏和心外膜脂肪表面。内浆膜层折返后衬于外纤维层的内面构成壁层心包。心包包裹了主动脉起始部和弓部连接处、肺动脉分叉处、肺静脉近端及腔静脉。心包血供来源于主动脉小分支、乳内动脉和膈肌动脉；心包由迷走神经、左侧喉返神经、食管神经丛及富含交感神经的星状神经节、第一背侧神经节和横膈神经丛所支配。心包主要帮助心脏固定在胸腔内，防止心脏随体位改变而过度摆动。心包还是减少心脏与周围组织摩擦，阻止炎症和恶性肿瘤向心脏转移的天然屏障。心包通过分配作用于心脏的流体静力压，调节两个心室的压力和容量关系，防止心脏过度充盈和急性扩张，对血流动力学起到调节作用。但心包对于维持生命不是必需的，一旦心包因疾病而被去除对机体的影响不大。

先天性的完全心包缺失很少见，可以没有任何临床表现，而部分或局部的心包缺失(尤其是环绕左房周围)与疝出和缩窄有关，可引起胸痛或猝死，一般通过 CT 和 MRI 可以诊断，心包缺失可以通过外科手术来纠正。

获得性的心包疾病可来源于各种病因，其病理生理、临床表现比较相似，通常都表现为心包炎、心包积液和(或)缩窄性心包炎。根据病程可分为急性和慢性心包炎。

第一节　急性心包炎

急性心包炎是心包膜脏层和壁层的急性炎症，可以同时合并心肌炎和心内膜炎，也可以作为唯一的心脏病损而出现。急性心包炎时常伴有胸痛和心包渗液。

一、病因

心包炎的流行病学资料较少。在尸检中的发生率为 2%～6%。在 1948～1999 年，上海医科大学附属中山医院和华山医院的内科和心内科住院患者中，5 个年代的心包炎患者分别占 1.71%、2.17%、1.54%，2.32%和 1.39%。

急性心包炎可由各种原发的内外科疾病(表 9-1)所引起，也有部分病因至今不明。目前大多数病因仍以炎症为主，其中非特异性、结核性、化脓性和风湿性心包炎较为常见。国外资料表明非特异性心包炎已成为成年人心包炎的主要类型；国内报告仍以结核性心包炎居多，其次为非特异性心包炎。随着抗生素和化学治疗的进展，结核性、化脓性和风湿性心包炎的发病率已明显减少。细菌感染依然占多数，但细菌种类发生了变化。现艾滋病患者合并多重感染包括结核，在某些地区已经成为心包炎的主要病因。除狼疮性心包炎外，男性发病率明显高于女性，成人较儿童多见。继发性的心包炎包括心肌梗死、心脏手术后所引起心包炎有逐渐上升趋势。心脏疾病引起的心包炎大多在发病的 1～2 天发生(占 10%～15%)，而 10 天至 2 月后发病率减少到 1%～3%。心肌梗死后心包炎(Dressler 综合征)常于心肌梗死后数周或数月发生，可能与自身免疫有关，且易复发。结缔组织病、肾衰竭、创伤、肿瘤、甲状腺功能减退、放疗以及慢性渗漏(如主动脉瘤渗入心包)等也常有报道。大量的心包积液更多见于肿瘤、心脏损伤或心脏手术后。

表 9-1　急性心包炎的病因分类

类型	症状
(一)感染性心包炎	
1.细菌性	(1)化脓性如肺炎球菌、葡萄球菌、链球菌、革兰阴性败血症、脑膜炎双球菌、淋病奈瑟菌、土拉菌病、嗜肺军团菌、嗜血杆菌、梅毒 (2)结核性
2.病毒性	柯萨奇病毒、埃可病毒、EB 病毒、流感病毒；传染性单核细胞增多症、流行性腮腺炎、脊髓灰质炎、水痘、乙型肝炎、巨细胞病毒、AIDS
3.真菌性	如组织胞浆菌、放线菌、诺卡菌、念珠菌、耳蠹状菌、组织胞浆菌病、酵母病、球孢子菌病、曲菌病等
4.其他	如立克次体、螺旋体、支原体、肺吸虫、阿米巴原虫和包囊虫、弓形虫病等
(二)非感染性心包炎	
1.特发性心包炎综合征	
2.新生物	原发性如间皮瘤、肉瘤等较少见，继发于肺癌或乳腺癌、黑色素瘤、多发性骨髓瘤、白血病和淋巴瘤等肿瘤转移更多见
3.肾病性	尿毒症
4.外伤性	包括医源性、穿透伤、异物、心导管等
5.放射性	肿瘤放疗后如乳癌、霍奇金病放疗后
6.其他	甲状腺功能减退、淀粉样变、主动脉夹层、胆固醇性、乳糜性、糖尿病性、心脏手术后及药物(如华法林、肝素、青霉素、普鲁卡因胺、苯妥英和保泰松等)引起等
(三)过敏性心包炎	如血清病、过敏性肉芽肿和过敏性肺炎等
(四)结缔组织病	如结缔组织-血管性疾病、结节病、风湿热、类风湿关节炎、系统性红斑狼疮、皮肌炎、硬皮病、白塞病、多动脉炎、多关节炎、强直性脊柱炎
(五)不明原因或各种综合征引起的心包炎心包切开综合征、心肌梗死后综合征等	

二、病理解剖

心包炎炎症反应的范围和特征随病因而异，可为局限性或弥漫性。病理变化有纤维蛋白性(干性)和渗出性(湿性)两种，前者可发展成后者。渗液可为浆液纤维蛋白性、浆液血性、出血性或化脓性等。炎症开始时，壁层和脏层心包出现纤维蛋白、白细胞和内皮细胞组成的渗出物。以后渗出物中液体增加，则成为浆液纤维蛋白性渗液，量可达 2～3L，色清呈草黄色；含较多白细胞及内皮细胞则混浊；如含较多红细胞即成浆液血性。渗液多在 2～3 周内吸收。结核性心包炎常为大量浆液纤维蛋白性或浆液血性渗出物，渗液存在时间可长达数月，偶呈局限性积聚。化脓性心包炎渗液含大量中性粒细胞，呈稠厚脓液。胆固醇性心包炎渗液含有大量的胆固醇，呈金黄色。乳糜性心包炎的渗液则呈牛奶样。炎症反应常累及心包下的表层心肌，少数严重者可累及深部心肌，甚至扩散到纵隔、膈和胸膜。心包炎愈合后可残存局部细小瘢痕，也可出现普遍的心包增厚，遗留不同程度的粘连。如炎症累及心包壁层的外表面，可产生心脏与邻近组织(如胸膜、纵隔和横膈)的粘连。急性纤维素性心包炎的炎症渗出物常可完全溶解而吸收，也可长期存在，抑或机化而被结缔组织取代形成瘢痕，甚至引起心包钙化，最终发展成缩窄性心包炎。

三、病理生理

心包渗液是急性心包炎引起一系列病理生理改变的主要原因。心包渗液由于重力作用首先积聚于心脏的膈面，当渗液增加时充盈胸骨后心包间隙及心脏两侧。当渗液急速或大量积蓄，心包腔内压力上升，达到一定程度时限制了心脏的扩张，这时心室舒张期充盈减少，心输出量降低。此时机体通过升高静脉压增加心室充盈；增强心肌收缩力提高射血分数；加快心率增加心输出量；升高周围小动脉阻力以维持动脉血压，以此来保持休息时有一个相对正常的心输出量。如果心包渗液继续增加，心包腔内压力进一步增高，心搏量下降达临界水平时，代偿机制衰竭，心室舒张期缩短，心室充盈减少，射血分数下降；每分钟心输出量减少，最后动脉血压下降，心输出量显著降低，循环衰竭而产生休克，此即为心脏压塞。

正常人在吸气时动脉血压可有轻度下降(降低不超过10mmHg)，因此周围脉搏强度无明显改变。当心包渗液引起心脏压塞时，吸气时脉搏强度可明显减弱或消失，称为奇脉。

四、临床表现

(一)症状

1.胸骨后、心前区疼痛

主要见于纤维蛋白渗出阶段。胸骨后、心前区疼痛是急性心包炎的特征，可为剧痛、刀割样痛；也可是钝痛或压迫样感。心前区疼痛常于体位改变、深呼吸、咳嗽、吞咽、卧位时加剧，尤其当抬腿或左侧卧位时更甚，坐位或前倾位时疼痛可减轻。疼痛通常局限于胸骨下或心前区，可放射到左肩、背部、颈部或上腹部，偶向下颌、左前臂和手放射，类似心肌缺血的放射痛。右侧斜方肌的疼痛系心包炎的特有症状，但不常见。有的心包炎疼痛较明显，如急性非特异性心包炎；有的则轻微或完全无痛，如结核性和尿毒症性心包炎。病毒感染常常会伴有疼痛，但持续时间较短。小儿偶尔会有腹痛。继发于心脏病发作的急性心包炎，原发病(如急性心肌梗死)的症状较重常常掩盖了心包炎的症状，而晚期并发的心包炎要与梗死后综合征相鉴别。后者也常伴有发热、心包渗液、胸膜炎、胸腔积液和关节痛等。

2.心脏压塞症状

为呼吸困难、面色苍白、烦躁不安、发绀、乏力、上腹部疼痛、水肿，甚至休克。

3.心包积液对邻近器官的压迫症状

肺、气管、支气管和大血管受压迫可引起肺淤血，肺活量减少，通气受限，从而加重呼吸困难，呼吸浅而快。患者常自动采取前倾坐位，使心包渗液向下前方移位，以减轻压迫症状。气管受压可产生咳嗽和声音嘶哑。食管受压可出现吞咽困难。

4.全身症状

可伴发冷、发热、心悸、出汗、食欲缺乏、倦怠乏力等。

(二)体征

1.心包摩擦音

是急性纤维蛋白性心包炎的典型体征。听诊中有60%～85%的病例可听到心包摩擦音。这是炎症导致壁层与脏层心包相互摩擦所产生，呈抓刮样粗糙的高频声音；往往盖过心音且有较心音更贴近耳朵的感觉。典型的摩擦音可听到与心房收缩、心室收缩和心室舒张相一致的三个成分。但更多是与心室收缩和舒张有关的两个成分，呈来回样。此音开始出现和消失之前，可能只在心室收缩期听到。单一成分的摩擦音很少见，易被误认为心脏杂音。它在心前区均可听到，但在胸骨左缘第3、第4肋间、胸骨下部和剑突附近最清楚。其强度常受呼吸和体位的影响，深吸气、身体前倾或俯卧位，并将听诊器胸件紧压胸壁时摩擦音增强。心包摩擦音常常仅出现数小时，也可以持续数天或数星期不等。当渗液出现，两层心包完全分开时，心包摩擦音消失；如两层心包有部分粘连，虽有大量心包积液，有时仍可闻及摩擦音。在心前区听到心包摩擦音，就可作出心包炎的诊断。

2.心包积液

积液量在200～300mL以上或渗液迅速积聚时产生以下体征：

(1)心脏体征：心尖搏动减弱、消失或出现于心浊音界左缘内侧处。心浊音界向两侧扩大、相对浊音区消失，患者由坐位转变为卧位时第二、三肋间的心浊音界增宽。心音轻而远，心率快。少数患者在胸骨左缘第三、四肋间可听得舒张早期额外音，即心包叩击音。

(2)左肺受压迫的征象：有大量心包渗液时，心脏向后移位，压迫左侧肺部，可引起左肺下叶不张。左肩胛角下常有浊音区、语颤增强，并可听到支气管呼吸音(Ewart征)。

(3)心脏压塞的征象：快速心包积液，即使仅100mL，即可引起急性心脏压塞，出现明显的心动过速、血压下降和静脉压上升，如心输出量显著下降，可产生休克。当渗液积聚较慢时，除心率加速外，静脉压显著升高，可产生颈静脉怒张，呈现Kussmaul征，即吸气时颈静脉充盈更明显。还可出现奇脉。此外，可伴肝大伴触痛，腹水，皮下水肿和肝颈静脉反流征阳性等体循环淤血表现。

五、实验室检查

(一)血液检查

在化脓性心包炎时白细胞计数及中性粒细胞增多。血清谷草氨基转移酶、乳酸脱氢酶和肌酸磷酸激酶正常或稍高。血沉和C反应蛋白可升高，脑钠肽可用来与限制型心肌病相鉴别。肌钙蛋白检查可与急性冠脉综合征相鉴别。有研究显示约32%的病毒性或特发性心包炎有cTnI升高，但与预后相关性不大。通过生化检查我们可以除外AIDS、风湿热、各类感染、了解肝肾功能等，对病因诊断有一定的帮助。

(二)心电图检查

60%～80%病例有心电图改变，多数在胸痛后数小时或数日内出现。主要表现为：

1.急性心包炎的心电图演变

典型演变可分四期 ①广泛的ST段呈弓背向下样抬高，仅aVR和V_1除外。也可仅局限于肢导联，尤ST_{I}、ST_{II}或ST_{II}、ST_{III}抬高。T波高尖，缺乏心肌梗死时的对称部位ST段压低的规律。一般可持续2天至2周左右；②几天后ST段回复到基线，T波减低、变平；

③多导联 T 波倒置并达最大深度。可持续数周、数月或长期存在；④T 波恢复直立，一般在 3 个月内。病变较轻或局限时可有不典型演变，出现部分导联的 ST 段、T 波的改变和仅有 ST 段或 T 波改变。

2. PR 段移位

除 aVR 和 V_1 导联外，PR 段压低，提示心包膜下心房肌受损。

3. QRS 波低电压

肢导联 R 波振幅＜5mm，心前区导联 R 波振幅＜10mm。如抽去心包渗液仍有低电压，应考虑与心包炎症纤维素的绝缘作用和周围组织水肿有关。

4. 电交替

P、QRS、T 波全部电交替为心脏压塞的特征性心电图表现。当大量心包渗液时，心脏似悬浮于液体中，摆动幅度明显增大，如心脏以心率一半的频率作逆钟向转位然后回复的反复规律性运动时，引起心脏电轴的交替改变。但这并不是唯一特征，肺心病、冠心病也可出现心脏全心电交替。

5. 心律失常

以窦速多见，部分为房性心律失常，如房性期前收缩、房速、房扑或房颤。在风湿性心包炎中可出现不同程度的房室传导阻滞。

（三）X 线检查

当心包渗液超过 250mL 以上时，可出现心影增大，右侧心膈角变锐，心缘的正常轮廓消失，呈水滴状或烧瓶状，心影随体位改变而移动。部分可见胸膜受累伴胸腔积液，多见于左侧。透视或 X 线记波摄影可显示心脏搏动减弱或消失。X 线摄片显示增大的心影伴以清晰的肺野，或短期内几次 X 线片出现心影迅速扩大，常为诊断心包渗液的早期和可靠的线索。上述各点可与心力衰竭相鉴别。

（四）超声心动图检查

正常心包腔内可有 20～30mL 起润滑作用的液体，超声心动图常难以发现，如在整个心动周期均有心脏后液性暗区，则心包腔内至少有 50mL 液体，可确定为心包积液。舒张末期右房塌陷和舒张期右室游离壁塌陷是诊断心脏压塞的最敏感而特异的征象。它可在床边进行检查，是一种简便、安全、灵敏和正确的无损性诊断心包积液的方法。

（五）放射性核素检查

用 ^{131m}铟或 ^{99m}锝标记人血清蛋白后进行心脏血池扫描检查。心包积液时显示心腔周围有空白区，心脏可缩小也可正常，心脏的外缘不规整（尤以右缘多见），扫描心影横径与 X 线心影横径的比值小于 0.75。核素镓扫描可显示发炎的心外膜。

（六）CT 和磁共振成像

MRI 能清晰地显示心包积液的容量和分布情况，并可分辨积液的性质，如非出血性渗液大都是低信号强度；尿毒症、外伤、结核性液体内含蛋白和细胞较多，可见中或高信号强度。CT 显示心包厚度＞5mm 可以诊断为缩窄性心包炎。

（七）心包穿刺及活检

对诊断困难或有心脏压塞征象者可行心包穿刺。将渗液作涂片、培养和找病理细胞，有助于病原学及病因学诊断。约有 1/3 结核性心包炎患者的心包渗液中可找到结核菌，测定腺苷脱氨基酶(ADA)活性≥30U/L，对诊断结核性心包炎具高度特异性，应用细胞生物学方法作聚合酶链反应(PCR)亦有助于结核的诊断。抽液后再注入空气(100～150mL)进行 X 线摄片，可了解心包的厚度、心包面是否规则(肿瘤可引起局限性隆起)、心脏大小和形态等。若心包积液反复发生则应行心包活检并做组织学和细菌学检查。

(八)心包镜检查

凡有心包积液需手术引流者，可先行心包镜检查。它可直接窥察心包，在可疑区域作心包活检，从而提高病因诊断的准确性。

六、诊断和鉴别诊断

急性心包炎的诊断方法可依据以下几个方面：①心包炎性胸痛；②心包摩擦音；③心电图出现新的广泛 ST 段抬高或 PR 段下移；④心脏超声显示有心包积液或心脏压塞表现；具有上述中两项即可确诊。以下作为一些附加证据；⑤血液检查：ESR、CPR、LDH、白细胞计数等炎症标志物增高。若 CK-MB 与 cTnl 等心肌损伤标志物增高则表明炎症累积心肌，应诊断为心包心肌炎；⑥心包积液检查确定病因(图 9-1)。另外，心脏 CT 或 MRI 检查也有助于确定病因；当病因难以诊断时，可考虑心包镜及心包活检来明确病因。

心包炎持续＞4～6 周，但＜3 个月没有缓解，诊断为持续性心包炎。

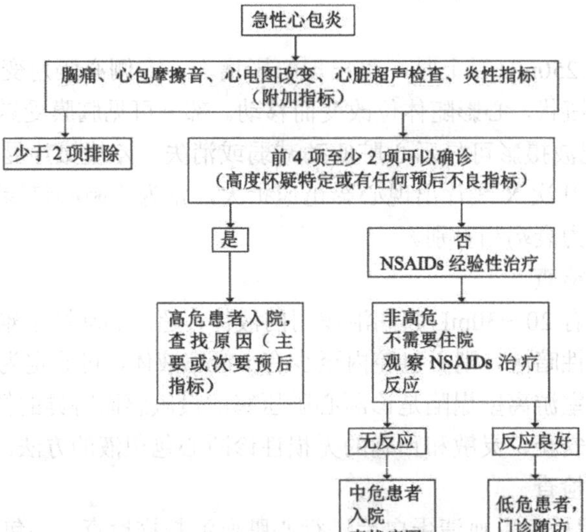

图 9-1　急性心包炎诊断流程

心包炎症状持续时间大于 3 个月为慢性心包炎。在急性心包炎症之后，心包可发生瘢痕粘连和钙质沉着。多数患者只有轻微的瘢痕形成，伴有局部的或较为疏松的粘连，心包也无明显的增厚，不影响心脏的功能，称为慢性粘连性心包炎，在临床上并无重要性。部分患者心包渗液长期存在，形成慢性渗出性心包炎，可能为急性非特异性心包炎的慢性过程，主要表现为心包积液，预后良好。少数患者由于形成了坚而厚的瘢痕组织，心包失去伸缩性，明显地影响心脏的收缩和舒张功能，称为缩窄性心包炎。

首次急性心包炎发作后，无症状持续4～6周或更长时间后再次出现症状为复发性心包炎。

当心前区听到心包摩擦音，则心包炎的诊断即可确立。可能并发心包炎的疾病过程中，如出现胸痛、呼吸困难、心动过速和原因不明的体循环静脉淤血或心影扩大，应考虑为心包炎伴有渗液的可能。渗出性心包炎与其他原因引起的心脏扩大的鉴别常发生困难。颈静脉扩张而伴有奇脉、心尖搏动微弱、心音弱、无瓣膜杂音、有心包叩击音；X线检查或心脏计波摄影示心脏正常轮廓消失、搏动微弱；心电图示低电压、ST-T的改变而QT间期不延长等有利于前诊断。进一步可作心脏超声、CT或MRI等，心包穿刺和心包活检则有助于确诊。非特异性心包炎剧烈疼痛酷似急性心肌梗死，但前者起病前常有上呼吸道感染史，疼痛因呼吸、咳嗽或体位改变而明显加剧，早期出现心包摩擦音，血清谷草转移酶、乳酸脱氢酶、肌酸磷酸激酶及肌钙蛋白等血清学检查一般正常，心电图无异常Q波；后者发病年龄较大，心包摩擦音出现于起病后3～4天，心电图有异常Q波、有ST-T动态改变，常伴随有各种严重心律失常。如急性心包炎的疼痛主要在腹部，可能被误诊为急腹症，详细的病史询问和体格检查可以避免误诊。对中老年胸痛患者要密切注意排除主动脉夹层可能。急性心包炎还应与肺栓塞相鉴别，后者常有长期行动不便或卧床的特点，胸痛突发并伴有严重呼吸困难和低氧血症，可有咯血、发绀等，ECG显示Ⅰ导联S波加深、Ⅲ导联Q显著，T波倒置等。

在临床上，一周之内的急性心包炎并不需要过多的检查，但症状持续超过一周应进行下列检查：血培养、痰找抗酸杆菌、结核菌素试验、抗链球菌素滴定、类风湿因子检查、抗核抗体、抗DNA、甲状腺功能检测(尤其是有大量心包积液时)、HIV抗体、柯萨奇病毒、流感病毒、埃可病毒、心包积液中查找真菌和肿瘤细胞，对复发者和持续积液者可做心包活检进行显微镜检和培养。只有上述检查均阴性才可以考虑特发性心包炎。

在诊断困难时还可行心内膜心肌活检、心导管检查及心包镜检查以帮助诊断和鉴别诊断。

七、治疗

急性心包炎的治疗包括对原发疾病的病因治疗、解除心脏压塞和对症治疗。患者宜卧床休息。胸痛时可给予非甾体抗炎药如阿司匹林(750～1000mg，q8h)、吲哚美辛(25～50mg，tid)或布洛芬(300～800mg，q6～8h)等镇痛剂，剂量可根据患者的症状严重程度及对药物的敏感度来调节，使用时间1～2周或直至心包积液消失。因使用剂量较大，要注意保护胃肠道，预防消化道出血。常首选布洛芬。治疗有效后阿司匹林每1～2周减量250～500mg，布洛芬每1～2周减量200～400mg。疼痛严重时若必要还可使用吗啡类药物或左侧星状神经节封闭。风湿性心包炎时应加强抗风湿治疗，一般用肾上腺皮质激素较好。结核性心包炎时应尽早开始抗结核治疗，并给予足够的剂量和较长的疗程，直至结核活动停止后一年左右再停药；如出现心脏压塞症状，应进行心包穿刺放液，如渗液继续产生或有心包缩窄表现，应及时做心包切除，以防止发展为缩窄性心包炎。化脓性心包炎时应选用足量对致病菌有效的抗生素，并反复心包穿刺抽脓和心包腔内注入抗生素，如疗效不显著，即应及早考虑心包切开引流，如引流发现心包增厚，则可作广泛心包切除。非特异性心包炎和病毒性心包炎常常具有自限性，但有近1/4的患者易于复发，这组患者的治疗时间应相应延长，若症状难以控制时，肾上腺皮质激素可能有效。全身性皮质激素治疗不推荐作为急性心包炎的一线治疗，一般仅限于结缔组织病、自身免疫性疾病或尿毒症性心包炎，以及阿司匹林和(或)NSAID禁忌或治疗失败者。使用激素治疗时，指南建议心包内用药以避免全身的副作用，并可提高疗效。目前指南推荐秋水仙碱为急性心包炎首发或复发的一线用药，＜70kg，推荐0.5mg，qd，≥70kg者0.5mg，bid，使用3个月。对初发心包炎及预防反复发作者亦可考虑单用秋水仙碱(1～2mg/d)治疗，或与NSAID合用。停用一切可疑药物(如苯妥英、普鲁卡因胺等)。避免应用抗凝剂(如华法林、肝素等)，但继发于急性心肌梗死的心包炎和房颤者除外。在恢复期要避免剧烈运动。血清CRP检测常可以用来指导治疗及评估治疗反应。

关于心包穿刺术的适应证包括：①当心包渗液引起急性心脏压塞时需立即行心包穿刺放液以挽救生命；②虽积液量较少但需要穿刺抽液进行病因诊断。主动脉夹层是心包穿刺术的绝对禁忌证。相对禁忌证为：凝血功能异常；抗凝治疗中；血小板＜50×10^9/L；积液量少，局限在后壁或包裹性积液等。心包穿刺前应先做心脏超声检查确定穿刺的部位和方向，并进行心电监护。还可预防性地使用阿托品，避免迷走性低血压反应。穿刺的常用部位有两处(图9-2)：①胸骨剑突与左肋缘相交的尖角处，针尖向上略向后，紧贴胸骨后面推进，穿刺时患者采取半卧位。此穿刺点对少量渗液者易成功，不易损伤冠状血管，引流通畅，且不经过胸膜腔，故特别适用于化脓性心包炎以免进污染；②患者应取坐位，以左侧第五肋间心浊音界内侧1～2cm，针尖向后向内推进，指向脊柱。心包穿刺时应注意无菌操作，进针应缓慢，每次抽液不宜过快过多，一般不超过1L。需持续引流者每4～6小时放1次，每天引流量低于25mL后可考虑拔除引流管。对外伤性心包积血及化脓性心包积液应请外科置管引流，化脓者可在抽液后将适量抗生素注入心包腔内。

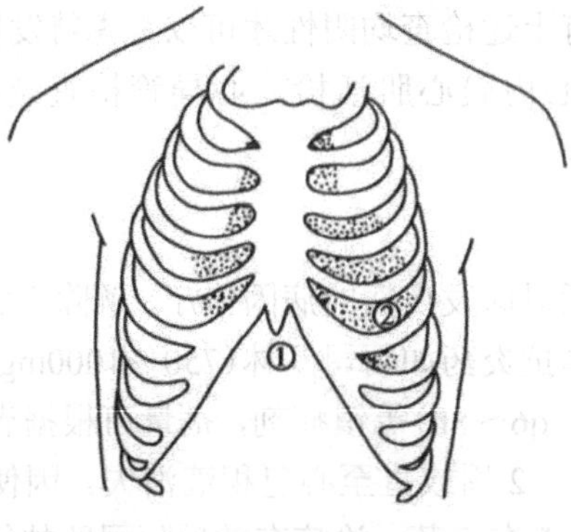

图9-2 心包穿刺的常用部位

八、预后

主要决定于病因，如并发于急性心肌梗死、恶性肿瘤或系统性红斑狼疮等，则预后不良。预后不良的预测指标：

主要指标：①发热＞38℃；②亚急性起病；③大量心包积液；④心脏压塞；⑤阿司匹林或NSAID治疗至少一周无反应。

次要指标：①心肌心包炎；②免疫抑制；③创伤；④口服抗凝治疗。

2015 年 ESC 心包疾病指南中提出，常见病引起的心包炎病程相对缓和，病因检查的诊断获益不多，大多数可以门诊治疗。对有潜在病因或可能预后不良者才入院治疗。

第二节　慢性缩窄性心包炎

包括典型的慢性缩窄性心包炎和在心包渗液的同时已发生心包缩窄的慢性渗出性心包炎，后者在临床上既有心脏压塞又有心包缩窄的表现，并最终演变为典型的慢性缩窄性心包炎。本节主要讨论的是慢性缩窄性心包炎。

一、病因

缩窄性心包炎的病因多种多样(表 9-2)。大多继发于急性心包炎，但多数病例急性阶段症状不明显，待缩窄性心包炎的表现明显时往往已失去原有疾病的病理特征，因此很多患者病因不能肯定。其中已知的结核性心包炎占多数，非特异性心包炎其次，现在肿瘤(如乳腺癌、淋巴瘤等)以及放射治疗和心脏直视手术引起者在逐渐增多。风湿性心包炎很少引起心包缩窄。偶有类风湿关节炎、系统性红斑狼疮、白塞病、尿毒症、组织胞浆菌病、土拉菌病、放线菌病、柯萨奇 B 病毒感染、流行性感冒、传染性单核细胞增多症、单纯疱疹、沙门菌病、棘球虫病、血吸虫病、阿米巴病、恶性肿瘤、心包异物、乳糜性心包炎、胆固醇性心包炎、透析治疗、肾移植和抗凝治疗后心包积血引起的缩窄性心包炎等。

表 9-2　缩窄性心包炎的病因

病因
特发性：接近一半的病例
病毒感染后
结核性：在发达国家接近 15%，在发展中国家发病率更高
手术后：心包切开综合征
有纵隔放疗史者
慢性肾衰在进行血液透析的患者
结缔组织病
心包肿瘤浸润
化脓性心包炎未能完全引流者
真菌或寄生虫感染
伴随急性心肌梗死或心肌梗死后综合征的心包炎
与石棉沉着病相关的心包炎

二、病理解剖

在慢性缩窄性心包炎中，心包脏层和壁层广泛粘连增厚和钙化，心包腔闭塞成为一个纤维瘢痕组织外壳，紧紧包住和压迫整个心脏和大血管根部，也可以仅局限在心脏表面的某些部位，如在房室沟或主动脉根部形成环状缩窄。在心室尤其在右心室表面，瘢痕往往更为坚厚，常为0.3～2cm或更厚。在多数患者中，瘢痕组织主要由致密的胶原纤维构成，呈斑点状或片状玻璃样变性，因此不能找到提示原发病变的特征性变化。有些患者则心包内尚可找到结核性或化脓性的肉芽组织。

由于时常发现外有纤维层包裹，内为浓缩血液成分和体液的区域的存在，提示心包内出血是形成心包缩窄的重要因素。

心脏外形正常或较小，心包病变常累及贴近其下的心肌。缩窄的心包影响心脏的活动和代谢，心肌组织学改变可见萎缩、纤维变性、慢性炎症、肉芽肿性改变、脂肪浸润和钙化等。

三、病理生理

缩窄性心包炎时心包已由坚硬的纤维组织代替，失去弹性，形成一个大小固定的心脏外壳，妨碍心脏的扩张。在心室舒张早期，血液能迅速地流入心室，但心室舒张中晚期心室的扩张突然受到心包限制，血液充盈受阻，心室内压力迅速上升。此时在颈静脉波上可见明显的Y倾斜的突然回升，同时突然受阻的血液冲击心室壁和形成漩涡而产生振动，在听诊时可闻及心包叩击音。由于心室舒张期容量固定，心搏量降低并保持固定，只有通过代偿性心率加速，才能维持偏低的心输出量。当体力活动增加时，心输出量不能适应身体的需要，临床上就出现呼吸困难和血压下降。在心包缩窄的后期，因心肌萎缩影响心脏的收缩功能，心输出量减少更为显著。这些患者的左室功能往往是正常的，心力衰竭症状以全身表现为主而没有肺淤血发生。

Kussmaul征是缩窄性心包炎的另一显著特征，即呼吸时胸腔内压力的变化不能传递到心包腔和心腔内，使吸气时体静脉和右房压不下降，入右房的静脉血流不增多，某些患者甚至吸气时体静脉压升高。Kussmaul征也可见于慢性右心衰和限制型心肌病中，但不出现在急性心脏压塞中。

缩窄性心包炎奇脉发生的机制基本上与心脏压塞时相同，但因心脏附近大血管的粘连和心包腔的闭塞使呼吸对心输出量的影响减少，奇脉的发生较心脏压塞时少见。

四、临床表现

缩窄性心包炎的起病常隐袭。心包缩窄的表现出现于急性心包炎后数月至数十年，一般为2～4年。在缩窄发展的早期，体征常比症状显著，即使在后期，已有明显的循环功能不全的患者亦可能仅有轻微的症状。其症状和体征类似于右心衰竭。

(一)症状

1. 呼吸困难

最早期症状为劳累后呼吸困难，后期可因大量的胸腔积液、腹水将膈抬高和肺部充血，以致休息时也发生呼吸困难，甚至出现端坐呼吸。

2. 水肿

由于静脉压的升高，液体积聚在腔静脉系统，引起肝脏肿大，伴大量腹水和下肢水肿，可压迫腹内脏器，产生腹部膨胀感。水肿严重时，液体积聚在浆膜腔内产生胸腔积液。因此，有些患者会被误诊为肝硬化或腹腔内肿瘤，仔细检查颈静脉可以鉴别。

3. 全身症状

乏力、胃纳减退、眩晕、衰弱。还可有心悸、咳嗽、上腹疼痛等症状。当心输出量减少或增厚的心包压迫心外膜的冠状动脉，也可导致心绞痛。

(二)体征

心浊音界正常或稍增大。心尖搏动减弱或消失，大多数患者收缩期心尖负性搏动，心音轻而远。第二心音的肺动脉瓣成分可增强。部分患者在胸骨左缘第三至第四肋间可听到心包叩击音。可有反射性心动过速，一般为窦律，也可出现各种期前收缩、房颤、房扑等异位心律。

颈静脉怒张、肝大伴与颈静脉搏动一致的肝脏搏动、腹水、胸腔积液、下肢水肿等。由于心输出量减少，肾脏灌注不足引起水和钠潴留。缩窄性心包炎的腹水较皮下水肿出现得早，且多属大量，与一般心力衰竭不同，其原因尚未明确。皮下水肿出现较迟且轻，主要分布于下肢及腰骶部。此外，在病程中迟早可发生胸腔积液。有时出现奇脉，脉压变小。

五、实验室检查

(一)血常规及生化检查

无特征性改变，可有轻度贫血。病程较久者因肝淤血常有肝功能损害，血浆蛋白尤其是白蛋白生成减少。部分患者因肾淤血可有持续性蛋白尿，产生低白蛋白血症。

(二)腹水和胸腔积液检查

通常为漏出液。静脉压显著增高，且在吸气时进一步上升(Kussmaul 征)。

(三)心电图检查

QRS 波群低电压，尤其肢导联为甚；T 波平坦或倒置。两者同时存在是诊断缩窄性心包炎的强力佐证，仅有 T 波变化而无低电压对临床诊断有帮助，仅有低电压而无 T 波改变则无意义。心电图的改变常可提示心肌受累的范围和程度。由于慢性左房压升高，50%左右有 P 波增宽且有切迹，可有右心室肥大或右束支传导阻滞，有广泛心包钙化时可见宽大 Q 波，约 1/3 的患者可以合并有心房颤动，尤其在久病和年龄较大的人群中。

(四)X 线检查

心包钙化是曾患过急性心包炎的最可靠的 X 线征象，有半数患者存在心包钙化，侧位片常呈不完整的环状。但心包钙化并不是缩窄性心包炎的特异性诊断标准。半数以上患者可伴有轻度心影扩大。心影增大与心包膜增厚，心包腔内残余积液，膈肌升高和心脏邻近胸膜增厚有关。可表现为普遍性增大呈三角形或球形，左、右心缘僵直或形成异常心弓，如主动脉结缩短或隐蔽不见，左、右心房、右心室或肺动脉圆锥增大，上腔静脉扩张。肺门影增大，肺血管充血，胸膜常增厚或有胸腔积液，持续而无法解释的胸腔积液常是一种代表性的临床征象。X 线透视或记波摄影可见心脏搏动减弱或消失。心血管造影能显示各心腔的大小和在心动周期中形态的变化，从而估计心包的厚度和缩窄的程度。

CT 与磁共振成像可分辨心包增厚及有无缩窄存在，图像曲线呈现致密组织现象，可提示增厚。一般心包约 3mm 厚，而缩窄性心包炎患者可达 6mm 或更厚，有些伴有明显缩窄症状的患者，心包仅有轻微增厚，心包的厚度并不与血流动力学的改变成正比。

(五)超声心动图

可见心包增厚、粘连、反射增强，心房增大而心室不大，室壁舒张受限，室间隔舒张期成矛盾运动，以及下腔静脉和肝静脉增宽等表现。心脏超声可以了解心包积液的量，有否纤维组织包裹，增强的二尖瓣和三尖瓣多普勒E波会随呼吸而变化这一特征对诊断有帮助。B超可见下腔静脉和肝静脉扩张。

(六)右心导管检查

右心导管检查可以明确诊断。可发现肺毛细血管楔嵌压、肺动脉舒张压、右心室舒张末期压、右心房平均压和腔静脉压均显著增高并趋向于相等，心输出量减低。右心室压力曲线呈舒张早期下陷和舒张后期的高原波，亦称平方根征。有轻微的肺动脉高压。右心房压力曲线呈M形或W形，a波与V波几乎是同等高度。此外，吸气后屏气时右心房压力曲线升高。这些特征与限制型心肌病相类似要加以鉴别，后者的右室收缩压明显升高(＞60mmHg)，左室舒张压超过右室舒张压5mmHg。

(七)活组织检查

心包活检或心包镜检查，对了解患者病因有帮助。同时心内膜活检有助于与限制型心肌病相鉴别。

六、诊断和鉴别诊断

如患者有腹水、肝大、颈静脉怒张和静脉压显著增高等体循环淤血体征，而无显著心脏扩大或心瓣膜杂音时，应考虑缩窄性心包炎，如再有急性心包炎的过去史，心脏搏动减弱，听到心包叩击音，脉压变小、奇脉和下肢水肿，影像学检查发现心包钙化和心电图改变。常可明确诊断。进一步可通过CT或MRI明确有无心包增厚。个别不典型病例需进行右心导管检查。

缩窄性心包炎和限制型原发性心肌病的临床表现极为相似，鉴别往往甚为困难。

由于缩窄性心包炎外科治疗常可得到良好的效果，而心肌病则预后不佳。因此，个别鉴别实在困难的病例应进行血流动力学和影像学(CT或MRI)检查，必要时作心内膜活检。如影像学显示心包增厚，除非三项血流动力学检查全部符合限制性心肌病，应考虑开胸探查；如心内膜活检显示内膜心肌病变，则不必开胸探查。此外尚需与肝硬化、结核性腹膜炎及其他心脏病变引起的心力衰竭相鉴别。

七、治疗

患者应及早施行心包剥离术。手术前应改善患者一般情况，严格休息，低盐饮食，使用利尿剂或抽除胸腔积液和腹水，必要时给予少量多次输血。有心力衰竭或心房颤动的患者可适当应用洋地黄类药物。少数轻微颈静脉扩张和周围水肿的患者经饮食控制和利尿剂就可长期存活。减慢心跳的药物如β受体阻断药和钙通道阻断药应该避免使用，因为多数的心动过速是一种代偿机制。大多数患者疾病会进行性加重逐渐出现心源性恶病质。

心包剥离手术不但可以提高心功能的等级，改善生活质量，还可以减少死亡率。病程过久，心肌常有萎缩和纤维变性，影响手术的效果。因此，只要临床表现为心脏进行性受压，用单纯心包渗液不能解释；在心包渗液吸收过程中心脏受压征象越来越明显；在进行心包腔注气术时发现壁层心包显著增厚；或MRI显示心包增厚和缩窄，若心包感染已基本控制，就应及早争取手术。结核性心包炎患者应在结核活动已静止后考虑手术，以免过早手术造成结核的播散。如结核尚未稳定，但心脏受压症状明显加剧时，可在积极抗结核治疗下进行手术。手术时心包应尽量剥离，尤其两心室的心包必须彻底剥离。因心脏长期受到束缚，心肌常有萎缩和纤维变性，所以手术后心脏负担不应立即过重，应逐渐增加活动量。静脉补液必须谨慎，否则会导致急性肺水肿。由于萎缩的心肌恢复较慢，因此手术成功的患者常在术后4～6个月才逐渐出现疗效。有心包缩窄的患者右心房多伴有血栓，可能会部分影响三尖瓣的功能，所以手术时应注意去除血栓。

八、预后

如能及早进行心包的彻底剥离手术，大部分患者可获满意的效果。少数患者因病程较久，有明显心肌萎缩和心源性肝硬化等严重病变，则预后较差。

第十章　主动脉疾病

第一节　主动脉炎

主动脉炎可以由感染性(细菌)和非感染性(炎症)引起，造成动脉内膜和中膜的损害，主要影响升主动脉，引起升主动脉扩张，常并发主动脉瓣关闭不全，形成主动脉瘤，偶尔影响到主动脉主要分支血管造成狭窄或阻塞。

一、梅毒性主动脉炎

梅毒性主动脉炎是梅毒螺旋体侵入人体后引起，临床表现为梅毒性主动脉炎，继而发生梅毒性主动脉瓣关闭不全，梅毒性主动脉瘤，梅毒性冠状动脉口狭窄和心肌树胶样肿，统称为心血管梅毒，为梅毒的晚期表现。绝大部分患者所患的是后天性，先天性者罕见。

(一)发病机制

梅毒螺旋体大多通过性接触而感染人体。从开始感染到晚期发生心血管梅毒的潜伏期为5～30年。男性多于女性。

螺旋体入血后，部分经肺门淋巴管引流到主动脉壁的营养血管引起闭塞性血管内膜炎，伴有血管周围浆细胞和淋巴细胞浸润，主动脉壁发炎累及动脉内膜和中膜，而以后者为主。主动脉任何部位都可受累，但以升主动脉和主动脉弓最多，而极少侵入心肌或心内膜。主动脉中膜肌肉和弹性组织被破坏，为纤维组织所取代，也可出现巨细胞和梅毒树胶样病变。主动脉壁逐渐松弛，并可有钙化，导致主动脉瘤的形成。主动脉内膜出现“树皮”样改变是梅毒性主动脉炎的特征，但不能以此作为确诊的根据。

梅毒感染可以从升主动脉蔓延到主动脉根部，引起主动脉瓣瓣环扩大和主动脉瓣联合处的分离，从而产生主动脉瓣关闭不全。主动脉瓣支持组织受到破坏和主动脉瓣卷曲、缩短，导致严重的主动脉瓣反流。

(二)临床表现

1.单纯性梅毒性主动脉炎

多发生于升主动脉，亦可累及远端的降主动脉。患者多无症状，也可感到胸骨后不适或钝痛。由于主动脉扩大，叩诊时心脏上方浊音界增宽，主动脉瓣区第二心音增强，可闻及轻度收缩期杂音。10%的患者可发生主动脉瘤、主动脉瓣关闭不全、冠状动脉口狭窄等并发症。

2.梅毒性主动脉瓣关闭不全

是梅毒性主动脉炎最常见的并发症。轻者无症状，重者由于主动脉瓣大量反流，加以可能合并冠状动脉口狭窄引起心绞痛。持久的主动脉瓣反流引起左心室负荷加重，逐渐出现左心衰竭。一旦出现心力衰竭，病程在1～3年内较快进展，发生肺水肿及右心衰竭，半数死亡。梅毒性主动脉瓣关闭不全的体征与其他病因引起的类似。

3.梅毒性冠状动脉口狭窄或阻塞

是梅毒性主动脉炎第二常见的并发症。病变累及冠状动脉开口处。由于冠状动脉狭窄发展缓慢，常伴侧支循环形成，故极少发生大面积的心肌坏死。患者可有心绞痛，常在夜间发作，且持续时间较长。如冠状动脉口完全阻塞，患者可以突然死亡。

4. 梅毒性主动脉瘤

是梅毒性主动脉炎最少见的并发症。多发于升主动脉和主动脉弓，也可累及降主动脉和腹主动脉，呈囊状或梭状，但不会发生夹层分离。发生在不同部位的主动脉瘤，各有不同的症状和体征。

主动脉窦动脉瘤是梅毒性动脉瘤中具有特征性的一种。如发生在左或右主动脉窦并波及冠状动脉口，可引起心绞痛；如发生在后主动脉窦则除非破裂，否则无症状或体征。主动脉窦动脉瘤破裂入肺动脉或右心腔可出现严重右心衰竭，引起连续性杂音，颇似动脉导管未闭或主、肺动脉间隔缺损；动脉瘤偶破入左心房，在背部可有连续性杂音，并有左心衰竭。

5. 心肌树胶样肿

累及心肌的树胶样肿极罕见，最常见的部位是左心室间隔底部。临床上可出现传导阻滞或心肌梗死。弥漫性心肌树胶样肿可引起顽固的心力衰竭。

（三）实验室检查

梅毒螺旋体存在于动脉的外膜层，近来采用聚合酶链反应（PCR）方法测定梅毒螺旋体的DNA来诊断梅毒螺旋体感染，特异性强、敏感性高，能提供迅速的最后确诊。目前主要还是用血清学检查来确诊梅毒螺旋体感染。

1. 非螺旋体血清试验（非特异性心脂抗体测定）

VDRL（性病研究实验室）试验，该试验简单，便宜，可标准化定量，用于普查筛选和治疗反应的随访，早期梅毒阳性率约70%，Ⅱ期梅毒阳性率高达99%，而晚期梅毒阳性率高达70%。

2. 梅毒螺旋体试验

荧光密螺旋体抗体吸附（FTA-ABS）试验，作为梅毒确诊试验，具有高度的敏感性和特异性。早期梅毒阳性率达85%，在Ⅱ期梅毒阳性率高达99%，在晚期梅毒阳性率至少为95%。密螺旋体微量血细胞凝集（MHA-TP）试验，在早期梅毒的阳性率仅为50%～60%，但在Ⅱ期梅毒和晚期梅毒的敏感性和特异性与FTA-ABS试验相似。即使患者经过治疗，FTA-ABS试验可终身保持阳性。

3. 密螺旋体IgG抗体测定

具有FTA-ABS试验特点，有高度敏感性和特异性，容易操作，特别适用于怀疑重复感染的病例和先天性梅毒和人类免疫缺陷病毒（HIV）混合感染者。

（四）辅助检查

1. 胸部X线检查

单纯梅毒性主动脉炎时可见升主动脉近端扩张，伴升主动脉条索状钙化。主动脉结和胸降主动脉亦可有钙化，但以近头、臂动脉处的升主动脉钙化最广泛。病变处主动脉增宽。在有主动脉瓣关闭不全存在时，心脏向左下后方增大呈靴形，在荧光屏下心脏与主动脉搏动剧烈，幅度大。在主动脉瘤时发现在相应部位主动脉膨出，呈膨胀性搏动。

2. CT和MRI检查

CT用于胸部X线有怀疑病例的进一步筛选，能精确测量动脉瘤的大小，其精确度不亚于超声造影和动脉造影。MRI能获得高分辨率静态影像，对胸主动脉病变有高度的诊断精确性。

3. 超声检查

超声心动图(包括经食管超声)可显示不同节段增宽、钙化、动脉瘤(包括主动脉窦动脉瘤)以及主动脉瓣关闭不全。用超声多普勒测定主动脉瓣瓣口反流量。检测左心室大小、左心室射血分数，显示动脉瘤大小，部位和破裂部位等。

4. 心血管造影

逆行主动脉造影显示主动脉扩张或膨出部位和大小、主动脉瓣反流程度、左室大小、心功能状况等。选择性冠状动脉造影用于有心绞痛怀疑有冠状动脉口狭窄时，本病冠状动脉狭窄仅限于开口处，而远处冠状动脉无狭窄病变，这与冠状动脉粥样硬化不同。

(五)诊断与鉴别诊断

梅毒性心血管病患者有冶游史，有典型的梅毒或晚期梅毒临床表现，阳性的梅毒血清学反应，诊断不难。但应与风湿性瓣膜病和其他心脏疾病产生的杂音，以及其他一些疾病相鉴别。

1. 心脏瓣膜杂音的鉴别

(1)主动脉瓣区舒张期杂音：梅毒性主动脉炎根部扩张引起的主动脉瓣反流杂音，由于根部扩张所以在胸骨右缘第二肋间听诊最响，而风湿性主动脉瓣反流，由于往往伴有二尖瓣病变右心室扩大，使心脏转位，所以舒张期杂音在胸骨左缘第三肋间处听诊最响。

(2)主动脉瓣区收缩期杂音：梅毒性主动脉瓣反流时在该区可以听到响亮的拍击样收缩早期喷射音和收缩期杂音。而风湿性主动脉瓣狭窄的杂音音调较高，在收缩中期、晚期增强。主动脉粥样硬化者，瓣环钙化，近侧主动脉扩张，虽瓣膜本身无狭窄病变(相对性狭窄)，也可以听到收缩期喷射性杂音，但在收缩早期增强，而且杂音持续时间较短。

(3)二尖瓣区舒张期杂音：梅毒性主动脉瓣严重反流产生 Austin-Flint 杂音，无收缩期前增强，不伴有心尖部第一心音增强和二尖瓣开放拍击音。可与风湿性二尖瓣狭窄引起的舒张期隆隆样杂音相鉴别。

2. 梅毒血清学假阳性反应的鉴别

(1)VDRL 试验假阳性反应：在疾病的急性感染期(在 6 个月以内)要与非典型肺炎、疟疾、预防接种和其他细菌或病毒感染鉴别。在疾病的慢性感染期(在 6 个月以上)要与自身免疫性疾病(如系统性红斑狼疮)、吸毒(1/3 吸毒者假阳性)、HIV 感染、麻风和少数老龄人(＞70 岁 1%假阳性)的假阳性反应相鉴别。这些假阳性的效价在 1∶8 或更低。这些患者应长期随访。

(2)FTA-ABS 试验假阳性：在高球蛋白血症(类风湿关节炎、胆汁性肝硬化)、系统性红斑狼疮等患者有假阳性反应。后一种情况可能是一种链珠状的荧光，是由于抗 DNA 抗体引起的，不同于真正梅毒阳性结果，应严密随访。

3. 心绞痛的鉴别

心绞痛是梅毒性冠状动脉口狭窄最常见的临床表现，由于病程进展缓慢，并得到侧支循环的支持，所以很少发生心肌梗死，除非同时合并冠状动脉粥样硬化。发病年龄比冠心病要早，常常夜间发作，发作时间持续较长。

(六)预后

单纯性梅毒性主动脉炎患者的平均寿命与常人相近。梅毒性主动脉瓣关闭不全的无症状阶段约为2～10年(平均6年)，症状出现后平均寿命为5～6年，约1/3的患者症状出现后可存活10年。存活时间主要取决于有无心力衰竭或心绞痛，如出现心力衰竭，一般存活2～3年，约6%的患者可长达10年以上。大多数患者在心功能失代偿后迅速恶化，重体力劳动者预后尤差，有冠状动脉开口闭塞者预后不良。主动脉瘤预后非常差，平均寿命在症状出现以后的6～9个月，2年病死率为80%，从症状发生到死亡间隔短达1周，主要死于破裂和阻塞性肺炎。

(七)治疗

梅毒性主动脉炎一旦确立，为了防止进一步的损害，必须进行驱梅治疗。青霉素是治疗梅毒的特效药物。如有心力衰竭者须控制心力衰竭后再作驱梅治疗。如有神经梅毒或合并HIV感染，可大剂量青霉素静脉给药。

梅毒性主动脉瘤若有冠状动脉口病变，需用手术治疗。

(八)预防

梅毒主要是不良社会活动的产物。树立新道德、新风尚，禁止非法性交往为防止梅毒传播的必要措施。对早期梅毒患者应用青霉素治疗，并随访血清学试验，必要时重复治疗。

二、细菌性主动脉炎

(一)病因

主动脉壁上原发性细菌感染引起主动脉炎、主动脉瘤，在广泛应用抗菌药物的今天是很罕见的。常见的细菌有葡萄球菌、链球菌、肺炎球菌、铜绿假单胞菌、沙门菌，其他革兰阴性细菌同样也能引起主动脉炎和主动脉瘤。沙门菌属常易感染在有动脉粥样硬化的血管上，也可以黏附在正常的动脉壁上，并直接渗透完整的血管内膜。结核分枝杆菌的感染通常来自肺门淋巴结直接扩散引起的结核性主动脉炎。

(二)发病机制

主要通过以下机制受感染：血源性播种在有血管内膜损伤或原有动脉粥样斑块的基础上，脓毒血症的栓子(例如感染性心内膜炎)进入动脉壁上营养血管内，邻近组织感染灶直接扩散到主动脉壁，外伤或血管检查或内移植物微生物直接通过血液循环沉积，以及长期应用免疫抑制剂和免疫系统缺陷的患者容易受感染产生败血症引起化脓性主动脉炎。主动脉壁变薄形成囊性主动脉瘤，有很高的破裂率。结核性主动脉炎干酪样坏死的肉芽肿损害，影响主动脉壁中层形成假性动脉瘤，有穿孔的可能，偶尔侵入主动脉瓣瓣环和邻近组织。

(三)临床表现和诊断

大多数患者有寒战、高热，多达50%的患者在病变部位有触痛以及动脉瘤扩张的症状，在腹部有时可触到有触痛的腹块，中性粒细胞计数增高，血红细胞沉降率升高，血培养阳性对诊断有帮助。但约有15%病例发现血培养阴性，所以血培养阴性不能排除诊断。

超声心动图检查(包括经食管超声心动图检查)可以确立动脉瘤的诊断。CT扫描、MRI和主动脉造影同样可以做出诊断。

(四)防治

感染性主动脉炎发展到主动脉瘤非常迅速，动脉瘤最后会破裂。沙门菌属感染和其他革兰阴性细菌感染，趋向于早期破裂和死亡，总死亡率超过50%，所以应早期诊断、早期治疗。静脉内应用足量高敏的抗菌药物，切除感染的主动脉瘤和周围组织，术后继续应用抗菌药物至少6周。

三、巨细胞性主动脉炎

巨细胞性主动脉炎是一种原因不明的全身性血管慢性炎症性疾病。该病比Takayasu动脉炎更常见，易发于＞50岁以后的人群，平均年龄67岁，最高发病年龄在70～80岁之间，女性多于男性。约15%病例累及主动脉和主动脉弓及其分支(颞动脉、颈动脉和冠状动脉)，主动脉狭窄罕见，但升主动脉壁变薄可形成胸主动脉瘤，继发性主动脉瓣关闭不全。注意与Takayasu动脉炎的鉴别。

(一)临床表现

发热、贫血、不适、体重减轻、头痛，最严重的后果约有60%的患者视力障碍，局部颈动脉触痛、搏动异常。也可以发生主动脉瘤破裂，主动脉夹层分离和心肌梗死，卒中和肢体坏疽等。约30%病例有风湿样多肌病。

(二)诊断

实验室检查红细胞沉降率(ESR)加快＞50mm/h，C反应蛋白浓度和血小板计数升高，ESR和C-反应蛋白同时升高对诊断的敏感性和特异性更高。

病理学上首先是淋巴细胞浸润，几乎全身每个脏器的动脉内都能见到弹力层破坏，内、外膜增厚，局灶坏死和肉芽肿伴多核细胞浸润。颞动脉活检仍为诊断该病的“金标准”。彩色多普勒超声图、CTA、MRI、MRA以及PET有助于诊断。

(三)治疗

早期主要包括大剂量的皮质类固醇(用泼尼松龙)治疗，阿司匹林治疗减少炎症引起的缺血并发症，免疫抑制剂不作为一线药物。进入病变静止期对血管狭窄或闭塞甚至主动脉瘤可选择手术治疗。

四、Takayasu动脉炎

Takayasu(高安)动脉炎是一种病因不明的慢性纤维性血管炎。主要影响到主动脉和它的主要分支(锁骨下动脉和头臂动脉等)。发病年龄＜40岁(平均29岁)，多见于女性。

病理学上主动脉壁明显增厚，内、外膜纤维化，主要造成动脉狭窄性病变，但动脉瘤也可产生。

临床表现为发热、头痛、关节痛、体重减轻、臂部动脉搏动减弱，双臂之间收缩压差增大(＞15mmHg)，上肢脉搏往往减弱，甚至消失(称“无脉症”)。锁骨下动脉或腹主动脉有杂音(要排除其他疾病引起的血管狭窄性杂音)。通过血管超声显像、血管造影、CTA、MRI及MRA有助诊断。

治疗在急性期主张用大剂量皮质类固醇，减轻病程进展，改善全身症状。静止期对狭窄血管可用经皮球囊成形术，也可行旁路术或血管重建术。

五、风湿性主动脉炎

强直性脊柱炎、赖特(Reiter)综合征、银屑病关节炎、白塞病、多发性软骨炎和炎症性肠道疾病等，可以合并主动脉炎累及升主动脉，甚至蔓延到主动脉窦、二尖瓣瓣叶以及邻近心肌组织和心脏传导系统。在组织学类似梅毒性主动脉炎改变。临床上表现为主动脉瘤、主动脉瓣关闭不全和心脏传导阻滞。

第二节　主动脉瘤

主动脉瘤是指主动脉壁局部的或弥漫性的异常扩张，一般较预期正常主动脉段直径扩大至少在1.5倍以上，压迫周围器官而引起临床症状，瘤体破裂为其主要危险。

一、病因

正常动脉壁中层富有弹力纤维，随每次心搏进行舒缩而传送血液。动脉中层受损，弹力纤维断裂，代之以纤维瘢痕组织，动脉壁失去弹性，不能耐受血流冲击，在病变段逐渐膨大，形成动脉瘤。动脉内压力升高有助于形成动脉瘤。引起主动脉瘤的主要原因如下：

(1)动脉粥样硬化为最常见原因，粥样斑块侵蚀主动脉壁，破坏中层成分，弹力纤维发生退行性变。管壁增厚，使滋养血管受压，发生营养障碍，或滋养血管破裂中层积血。多见于老年男性，男女之比为10：1左右。主要在腹主动脉，尤其在肾动脉至髂部分叉之间。

(2)感染以梅毒为显著，常侵犯胸主动脉。败血症、心内膜炎时的菌血症使病菌经血流到达主动脉，主动脉邻近的脓肿直接蔓延，都可形成细菌性动脉瘤。致病菌以链球菌、葡萄球菌和沙门菌属为主，较少见。

(3)囊性中层坏死较少见，病因未明。主动脉中层弹力纤维断裂，代之以异染性酸性黏多糖。主要见于升主动脉瘤，男性多见。遗传性疾病如马方综合征、Turner综合征、Ehlers-Danlos综合征等均可有囊性中层坏死，易致夹层动脉瘤。

(4)外伤贯通伤直接作用于受损处主动脉引起动脉瘤，可发生于任何部位。间接损伤时暴力常作用于不易移动的部位，如左锁骨下动脉起源处的远端或升主动脉根部，而不是易移动的部位，受力较多处易形成动脉瘤。

(5)先天性以主动脉窦瘤为主。

(6)其他包括巨细胞性主动脉炎、白塞病、多发性大动脉炎等。

二、分类

通常以主动脉瘤的位置、大小、形态和病因进行描述。

按结构主动脉瘤可分为：①真性主动脉瘤：动脉瘤的囊由动脉壁的一层或多层构成；②假性主动脉瘤：由于外伤、感染等，血液从动脉内溢出至动脉周围组织内，血块及其机化物、纤维组织与动脉壁一起构成动脉瘤的壁；③夹层动脉瘤：动脉内膜或中层撕裂后，血流冲击使中层逐渐成夹层分离，在分离腔中积血、膨出，也可与动脉腔构成双腔结构。

按形态主动脉瘤可分为：①梭形动脉瘤：较常见，瘤体对称性扩张涉及整个动脉壁周界，呈梭形或纺锤状；②囊状动脉瘤：瘤体涉及动脉壁周界的一部分，呈囊状，可有颈，呈不对称外凸。粥样硬化动脉瘤常呈梭状，外伤性动脉瘤常呈囊状。

按发生部位主动脉瘤可分为：①升主动脉瘤：常累及主动脉窦；②主动脉弓动脉瘤；③降主动脉瘤或胸主动脉瘤：起点在左锁骨下动脉的远端；④腹主动脉瘤：常在肾动脉的远端。累及主动脉窦的近端升主动脉瘤常为先天性，其次为马方综合征、梅毒等感染；升主动脉瘤主要由粥样硬化、囊性中层坏死、梅毒引起；降主动脉瘤、腹主动脉瘤以粥样硬化为主要原因。主动脉瘤大多为单个，极少数为两个。随病程发展，主动脉瘤可发生破裂、附壁血栓形成、继发感染。有时动脉瘤反复向周围小量出血，在瘤周积累多量纤维组织，形成包囊，可能起保护作用而不致破溃。

三、临床表现

主动脉瘤的症状是由瘤体压迫、牵拉、侵蚀周围组织所引起，视主动脉瘤的大小和部位而定。胸主动脉瘤压迫上腔静脉时面颈部和肩部静脉怒张，并可有水肿；压迫气管和支气管时引起咳嗽和气急；压迫食管引起吞咽困难；压迫喉返神经引起声嘶。胸主动脉瘤位于升主动脉可使主动脉瓣环变形，瓣叶分离而致主动脉瓣关闭不全，出现相应杂音，多数进程缓慢，症状少，若急骤发生则可致急性肺水肿。胸主动脉瘤常引起疼痛，疼痛突然加剧预示破裂可能。主动脉弓动脉瘤压迫左无名静脉，可使左上肢静脉压比右上肢高。升主动脉瘤可侵蚀胸骨及肋软骨而凸出于前胸，呈搏动性肿块；降主动脉瘤可侵蚀胸椎横突和肋骨，甚至在背部外凸于体表；各处骨质受侵均产生疼痛。胸主动脉瘤破裂入支气管、气管、胸腔或心包可以致死。

腹主动脉瘤常见，病因以动脉粥样硬化为主，常有肾、脑、冠状动脉粥样硬化的症状。最初引起注意的是腹部搏动性肿块。较常见的症状为腹痛，多位于脐周或中上腹部，也可涉及背部，疼痛的发生与发展说明动脉瘤增大或小量出血。疼痛剧烈持续，并向背部、骨盆、会阴及下肢扩展，或在肿块上出现明显压痛，均为破裂征象。腹主动脉瘤常破裂入左腹膜后间隙，破入腹腔，偶可破入十二指肠或腔静脉，破裂后常发生休克。进行主动脉瘤的扪诊，尤其有压痛者，必须小心，以防止促使破裂。腹主动脉瘤压迫髂静脉可引起下肢水肿，压迫精索静脉可见局部静脉曲张，压迫一侧输尿管可致肾盂积水、肾盂肾炎及肾功能减退。

四、诊断

胸主动脉瘤的发现除根据症状和体征外，X 线检查可在后前位及侧位片上发现主动脉影扩大，在透视下可见到动脉瘤膨胀性搏动，但在动脉瘤中有血栓形成时搏动可不明显。主动脉瘤须与附着于主动脉上的实质性肿块区别，后者引起传导性搏动，主动脉造影可鉴别(图 10-1、图 10-2)。超声心动图检查可以发现升主动脉的动脉瘤，病变处主动脉扩大。CT 对诊断也很有价值。

腹主动脉瘤常在腹部扪及搏动性肿块后发现，但腹部扪及搏动不一定是动脉瘤，消瘦、脊柱前凸者正常腹主动脉常易被扪及。腹部听到收缩期血管杂音，也可能由于肾、脾、肠系膜等动脉的轻度狭窄，未必来自主动脉瘤，须加注意。超声检查对明确诊断极为重要，不少病例可在超声常规体检中发现。超声检查可以明确病变大小、范围、形态及腔内血栓。CT 检查更易发现腔内血栓及壁的钙化，并能显示动脉瘤与邻近结构如肾动脉、腹膜后腔和脊柱等的关系。磁共振成像(MRI)检查判断瘤体大小及其与肾动脉和髂动脉的关系上价值等同于

CT及腹部超声，其主要不足是图像分析费时且费用高。主动脉造影对定位诊断也有帮助，但腔内血栓可能影响其病变程度的评估；但对于诊断不明确、合并肾动脉病变及准备手术治疗者仍主张做主动脉造影。

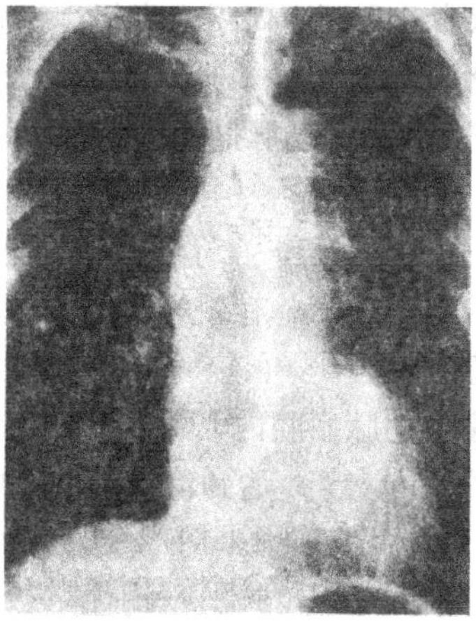

图10-1 胸主动脉瘤的后前位X线片

注 图示升主动脉边缘较膨隆，主动脉增宽，食管主动脉压迹增宽，降主动脉轮廓显著不整齐，有多发动脉瘤形成

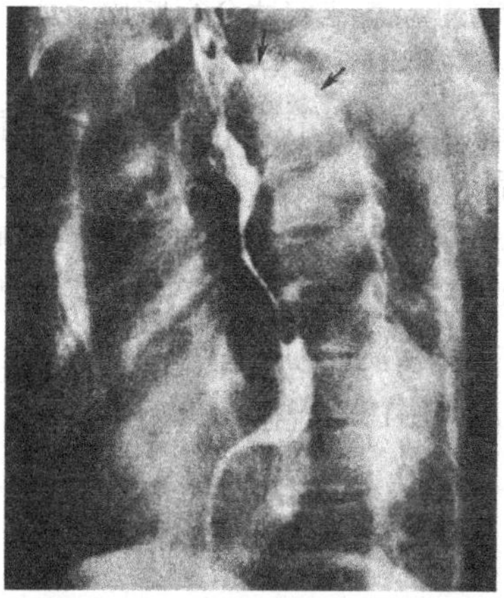

图10-2 胸主动脉瘤的左前斜位X线片

注 图示主动脉弓部上缘可见波浪状轮廓(↑)食管随主动脉迂曲，波浪状边缘代表相邻主动脉的不规则扩张和动脉瘤

五、预后

据统计，腹主动脉瘤国内患病率约为36.2/10万，欧美国家60岁以上人群发生率可高达2%～4%。由于存在潜在主动脉瘤破裂的危险，自然病程中5年存活率仅为19.6%。若不做手术，90%胸主动脉瘤在5年内死亡。栓塞为另一并发症。

六、治疗

现今有两种动脉瘤修补术式：开放性手术(从1950年首次施行)以及腔内修复术(从1987年首次施行)。

(一)传统手术治疗

包括动脉瘤切除与人造或同种血管移植术。对于动脉瘤不能切除者则可作动脉瘤包裹术。目前腹主动脉瘤的手术死亡率低于5%。胸主动脉瘤的手术死亡率在30%，以主动脉弓动脉瘤的手术危险性最大。动脉瘤破裂而不做手术者极少幸存，故已破裂或濒临破裂者均应立即手术。凡有细菌性动脉瘤者，还需给予长期抗生素治疗。对大小为6cm或以上的主动脉瘤应作择期手术治疗。对4～6cm的主动脉瘤可密切观察，有增大或濒临破裂征象者应立即手术。

(二)介入治疗

腔内放置血管内移植物技术是一项简单有效的微创方法，尤其适用于严重并发症而不能耐受腹主动脉瘤切除术的高危患者。

腹主动脉瘤腔内隔绝术或腹主动脉瘤腔内人造血管支架移植术，通过DSA的动态监测，经股动脉植入覆有人造血管膜的腔内支架，达到治疗目的。由于腔内治疗避免了传统手术的腹部大切口，创伤小、失血少、术后对呼吸影响小，减少了全身并发症的发生，患者术后恢复较快，住院时间缩短。围术期死亡率0～25%，平均住院2～4天，手术成功率92%～96%，因手术失败转传统手术0～6%。

腹主动脉瘤腔内隔绝术的适应证包括：①合并重要脏器疾病的高危患者或高龄患者，无法耐受传统手术；②腹主动脉瘤的形态结构适合行腔内手术，包括近端瘤颈(动脉瘤近心端离开肾动脉的距离)≥1.5～2cm；纵轴上瘤体成角≤60°～75°；两侧髂动脉不存在严重狭窄、扭曲或成角；选用直型腔内人造血管时远端瘤颈(动脉瘤远心端离开主动脉分叉的距离)长度不小于1.5～2cm。禁忌证包括：①近端腹动脉瘤瘤颈长度＜1.5cm和(或)直径＞2.8cm；②髂总动脉直径＞11.5mm；③髂外动脉直径＜6mm；④近端瘤颈角度＞60°；⑤髂动脉多处硬化或弯曲度 ＞90°，尤其伴广泛钙化者；⑥肠系膜下动脉是结肠的主要血供来源。

腹主动脉瘤腔内隔绝术的主要并发症为内漏、移位等。但腹主动脉瘤腔内隔绝术由于创伤小、出血少、恢复快等优势，应用前景广阔。

第三节　主动脉夹层分离

主动脉夹层分离指主动脉中膜破裂引起壁内出血，导致主动脉壁层分离继发形成真腔或假腔，连通或不连通动脉腔内。大多数病例开始于内膜破裂，血流在中膜形成夹层。这一过程中可伴随主动脉破裂，也可形成继发的内膜破裂而重新开口进入主动脉腔。夹层可以是顺行的，也可以是逆行的。现有诊疗指南使用Stanford分类法。这一分类通过夹层范围而不是破口位置进行区分。夹层也可累及侧支，其他并发症包括填塞、动脉瓣反流及近端或远端的缺血综合征。中膜中血栓导致的炎症反应可能引起血管平滑肌的坏死或凋亡及弹力纤维的变形，这可能是中膜破裂的潜在因素。

本病少见，根据牛津血管病研究，主动脉夹层的发病率约为6人次/10万人年。男性发病率高于女性，且随年龄增加而增大。女性患者的预后较差。主动脉夹层最常见的危险因素是高血压，见于65%～75%的患者，且大多数患者血压控制较差。其他危险因素包括已有的主动脉疾病或主动脉瓣膜病，主动脉疾病家族史及心脏手术史，吸烟、胸部钝挫伤及静脉吸毒等。美国年发病率为5/100万～10/100万，65%～70%在急性期死于心脏压塞、心律失常等。高峰年龄50～70岁，男女之比2∶1～3∶1。根据发病时间可分为急性期和慢性期：两周以内为急性期，超过两周为慢性期。

一、病因与发病机制

病因未明，80%以上主动脉夹层分离者有高血压，不少患者有囊性中层坏死。高血压并非引起囊性中层坏死的原因，但可促进其发展。临床与动物实验发现血压波动的幅度与主动脉夹层分离相关。马方综合征中主动脉囊性中层坏死颇常见，发生主动脉夹层的机会也多，其他遗传性疾病如Turner综合征、Ehlers-Danlos综合征，也有发生主动脉夹层的趋向。主动脉夹层还易发生在妊娠期，其原因不明，推想妊娠时内分泌变化使主动脉的结构发生改变而易于裂开。

正常成人的主动脉壁耐受压力颇强，使壁内裂开需500mmHg以上。因此，造成夹层裂开的先决条件为动脉壁缺陷，尤其中层缺陷。一般而言，在年长者以中层肌肉退行性变为主，年轻者则以弹性纤维缺少为主。至于少数主动脉夹层无动脉内膜裂口者，则可能由于中层退行性变病灶内滋养血管破裂引起壁内出血所致。合并存在动脉粥样硬化有助于主动脉夹层发生。

二、病理

(一)病理特点

基本病变为囊性中层坏死。动脉中层弹性纤维有局部断裂或坏死，基质有黏液样变和囊肿形成。夹层分离常发生于升主动脉，此处经受血流冲击力最大，而主动脉弓的远端则病变少而渐轻。主动脉壁分离为两层，其间积血和血块，该处主动脉明显扩大呈梭形或囊状。病变如涉及主动脉瓣环，则环扩大而引起主动脉瓣关闭不全。病变可从主动脉根部向远处扩延，可达髂动脉及股动脉，亦可累及主动脉各分支，如无名动脉、颈总动脉、锁骨下动脉、肾动脉等。冠状动脉一般不受影响，但主动脉根部夹层血块对冠状动脉口可有压迫作用。多数夹层的起源有内膜横行裂口。常位于主动脉瓣上方，裂口也可有两处，夹层与主动脉腔相通。少数夹层内膜完整无裂口。部分病例外膜破裂而引起大出血，破裂处都在升主动脉，出血容易进入心包腔内，破裂部位较低者亦可进入纵隔、胸腔或腹膜后间隙。慢性裂开的夹层可形成一双腔主动脉。一个管道套于另一个管道之中，此种情况见于胸主动脉或主动脉弓的降支。

(二)病理分型

根据内膜撕裂部位和主动脉夹层动脉瘤扩展范围(图10-3)，常分为：

1. Stanford分型分为两型

A型：内膜撕裂可位于升主动脉、主动脉弓或近段降主动脉，扩展可累及升主动脉、弓部，也可延及降主动脉、腹主动脉。B型：内膜撕裂口常位于主动脉峡部，扩展仅累及降主动脉或延伸至腹主动脉，但不累及升主动脉。

2. DeBakey分类分为三型

Ⅰ型：内膜撕裂位于升主动脉，而扩展累及腹主动脉。Ⅱ型：内膜撕裂位于升主动脉，而扩展仅限于升主动脉。Ⅲ型：内膜撕裂位于主动脉峡部，而扩展可仅累及降主动脉(Ⅲa型)或达腹主动脉(Ⅲb型)。

Stanford A 型相当于 DeBakey Ⅰ型和Ⅱ型，约占主动脉夹层动脉瘤的 65%～70%，而 Stanford B 型相当于 De-Bakey Ⅲ型，占 30%～35%。

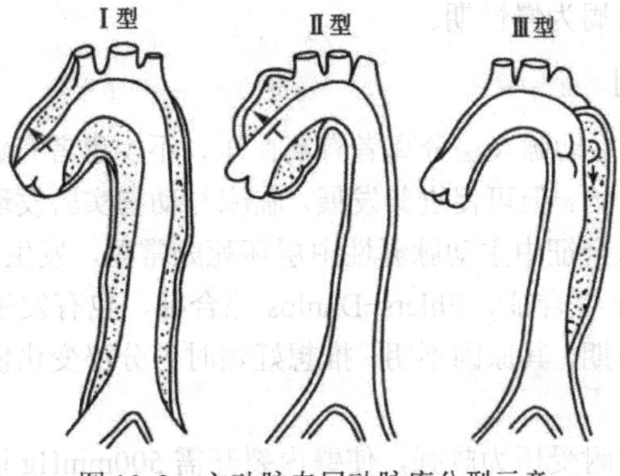

图 10-3　主动脉夹层动脉瘤分型示意

三、临床表现

本病常发生于 50～70 岁患者，男女之比为 3∶1。视病变部位不同，主要表现如下：

(一)疼痛

夹层分离突然发生时，大多数患者突感疼痛，A 型多在前胸，B 型多在背部、腹部。疼痛剧烈难以忍受，起病后即达高峰，呈刀割或撕裂样。少数起病缓慢者疼痛可不显著。

(二)高血压

初诊时 B 型患者 70%有血压高。患者因剧痛而有休克外貌，焦虑不安、大汗淋漓、面色苍白、心率加速，但血压常不低甚至增高，如外膜破裂出血则血压降低，不少患者原有高血压，起病后剧痛使血压更高。

(三)心血管症状

夹层血肿涉及主动脉瓣环或影响瓣叶的支撑时发生主动脉瓣关闭不全，可突然在主动脉瓣区出现舒张期吹风样杂音，脉压增宽，急性主动脉瓣反流可引起心力衰竭。脉搏改变，一般见于颈、肱或股动脉，一侧脉搏减弱或消失，反映主动脉的分支受压迫或内膜裂片堵塞其起源。胸锁关节处出现搏动或在胸骨上窝可触到搏动性肿块。可有心包摩擦音，夹层破裂入心包腔、胸膜腔可引起心脏压塞及胸腔积液。

(四)神经症状

主动脉夹层延伸至主动脉分支颈动脉或肋间动脉，可造成脑或脊髓缺血，引起偏瘫、昏迷、神志模糊、截瘫、肢体麻木、反射异常、视力与大小便障碍。2%～7%可有晕厥，但未必有其他神经症状。

(五)压迫症状

主动脉夹层压迫腹腔动脉、肠系膜动脉时可引起恶心、呕吐、腹胀、腹泻、黑便等；压迫颈交感神经节引起 Homer 综合征；压迫喉返神经致声嘶；压迫上腔静脉致上腔静脉综合征；累及肾动脉可有血尿、尿闭及肾缺血后血压增高。

四、辅助检查

(一)心电图

病变累及冠状动脉时，可出现急性心肌缺血甚至急性心肌梗死改变。1/3 冠脉受累患者的心电图可正常。心包积血时可出现急性心包炎的心电图改变。

(二)X 线检查

X 线胸片见上纵隔或主动脉弓影增大，主动脉外形不规则，有局部隆起。如见主动脉内膜钙化影，可准确测量主动脉壁的厚度。正常在 2～3mm，增到 10mm 时则提示夹层分离可能性，若超过 10mm 则肯定为本病。

CT 是目前最常用于诊断主动脉夹层的影像工具之一。20 世纪 90 年代早期传统 CT 的敏感性 83%～94%，特异性 87%～100%，而螺旋式 CT 减少了运动伪差和呼吸影响，检查时间更短，能更好评价主动脉病变，敏感性在 95%以上，特异性大于 85%。但 CT 对确定裂口部位及主动脉分支血管的情况有困难，在检测 3 级主动脉夹层和内膜撕裂的定位，主动脉瓣反流的诊断方面尚有一定局限性。

(三)超声心动图

对升主动脉夹层分离的诊断具有重要意义，且易识别并发症如心包积血、主动脉瓣关闭不全和胸腔积血等。检测升主动脉累及的敏感性 77%～80%，特异性 93%～96%，但降主动脉夹层的敏感性较低。

近年应用经食管超声心动图(TEE)结合实时彩色血流显像技术观察升主动脉夹层分离病变较可靠。对降主动脉夹层有较高的特异性及敏感性。其检测主动脉夹层的敏感性 97%～100%，内膜撕裂的敏感性 61%～73%，假腔内血栓 68%，主动脉瓣关闭不全和心包积液为 100%。由于无创性，并能在床旁 10～15 分钟内完成，可在不稳定的患者中进行。但有食管静脉曲张，肿瘤和食管狭窄为禁忌证，并发症有心动过缓，低血压，支气管痉挛等。

(四)磁共振成像(MRI)

是一种诊断所有类型(3 级除外)主动脉夹层敏感性、特异性均很高的显像方法(近乎 100%)。检测主动脉夹层的敏感性、特异性为 98%～100%，检测假腔内血栓和心包积液的敏感性、特异性为 100%，诊断主动脉反流的敏感性为 84%，特异性为 100%。因其极好的敏感性和特异性，目前被认为是诊断主动脉夹层存在与否的“金标准”。其不足是耗时较长，装有起搏器和带有人工关节、钢针等金属物属禁忌证。

(五)主动脉造影术

被认为是诊断夹层的“金标准”。对 B 型主动脉夹层分离的诊断较准确，但对 A 型病变诊断价值小。诊断主动脉夹层特异性大于 95%。该技术为侵入性操作，具有潜在危险，需谨慎操作。

(六)血管内超声

IVUS 能直接从主动脉腔内观察管壁的结构，能够准确识别血管壁及其病理变化。可用来补充血管造影的不足。对夹层诊断的敏感性和特异性接近 100%。对假腔内血栓形成的检测也较 TEE 具有更高的敏感性和特异性，并可以鉴别真假腔。

(七)血和尿检查

可有C反应蛋白升高，白细胞计数轻、中度增高。胆红素和LDH可轻度升高，出现溶血性贫血和黄疸。尿中可有红细胞，甚至肉眼血尿。

(八)D-二聚体检测

D-二聚体增加提示患主动脉夹层风险增加，且在主动脉夹层迅速增高到高值，而其他疾病则是逐渐增加。在第一小时诊断价值最高，如阴性，仍有可能是壁内血肿和穿透性溃疡。但该检查很重要的意义在于鉴别诊断。在临床低可能的主动脉夹层患者，D-二聚体阴性可以认为排除夹层。在临床中度可能的主动脉夹层患者，D-二聚体阳性则应该考虑行进一步检查。在临床高度可能的主动脉夹层患者，则不建议常规检查D-二聚体。

五、诊断

急起剧烈胸痛、血压高、突发主动脉瓣关闭不全、两侧脉搏不等或触及搏动性肿块应考虑此症。胸痛常被考虑为急性心肌梗死，但心肌梗死时胸痛开始不甚剧烈，逐渐加重，或减轻后再加剧，不向胸部以下放射，伴心电图特征性变化，若有休克外貌则血压常低，也不引起两侧脉搏不等，以上各点可鉴别。

近年来各种影像检查方法对确立主动脉夹层有很大帮助，超声心动图、CT、MRI均可用以诊断，对考虑手术者主动脉造影仍很必要。

如胸痛位于前胸、有主动脉瓣区舒张期杂音或心包摩擦音、右臂血压低脉搏弱、右颈动脉搏动弱、心电图示心肌缺血或梗死提示夹层位于近端；疼痛位于两肩胛骨间、血压高、左胸腔积液提示夹层位于远端。

诊断主动脉夹层应考虑以下几个方面：主动脉夹层表现，升主动脉受累，夹层程度范围，破口部位，假腔内血栓，分支血管受累，主动脉瓣关闭不全，心包积液，冠状动脉累及情况。

六、鉴别诊断

主动脉夹层须与急性冠脉综合征，无夹层的主动脉瓣反流，无夹层的主动脉瘤，肌肉骨骼痛，心包炎，纵隔肿瘤，胸膜炎，胆囊炎，肺栓塞，动脉粥样硬化性或胆固醇栓塞等相鉴别。

七、预后

多数病例在起病后数小时至数天内死亡，在开始24小时内每小时病死率为1%～2%，视病变部位、范围及程度而异，越在远端，范围较小，出血量少者预后较好。急性指起病2周内来诊者，如未治疗65%～73%将于2周内死亡；起病后2周以上来诊者多为慢性，预后较好。本病患者院外5年和10年总体生存率仍不足80%和40%。院内存活的急性夹层患者10年生存率在30%～60%，20年为30%。威胁患者生命并导致后期死亡的主要因素来自受累主动脉及相关的心血管疾病，常见的有夹层主动脉持续性扩张破裂，受累脏器血流灌注进行性减少以致其功能不全，严重主动脉瓣关闭不全导致左心衰竭等。

八、治疗

对任何可疑或诊为主动脉夹层患者，即应住院进入ICU进行监护治疗。治疗目的是减低心肌收缩力、减慢左心室收缩速度(dV/dt)和外周动脉压。治疗目标是使收缩压控制在

100～120mmHg，心率60～75次/分。这样能有效地稳定或终止主动脉夹层的继续分离，使症状缓解，疼痛消失。治疗分为紧急治疗与巩固治疗两个阶段。

(一)内科治疗

1. 紧急治疗

(1)缓解疼痛：疼痛严重时可给予吗啡类药物止痛，并镇静、制动，患者应于ICU内监护，密切注意神经系统、肢体脉搏、心音等变化，监测生命体征、心电图、尿量等，采用鼻导管吸氧，避免输入过多液体以免升高血压及引起肺水肿等并发症。

(2)降压治疗：治疗的关键是控制血压和降低心率，对急性Stanford A型夹层动脉瘤患者，在发病24小时的超急性期进行积极降压治疗，可提高生存率。主要方法是联合应用血管扩张剂和β受体阻断药，以降低血管阻力、血管壁张力和心室收缩力，减低左心室dP/dt，控制收缩压于100～120mmHg以防止病变的扩展。可静脉给予β受体阻断药艾司洛尔先在2～5分钟内给负荷剂量0.5mg/kg，然后以0.10～0.20mg/(kg·min)静滴。艾司洛尔的最大浓度为10mg/mL，输注最大剂量为0.3mg/(kg·min)。美托洛尔也可静脉应用，但半衰期较长。也可应用阻滞α和β受体的拉贝洛尔。对不能耐受β受体阻断药者(如支气管哮喘，心动过缓或心力衰竭表现)，可应用短效艾司洛尔观察患者对β受体阻断药的反应情况。为降低血压，钙通道阻断药如维拉帕米、地尔硫䓬、硝苯地平等也可应用，尤其在支气管哮喘患者。如果β受体阻断药单独不能控制严重高血压，可联合应用血管扩张剂。通常联合应用硝普钠，初始剂量为25～50μg/min，调节滴速，使收缩压降低至100～120mmHg或足以维持尿量25～30mL/h的最低血压水平。如果出现少尿或神经症状，必须调整过低的血压水平。正常血压或血压偏低患者，还应排除血液隔离进入胸腔、心包腔或者假腔中的可能。血压下降后疼痛明显减轻或消失是夹层分离停止扩展的临床指征。需要注意合并有主动脉大分支阻塞的高血压患者，因降压能使缺血加重，不可采用降压治疗。

(3)严重血流动力学不稳定患者应马上插管通气，给予补充血容量。有出血入心包、胸腔或主动脉破裂者输血。右桡动脉侵入性血压检测。如果累及头臂干(极少见)，则改为左侧。排除由于主动脉弓分支阻塞导致的假性低血压非常重要，故应监测双侧血压。TEE可在ICU或手术间内进行。超声心动图一旦发现心脏压塞时，不需再行进一步影像检查而进行胸骨切开外科探查术。在手术前施行心包穿刺放液术可能有害，因为降低了心包内压力而引起再发出血。

2. 巩固治疗

病情稳定后可改用口服降压药控制血压，及时做血管造影等检查，决定下一步诊治。

若内科治疗不能控制高血压和疼痛，或出现病变扩展、破裂、脏器缺血征象时应积极手术治疗。对近端主动脉夹层，已破裂或濒临破裂的主动脉夹层，伴主动脉瓣关闭不全者应手术治疗。对缓慢发展的及远端主动脉夹层，可继续内科治疗。保持收缩压于100～120mmHg，如上述药物不满意，可加用其他降血压药物。

(二)手术治疗

是主动脉夹层最为有效并具有一定远期疗效的补救治疗，是彻底去除病灶，防止病变发展，抢救破裂、脏器缺血等并发症的根本方法。对于升主动脉夹层(A型)，虽经过有效抗高血压内科治疗，其发生主动脉破裂或心脏压塞等致命性并发症的危险性仍相当高(约90%)。

故目前主张一经确诊，条件允许情况下应首选及时手术治疗。由于B型主动脉夹层发生破裂的危险性较低，且降主动脉手术具有很高的死亡率，在手术期间，主动脉钳夹所致的急性缺血可造成截瘫、急性肾衰竭等严重并发症。因此，对B型的手术指征仅限于并发主动脉破裂、远端灌注不良、经药物治疗后夹层仍扩展蔓延、无法控制的高血压及疼痛剧烈的病例。

近年来随着微创腔内血管外科的发展，采用介入性血管治疗技术已广泛应用于主动脉夹层的治疗。1994年，Dake实施了世界上首例胸主动脉腔内修复术。由于其创伤小、恢复快、死亡率低等优点，TEVAR已逐渐取代传统开胸手术，成为胸主动脉瘤和胸主动脉夹层的首选治疗方案。

参考文献

[1]施海明. 内科学新理论新进展[M]. 上海：上海科学技术出版社，2012.
[2]陈宗宁，刘茜. 现代实用临床医学研究内科学[M]. 北京：知识产权出版社，2013.
[3]王联发，王荣琦，刘紫东. 实用医学研究内科学[M]. 北京：知识产权出版社，2013.
[4]吴永贵，王爱玲，洪汝涛. 当代内科学进展[M]. 合肥：安徽科学技术出版社，2016.
[5]李新芳，徐正磊，高凌冰. 内科学[M]. 昆明：云南科技出版社，2013.
[6]张玉良，李晓云，郑光敏. 现代临床急诊内科学[M]. 天津：天津科学技术出版社，2011.
[7]蒋炳武. 医学概论[M]. 北京：清华大学出版社，2013.
[8]包再梅，何有力，张学思. 内科学[M]. 武汉：华中科技大学出版社，2014.
[9]万学红. 临床医学导论[M]. 成都：四川大学出版社，2011.
[10]黄从新. 内科学[M]. 北京：高等教育出版社，2011.
[11]徐秋. 实用临床中医内科学[M]. 天津：天津科学技术出版社，2011.
[12]袁云，黄一宁. 神经内科[M]. 北京：北京科学技术出版社，2011.
[13]杭宏东. 肾内科学高级医师进阶[M]. 北京：中国协和医科大学出版社，2016.
[14]孟祥茹，王海，沈莉. 现代急危重症诊疗[M]. 长春：吉林大学出版社，2011.
[15]潘守政. 内科学综合训练教程[M]. 郑州：郑州大学出版社，2013.
[16]王吉耀. 内科学[M]. 上海：复旦大学出版社，2013.
[17]严海东. 肾脏内科学双语手册[M]. 上海：学林出版社，2011.
[18]张静. 内科学要点速记[M]. 北京：北京大学医学出版社，2015.
[19]李兆申，梅长林. 现代野战内科学[M]. 上海：上海科学技术出版社，2013.
[20]魏来，胡大一. 感染性疾病[M]. 北京：北京科学技术出版社，2011.
[21]高世东. 实用中西医内科常见疾病诊疗[M]. 兰州：兰州大学出版社，2015.
[22]张晓霞，刘静，王健民. 现代临床神经内科学[M]. 北京：科学技术文献出版社，2011.
[23]闫雪洁，张洪青，于风云. 临床内科疾病诊疗学[M]. 北京：知识产权出版社，2014.
[24]葛均波，方唯一，沈卫峰. 现代心脏病学进展[M]. 上海：复旦大学出版社，2014.
[25]吕建林. 世界内科发展史略[M]. 苏州：苏州大学出版社，2015.
[26]张春良. 临床神经内科学[M]. 北京：科学技术文献出版社，2014.
[27]郑亮. 内科常见病诊治[M]. 石家庄：河北科学技术出版社，2013.
[28]潘守政. 诊断学综合训练教程[M]. 郑州：郑州大学出版社，2013.
[29]郑金旭. 内科学[M]. 镇江：江苏大学出版社，2012.
[30]陈元美，王长谦. 临床内科病例分析[M]. 上海：上海交通大学出版社，2015.
[31]陈晓敏. 内科学精粹[M]. 杭州：浙江大学出版社，2012.
[32]阳晓，周毅，段于峰. 内科学[M]. 北京：北京大学医学出版社，2011.
[33]王笑民. 实用中西医结合肿瘤内科学[M]. 北京：中国中医药出版社，2014.